现代临床

护理常规

XIANDAI LINCHUANG HULI CHANGGUI

张铁晶 主 编

汕頭大學出版社

图书在版编目（CIP）数据

现代临床护理常规 / 张铁晶主编. －汕头：汕头
大学出版社，2019.1

ISBN 978-7-5658-3823-1

Ⅰ．①现… Ⅱ．①张… Ⅲ．①护理学 Ⅳ．①R47

中国版本图书馆CIP数据核字（2019）第029473号

现代临床护理常规
XIANDAI LINCHUANG HULI CHANGGUI

主　　编：张铁晶
责任编辑：宋倩倩
责任技编：黄东生
封面设计：蒲文琪
出版发行：汕头大学出版社
　　　　　广东省汕头市大学路243号汕头大学校园内　　邮政编码：515063
电　　话：0754-82904613
印　　刷：北京市天河印刷厂
开　　本：880 mm×1230 mm　1/32
印　　张：10.5
字　　数：297千字
版　　次：2019年1月第1版
印　　次：2019年1月第1次印刷
定　　价：60.00元
ISBN 978-7-5658-3823-1

　　临床医学的发展对护理人才的知识结构和临床技能提出了更高的要求。本书从适应社会发展、护理职业发展和护理理念发展等方面出发，在内容和形式上，力求方便护理工作者自主性学习。本书密切结合临床，重点突出，具有较强实用性。

　　全书共分为九章，第一至三章偏重于理论知识介绍，讲述了护理学发展简史、护理学简要、护理程序。第四至七章则从内科、外科、妇科、儿科中选取重点疾病叙述其临床护理要点，重点突出，结合临床，实用性较强。第八章介绍了专科检查及治疗护理常规，第九章讲述了常用的急救技术。全书系统全面，详略得当，编排合理，适合广大临床护理工作者及在校学生参考使用。

　　本书虽经反复讨论、修改和审阅，但仍可能存在疏漏以及不足之处。在此恳请广大读者在阅读中发现问题，给予指正。

张铁晶

淄博市中医医院

2018 年 10 月

目录

第一章　护理学发展简史

第一节　国外护理学发展史

一、古代护理

国外古代医学史中早就载有著名的医学理论和医疗措施，但没有明显的分工，"护士"这一名称还根本不存在。人类原始生活形态以家庭为中心，在母系社会里，女性承担了主要的照料家人的角色，如哺育幼儿、照顾老弱病残，扮演着护士的角色，但其照顾方法是代代相传的经验，是有智慧但无知识的母爱型家族式护理。

由于经济文化落后，交通困难，最早能收容病残者的多为教堂、养育院或济贫所，宗教与医疗活动多混为一体，并且受宗教影响至深。在西方基督教支配下，救护病残者成为宗教的慈善事业。僧人、修女治疗、护理患者，主要以怜悯、施恩的人道主义精神照顾患者，只能对患者提供一些生活照顾和精神安慰，无法提供任何科学的、正规的护理训练和教育。正由于历史的局限性，这个时期的护理只能是以一种劳务的方式存在，处于家庭护理、经验护理阶段。

医护一体是当时护理的特点之一，19世纪之前，世界各国都没有护理专业。被古希腊誉为"医学之父"的希波克拉底就很重视护理，他教患者漱洗口腔，指导精神病患者欣赏音乐，调节心脏病、肾脏病患者的饮食，强调在患者的床边对患者进行仔细的观察；重视生活条件、周围环境对患者康复的意义。从现代观点看，这些都是有益于患者康复的护理。

二、中世纪的护理

中世纪欧亚大陆的政治、经济、宗教以及发生的战争、疫病的流行等，对护理发展起到了一定的推动作用。中世纪时期人民的社会阶层分为奴隶、贵族和僧侣三类，其医疗分为世俗凡人的医疗和以修道院为中心的教会式医疗两大领域。护理的概念随着中世纪的发展而更加明确，护理逐渐由"家庭业务式"向"社会化与组织化服务"转变。当时有三个受罗马旧教会赞助而提供护理服务的团体：军队社团、修道院社团和世俗社团。修道院收容孤儿、贫病者，提供群体性的疾病照顾服务。

三、文艺复兴时期的护理

大约从公元 1400 年开始，意大利兴起了文艺复兴运动，并且风行欧洲，它是文化、科学新发现的时代，建立了大量图书馆、大学校园和医学校等。这个时期出现了一批医学开拓者，但护理相对于医学发展缓慢，仍停留在中世纪的水平。当时涌现一批组织如英国仁慈姊妹社和美国的仁慈医院护士学校，这类护士组织以慈善家所设机构逐渐演变为私立医院护士学校或设有学位的护理系，但它仍具有浓厚的基督教信仰的特点。

四、南丁格尔时期的护理

在 19 世纪，随着医学的进步，社会对护理的需求增加，以及妇女的解放运动，使护理步入专业化的发展阶段。19 世纪中叶，佛罗伦萨·南丁格尔首创了护士学校，其本人被誉为近代护理学的创始人，现代护理学和现代护理教育学的奠基人。

（一）创建第一个看护所

1853 年，在慈善委员会的赞助下，于伦敦成立了第一个看护所。在看护所里，她强调患者舒适第一，采取患者拉铃的方式召唤护士；大批量采购医用物资以节省开支；重视护士的品质培养和福利的提高等，为日后护士学校的创立打下了良好的基础。

（二）开创前线护理

1854—1856年克里米亚战争，南丁格尔率领38名训练不足的"护士"奔赴战地医院，负责救护工作。她克服重重困难，以忘我的工作精神、精湛的护理技术和科学的工作方法，经过半年的艰苦努力，使伤员的死亡率由原来的50％降至2.2％（《英国百科全书》1979年版）。南丁格尔的创造性劳动，证明了护理的永恒价值和科学意义，改变了人们对护理工作的看法，震动了全英国。

（三）总结实践经验

1859年写出了《医院札记》和《护理札记》指出了护理工作的生物性、社会性和精神对身体的影响等，奠定了护理工作科学的认识基础。提出护理观点"环境理论"：物理环境、心理环境和社会环境是互相联系的部分；环境因素影响机体的生活、发展，影响对疾病和死亡的预防、抑制或促成；良好的环境应包括清洁的空气和水，噪声的控制，适合的温度和多种多样的活动等；护理是将患者安置于有利于机体生长发展的最佳条件中的过程，其目的是保持机体的生命力和保证患病机体修复过程。

（四）开创护士学校

1860年，她用英国政府奖励她的44 000英镑，开办了世界上第一所护士学校，为近代科学护理事业打下了理论和实践基础。办学宗旨是将护理作为一门科学的职业，试验一种非宗教性质的新型学校，以新的教育体制和方法培养护士。

（五）推动护理发展

南丁格尔在克里米亚战争中救护伤员的卓越成就和牺牲精神，被国际红十字会确认为是红十字会工作的开端，为表彰她的功绩，1883年英国皇室授予她勋章；1912年，国际红十字会决定设立南丁格尔奖章，作为表彰世界各国有突出贡献的优秀护士的最高荣誉。人们为了纪念她，将她的生日——5 月 12 日定为国际护士节。南丁格尔以其为护理事业奋斗不息的献身精神，成为全世界护士的楷模。

五、现代护理学的发展

随着社会的进步和科学技术的发展，20 世纪的护理学发生了巨大的变化。自南丁格尔创办第一所护士学校以来，培养护士的学校纷纷成立，尤以高等教育发展迅速。1901 年，美国约翰霍普金斯大学设立专门的护理课程，将临床护理与理论结合起来；1924 年，耶鲁大学首先成立护理学院，学生毕业可获得学士学位，该校还于 1929 年开设硕士班，学生毕业可获得硕士学位。1964 年，加州大学旧金山分校第一个开设博士学位课程等。1965 年美国护士协会提出凡是专业护士都应有学士学位。

南丁格尔被视为最早的护理理论家。20 世纪 60 年代逐渐形成护理理论和模式。在以美国为代表的一些发达国家，护理科学理论的发展尤为迅速，确立了护理学的基本概念和护理模式。这些理论模式主要包括：人际间关系理论、行为系统理论、保健系统模式、奥瑞姆自理模式、适应模式等，广泛被护士们所认识、接受和应用。护理学的知识结构由单纯的生物科学领域扩大到人文科学、社会科学及其他自然科学领域，逐渐形成现代护理学的理论体系，成为现代科学体系中的一门独立的、为人类健康服务的科学。

19 世纪，护理实践主要局限于在医院中为患者提供照顾。20 世纪，随着科学技术的进步，护理实践活动发生了巨大的变化，护理专业分科越来越细。20 世纪 60 年代护理程序的形成和应用，使护理实践更具有系统性和目标性，护理患者的活动不再只是按照护理操作规程完成任务，而是根据个人、"家庭"、群体的特殊需要提供不同的护理措施，使护理质量和患者的满意度得到提高。护士专业角色得到扩展，护理服务对象和范围越来越广泛。

19 世纪末，护理学术团体产生。1896 年，美加护士会成立，

1911 年改为美国护士会（American Nurses Association，ANA）。1899 年国际护士会（International Council of Nurses，ICN）成立。1900 年，《美国护理杂志》创刊，1952 年，《护理研究杂志》创刊，各国各专科护理杂志不断创立，这对于促进世界各国护士的护理学术交流和学术成果分享起到积极的作用。

第二节　中国护理学发展史

一、中国古代的护理

我国传统医学专著中并无"护理"两字，但中医治病的一个重要原则是"三分治，七分养"。它包括改善患者的休养环境和心态，加强营养调理，注重动、静结合的体质锻炼等，这些都是中医辨证施护的精华。早在殷商时期的甲骨文记载了十几种疾病和处理方法。西周时期医学分科更细，反映了诊疗活动，提出观察体温、面色等护理活动。春秋战国时期医学发展迅速，名医扁鹊总结出"望、闻、问、切"的诊病方法，针灸、汤药、热敷的治病方法。秦汉时期《黄帝内经》阐述了许多生理、病理现象，治疗和护理原则。东汉张仲景《伤寒杂病论》总结了药物灌肠术、舌下给药法、胸外心脏按压术、人工呼吸和急救护理等医护措施。名医华佗提倡强身健体、预防疾病的方针和措施。唐代孙思邈《千金药方》提出"凡衣服、巾、栉、枕、镜不宜与人同之"的预防、隔离观点。宋代记载了口腔护理的重要性。唐代杰出医药学家孙思邈创造的葱叶去尖插入尿道，引出尿液的导尿术。明清时期记载了蒸汽消毒衣物、焚烧艾叶、喷洒雄黄酒等方法消毒空气。

总之，我国传统医学中积累了丰富的护理实践经验。但自古以来，医护不分，护理的内容只限于一般性的照料且常由医者、家属中的母亲、姐妹担任，而护理未形成一门独立的学科。

二、中国近代的护理

我国近代护理学是随西医的传入而起始的。1835 年，在广东省建立了第一所西医医院。外国人为了利用中国的廉价劳动力，以短训班形式培训护理人员。1887 年，美国护士在上海妇孺医院开办护士训练班。1888 年，在福州开办了我国第一所护士学校，首届只招收了 3 名女生。那时医院的护理领导和护校校长、教师等多由外国人担任，护士教材、护理技术操作规程、护士的培训方法等都承袭了西方的观点和习惯，形成欧美式的中国护理专业。

1904 年，国际红十字会上海分会成立，1911 年改称中国红十字会。1909 年，中华护士会在江西牯岭正式成立，1922 年加入国际护士协会，那时的理事长由外国人担任，直至 1924 年才由我国护士伍哲英接任理事长。1925 年，中华护士会第一次派代表出席在芬兰召开的国际护士会会员国代表大会。1937 年，更名为中华护士学会。

1914 年 6 月在上海召开第一次全国护士代表大会。在这次会议上，钟茂芳成为第一位被选为学会副理事长的中国护士。钟茂芳认为从事护理事业的人是有学识的人，应称之为"士"，故将"nurse"创译为"护士"，被沿用至今。1912 年中华护士会成立护士教育委员会，并对全国护校注册。1921 年，北京协和医院联合燕京、金陵、东吴、岭南大学创办高等护理教育，学制 4～5 年，并授予毕业生学士学位。1932 年在南京创立我国第一所"国立"中央高级护士职业学校。1934 年，教育部成立护士教育委员会。然而，在半封建半殖民地的旧中国，经过 60 年（1888—1948 年）的漫长岁月，正式注册的护校只有 180 所，总计培养护士 3 万多人，远不能满足亿万人民对卫生保健事业的实际需要。

抗战期间，在中国共产党领导下的革命根据地也有了一些发展，1931 年，开办红色护士学校，1932 年又成立了"中央红色医务学校"，为红军培养医护人员。革命战争期间，成千上万的护理工作者出生入死、英勇顽强地奔赴前线救治伤病员，业绩惊人。

1941年、1942年护士节，毛泽东先后题词"护士工作有很大的政治重要性""尊重护士，爱护护士"，这给护理工作者极大的信心和鼓舞。

三、中国现代的护理

我国现代护理的进程，大致经历了三个阶段。

1949年10月至1966年5月，是新中国成立后护理工作的规划、整顿、发展期。1950年8月召开的第一届全国卫生工作会议，提出了发展护理专业的规划，护士教育被定为中专，并纳入正规教育系统，由卫生教材编审委员会编护理教材。同年8月，召开中国护士学会第十七届全国理事会，改选理事，沈云晖同志当选为理事长，特聘中央卫生部部长李德全和全国妇联主席邓颖超同志为名誉理事长，学会工作从此进入了新阶段。1954年5月创办《护理杂志》。1958年护士学会被吸收为中国科学技术协会成员。在党和政府的关怀重视下，旧社会遗留下来的护士生活、政治待遇，发展前途等问题，得到相应的解决，充分调动了全国护士的工作热情。护理技术得到迅速发展，推行"保护性医疗制度"，创造并推广无痛注射法，创立"三级护理""查对制度"，使护理工作逐步规范化。专科护理技术有重大突破，邱财康大面积烧伤被救治存活，王存柏断肢再植成功，都代表了我国解放初期的护理专业发展水平，并为护理学从一门技艺向独立学科发展创造了条件。

1966年6月至1976年10月护理事业遭受挫折，医院规章制度被废除，管理混乱；护校停办，人才培养断层；学会工作中止，专业发展受到严重干扰。但广大护士坚守岗位，积极参加医疗队，开展中西医结合疗法，为改善广大农村和社区群众的医疗保健工作做出了成绩。

1976年10月以后，迎来了建设和发展我国现代护理专业的春天。国家卫生部于1979年先后颁发了《加强护理工作的意见》和《关于加强护理教育工作的意见》，从宏观上强化了对护理专业的管理，加速了现代护理学的发展进程。1982年卫生部医政司成立城市护理处；各医院重建护理部；狠抓人才培养，充实护理队伍，至1990年，我国护士增至100万人左右；进一步建立、健全护理规章制度及护理质量标准；中等护理教育得到加强。据1984年统计，全国设有护理专业的卫生学校共439所。1984年1月，教育部、卫生部联合召开了全国高等护理专业教育座谈会，提出积极开展多层次、多规格的护理教育要求；1985年批准北京医科大学等11所医科大学设置护理本科专业，学制5年，毕业生授予学士学位。同时，大专护理、护理继续教育应运而生，一个中专、大专、本科齐全的护理教育体系已初具规模。

1979年，国务院批准卫生部颁发的《卫生技术人员职称及晋升条例》明确规定了护理人员的专业技术职称。这一重大举措，对提高护士的社会地位，改变护士的知识结构，构建具有我国特色的现代护理专业，有极其重大的意义。1980年以来，我国现代护理呈现出一派生机和活力：①护理概念发生了重要变化，身心结合的整体护理、责任制护理在逐步展开。②护理功能得到拓展，从医院护理逐渐走向社区护理。③护理装备有所更新。④护理业务技术水平明显提高，心理护理、重症监护、器官移植、显微外科等专科护理技术发展较快。⑤护理教育模式的转变带来护士知识结构的改善，一批知识品位较高的学科带头人正在茁壮成长。⑥护理学会在为推动我国现代护理学的发展，加速人才培养，开展国际间护理学术交流等方面做出了新的贡献。1977年9月《护理杂志》复刊，1981年改名为《中华护理杂志》，同年4月，该杂志与国外护理期刊开展交流。⑦1985年中国护理中心建成，对我国现代护理学的研究和发展起到推动作用。⑧1983年，我国著名护理专家王秀瑛教授以她高尚的品德、渊博的学识，成为我国第一位南丁格尔奖章获得者。此后，又有中华护理学会名誉理事长林菊英等10多位护理工作者获此殊荣。老一辈护理专家和无数优秀护士对护理事业的执着追求和无私奉献精神，是我国现代护理得以发展的根本动力。

第二章 护理学简要

第一节 护理学的基本概念

一、基本概念

任何一门学科都是建立在一定的理论基础之上，理论则用相关的概念来表达。现代护理学包含四个最基本的概念——人、环境、健康和护理。对这 4 个概念的认识和界定直接影响护理学的研究领域、护理工作的范围和内容。每位护理专业的理论家在阐述其相关理论时，都要先对 4 个基本概念进行描述，以便他人了解相关理论的基本思想。

（一）人

护理是为人的健康服务的，护理学的研究对象是人，包括个体的人和群体的人。对人的认识是护理理论、护理实践的核心和基础。对于护士来说，正确认识人的整体特征、熟悉人与周围环境之间的广泛联系、把握人体需求的特点、了解人成长与发展的规律，对于以后提供专业服务是非常必要的。

1. 人是一个统一的整体

作为护理对象的人，是一个由各器官、系统组成的受生物学规律控制的生物的人，又是一个有思想、有情感、从事创造性劳动、过着社会生活的社会人，又是生理、心理、精神、社会等多方面组成的整体的人。任何一方的功能失调都会在一定程度上引起其他方面的功能变化，进而对整体造成影响。如疾病可影响人的情绪和社会活动；同样心理压力也会造成身体的不适。而人体各方面功能的正常运转，又能促进人体整体功能的发挥，从而使人获得最佳健康状态。

2. 人是一个开放系统

人与周围的环境不断进行着物质、能量和信息的交换，达到保持机体内环境的稳定和平衡，以适应外环境的变化。经由这些互动，发展出生活的行为模式，使人能与其他人及环境和谐一致。强调人是一个开放系统，提示护理中不仅要关心机体各系统或各器官功能的协调平衡，还要注意环境对机体的影响，这样才能使人的整体功能更好地发挥和运转。

3. 人有其基本需要

人为了生存、成长和发展，必须满足其基本需要。不同年龄组的人有各自不同的发展特点和任务，有不同层次的基本需要，可通过各种方式表达自己的需要。如果基本需要得不到满足，机体就会因内外环境的失衡而致疾病发生。护理的功能是帮助护理对象满足其基本需要。

4. 人有自理能力并对自己的健康负责

每个人都希望自己有健康的身体和健全的心理。人对自身的功能状态具有意识和监控能力，人有学习、思考、判断和调适的能力，可通过调节利用内外环境以适应环境变化和克服困难。因此，人不会被动地等待治疗和护理，而是主动寻求信息，积极参与维护健康的过程。同时，人也有责任维持和促进自身健康。护士在护理实践中必须充分认识上述特点，努力调动人的内在主观能动性，这对预防疾病、促进健康十分重要。

（二）环境

人的一切活动都离不开环境，并与环境相互作用、相互依存。

1. 人与环境相互依存

环境包括内环境和外环境。内环境指人的生理、心理等方面；外环境则指自然环境和社会、文化环境。任何人都无法脱离环境而生存。环境是动态的、变化的，人必须不断调整机体内环境，以适应外环境的变化；同时人又可以通过自身力量来改造环境，以利于生存。

2. 环境影响人的健康

环境深受人类的影响，而人类也被环境所左右。环境作为压力源对人类健康产生重要影响。良好的环境可促进人类健康，不良的环境则给人的健康造成危害。在人类所患疾病中，不少与环境中的致病因素有关。护理人员应掌握有关环境与健康的知识，为人类创造适于生活、休养的良好环境。

(三) 健康

健康是护理学关注的核心内容，人与环境的相互作用直接影响人的健康状态。预防疾病、促进健康是护理人员的天职，对健康的认识也直接影响护理人员的行为。

1. 健康是生理、心理、精神等方面的完好状态

1948 年，WHO 将健康定义为："健康，不仅是没有疾病和身体缺陷，还要有完整的生理、心理状态和良好的社会适应能力。"由此可见人的健康包括身体、心理和社会各个方面，表明健康是机体内部各系统间的稳定、协调，以及机体与外部环境之间平衡、和谐、适应的良好状态。

2. 健康是一个动态、连续变化的过程

如果以一条横坐标表示健康和疾病的动态变化过程，一端代表最佳健康状态，另一端则代表病情危重或死亡（图 2-1），每个人的健康状况都处在这一连续体的某一点上，且时刻都在动态变化之中。当人成功地保持内外环境的和谐稳定时，人处于健康完好状态；当人的健康完整性受到破坏、应对失败时，人的健康受损继而产生疾病，甚至死亡。护理工作的范围包括健康的全过程，即从维护最佳的健康状态到帮助濒临死亡的人平静、安宁、有尊严地死去。护理人员有责任促进人类向健康的完好状态发展。

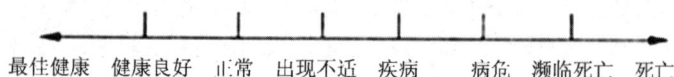

最佳健康　健康良好　正常　出现不适　疾病　病危　濒临死亡　死亡

图 2-1　健康-疾病动态连续变化过程示意图

3. 人类的健康观念受多方面因素的影响

人生活在自然和社会环境中，有着复杂的生理、心理活动。社会背景、经济水平、文化观念等直接影响人们对健康的认识和理解，每个人对健康问题形成自己的看法或信念。护士可在帮助人们转变不正确或不完整的健康观念和采取健康生活方式等方面发挥作用。

（四）护理

护理的概念随着护理专业的建立和发展而不断变化和发展。护理一词来源于拉丁文"nutricius"，原意为抚育、扶助、保护、照顾幼小等。护理是为人的健康提供服务的过程，护理活动是科学、艺术、人道主义的结合。

（1）护理的目的是协助个人促进健康、预防疾病、恢复健康、减轻痛苦。

（2）护理能增强人的应对及适应能力，满足人的各种需要。

（3）护理程序是护理工作必须应用的科学方法，以发挥独立性及相互依赖性的护理功能，满足个人、团体、社会的健康需要。

（4）护理学是一门综合自然科学和社会科学知识的独立的应用科学。护理将持续不断地适应人类健康和社会需要的变化，修正护理人员的角色功能。

人、环境、健康、护理 4 个概念密切相关。护理研究必须注重人的整体性、人与社会的整体性、人与自然的整体性，只有把人和自然、社会看成一个立体网络系统，把健康和疾病放在整个自然、社会的背景下，运用整体观念，才能探索出护理学的规律，促进护理学的发展。

二、护理学概念的形成与发展

自南丁格尔创建护理事业以来，护理学科不断变化和发展。从理论研究来看，护理学的变化和发展可概括地分为 3 个阶段。

(一) 以疾病为中心的护理阶段 (1860 年至 20 世纪 40 年代)

这一阶段为现代护理发展的初期。当时医学科学的发展逐渐摆脱了宗教和神学的影响，相继提出各种科学学说、考虑患病的原因时，只考虑细菌或外伤因素，认为无病就是健康。因此，一切医疗行为都围绕疾病进行，以消除病灶为基本目标，从而形成了"以疾病为中心"的医学指导思想。受这一思想的影响，加之护理在当时还没有形成自己的理论体系，护理的概念仅限于协助医师诊疗、消除身体的疾患、恢复正常功能。护士成为医生的助手，护理的服务方式是执行医嘱、完成护理常规和技术操作程序。

1859 年，南丁格尔提出护理的定义是："通过改变环境，使患者处于最佳状态，待其自然康复。"

(二) 以患者为中心的护理阶段 (20 世纪 40 年代至 20 世纪 70 年代)

20 世纪 40 年代，系统论、人的基本需要层次论、人和环境的相互关系学说等理论的提出和确立，为护理学的进一步发展奠定了理论基础。1948 年，WHO 提出了新的健康观，为护理研究提供了广阔的领域。此后护理学者提出了以系统论为基础的护理程序，为护理实践提供了科学的方法。20 世纪 60 年代以后，相继出现了一些护理理论，提出应重视人是一个整体的观念，从此，在疾病护理的同时，开始注重人的整体护理。1977 年，美国医学家恩格尔提出了"生物-心理-社会医学模式"。这一新的医学模式强化了人是一个整体的思想，从而引起护理学概念的变化，即强调以患者为中心的宗旨，运用护理程序为患者提供整体护理。护士与医师的关系为合作伙伴关系，护士与患者的关系更加密切。

1943 年，奥利维尔认为：护理是艺术和科学的结合，包括照顾患者的一切，增进其智力、精神、身体的健康。

1957年，克瑞特提出：护理是对患者加以保护、教导，以满足患者不能自我照料的基本需要，使患者舒适。

20世纪60年代，约翰森认为：护理是某些人在某种应激或压力下不能达到自己的需要，护士给其提供技术需要，解除其应激，以恢复原有的内在平衡的过程。

以患者为中心的护理改变了护理的内容和方法，但护理的研究内容仍局限于患者的康复，护理的工作场所限于医院内，尚未涉及群体保健和全民健康。

(三) 以人的健康为中心的护理阶段 (20世纪70年代至现在)

随着社会的发展和科学技术的日新月异，疾病谱发生了很大变化。过去威胁人类健康的传染病得到了很好的控制，而与人的行为、生活方式相关的疾病如心脑血管病、恶性肿瘤、意外伤害等成为威胁人类健康的主要问题。同时，随着人们物质生活水平的提高，人类对健康的需求也日益增加。1977年，WHO提出的"2000年人人享有卫生保健"的战略目标成为护理专业发展的指导方向。

护理是以整体的人的健康为中心，服务范围扩展到健康和疾病的全过程，服务对象从个体扩展到群体。

1966年，亨德森（Virginia Henderson）指出："护理的独特功能是协助个体（患病者、健康人）执行各项有利于健康或恢复健康（或安详死亡）的活动。"

1970年，美国护理学家罗吉斯提出："护理是协助人们达到其最佳的健康潜能状态，护理的服务对象是所有的人，只要有人的场所就有护理服务。护理要适应、支持或改革人的生命过程，促进个体适应内外环境，使人的生命潜能得到发挥。"

1980年，美国护士会（ANA）将护理定义为："护理是诊断和处理人类对现存的和潜在的健康问题的反应。"此定义对世界各国的护理学影响很大，被许多国家赞同和采用。这一定义揭示了护理学所具有的科学性和独立性。护理是研究健康问题的"反应"，而"反应"可以包括人的身体、智力、精神和社会的各个方面，表明护理以处于各种健康水平的人为研究对象。护士的职责是通过识别"反应"，制定和实施护理计划，并对护理结果进行评价，完成"诊断"和"处理"人类对健康问题的反应的任务。

概括地说，现代护理学是为人类健康服务的，是自然科学与社会科学相结合的一门综合性的应用学科，它是科学、艺术和人道主义的结合。

第二节　护理学的内容和范畴

一、护理学的任务和范围

（一）护理学的任务和目标

随着护理学科的发展，护理学的任务和目标发生了深刻变化，在保护人的健康、防治重大疾病、提高人口素质、解决社会生活中出现的卫生保健问题等方面担负着重大的使命。WHO 护理专家会议提出了健康疾病 5 个阶段中应提供的健康护理。

1. 健康维持阶段
通过护理活动使个体尽可能达到并维持健康状态。

2. 疾病易感阶段
帮助人群获得维持健康的知识，预防疾病的发生。

3. 早期检查阶段
尽快识别、诊断和治疗处于疾病早期的个体，减轻身心痛苦。

4. 临床疾病阶段
运用护理知识和技能帮助疾病中的个体解除痛苦和战胜疾病；给予濒死者必要的安慰和支持。

5. 疾病恢复阶段
帮助解决个体出现的健康问题，减少残障的发生，或帮助残障者进行功能锻炼，从活动中获得自信，把残疾损害降到最低限度，提高健康水平。

在尊重人的需要和权利的基础上，提高人的生命质量是护理的目标。此目标可通过"促进健康，预防疾病，恢复健康，减轻痛苦"的方式来体现。护理的最终目标不仅是维护和促进个人、家庭、社会高水平的健康，而且是最终提高整个人类社会的健康水平。

（二）护理学的研究和工作范围

1. 护理学基础知识和技能

护理学的基本概念和理论、基础护理措施的原理和方法以及基本和特殊护理技术操作是护理实践的基础，如饮食护理、病情观察、排泄护理、临终关怀等。

2. 临床专科护理

以护理学及相关学科理论为基础，结合临床各专科患者的特点及诊疗要求，为患者进行身心整体护理。如内科护理、外科护理、妇科护理、儿科护理、急救护理、康复护理等，以及专科护理技能操作。

3. 护理交叉学科和分支学科

随着现代科学的高度分化和广泛综合，护理学与自然科学、社会科学、人文科学等多学科相互渗透。在理论上相互促进，在方法上相互启迪，在学术上相互借用，形成许多新的综合型、边缘型的交叉学科和分支学科，如护理心理学、护理教育学、护理管理学、护理伦理学、护理美学及老年护理学、社区护理学、急救护理学等，从而在更大范围内促进了护理学的发展。

4. 不同人群的护理

社会对护理的需求不仅仅局限于在医院为个人提供护理服务，护理还要在不同场所、面对不同人群发挥作用。例如，社区护理、职业护理，学校和托幼机构的护理与预防疾病，促进儿童生长发育，为有特殊心理、行为问题的儿童和家庭提供帮助，这些领域也是护理工作和研究的重要方面。

5. 护理教育

护理教育一般分为基本护理教育、毕业后护理教育和继续护理教育3大类。护理教育是以护理学和教育理论为基础，培养合格实践者，是保证护理专业适应未来需要的基础。护理教育活动包括制定教育培养方向、制定各种层次教育项目的培养目标、设置和实施教学计划、教学评价、研究教与学的方法、学生能力培养、教师队伍建设等内容。

（三）护理管理

运用管理学的理论和方法，对护理工作的诸要素——人、物、财、时间、信息进行科学的计划、组织、指挥、协调和控制，以提高护理工作的效率以及质量。

（四）护理科研

护理研究对护理学知识体系的发展有深远的影响。运用观察、科学实验、调查分析等方法揭示护理学的内在规律，促进护理理论、知识、技术的更新。护理人员有责任通过科学研究的方法推动护理学的发展。

总之，随着科学技术的进步和护理科研创作的开展，护理学的内容和范畴将不断丰富和完善。

二、护理工作方式

（一）功能制护理

功能制护理方式始于20世纪30年代，依据生物-医学模式将护理工作的内容归纳为处理医嘱、打针发药、生活护理等若干项，机械地分配给护理人员，护士被分为"巡回护士""治疗护士""办公室护士"等。优点：护士分工明确，易于组织管理，节约时间，节省人力；缺点：为患者提供的各种护理活动相互分离，呈间断性，护士与患者交流机会少，较难掌握患者的心理、社会需求的全面情况，易致护士倦怠，难以发挥护士的主动性和创造性。

（二）责任制护理

责任制护理是在 20 世纪 70 年代医学模式转变过程中发展起来的。由责任护士和辅助护士按护理程序对患者进行系统的整体护理。其结构是以患者为中心，患者从入院到出院期间的所有护理始终由一名责任护士实行 8 h 在岗、24 h 负责制。责任护士以护理程序为基本工作方法，对所护理的患者及其家庭进行生理、心理和社会的全面评估，制定护理计划和实施护理措施，并评价护理效果。责任护士不在岗时，由辅助护士按责任护士的计划实施护理。优点：护士责任明确，能全面了解患者情况，为患者提供连续、整体、个别化的护理；调动了护士的积极性，增强了责任心；密切了护患关系；有利于护理工作从从属地位上升为独立工作体系。缺点：此种护理需较多高水平的责任护士；护士间不了解各自患者的情况，易造成责任护士间的距离感，工作繁忙时，难以互相帮助；同时，护士需承担较大的责任，因而带来一定的压力。

（三）系统化整体护理

近年来，我国一些大医院结合临床实际开展了系统化整体护理模式。这种模式的宗旨是：以患者为中心，以现代护理观为指导，以护理程序为方法，将临床护理与护理管理的各个环节系统化。其特点是首先建立指导护理实践的护理哲理，制定以护理程序为框架的护士职责条文和护士行为评价标准，确定病房护理人员的组织结构，建立以护理程序为核心的护理质控系统，编制标准护理计划和标准健康教育计划，设计贯彻护理程序的各种护理表格。在此基础上，以小组责任制的形式对当班患者实施连续的、系统的整体护理。优点：此护理方式提出了新型护理管理观，强调一切护理手段与护理行为均应以增进患者健康为目的，增强了护士的责任感，同时，标准化护理表格的使用减少了护士用于文字工作的时间，护士有更多的机会与患者交流，提供适合患者身、心、社会、文化等需要的最佳护理。缺点：亦需较多的护理人员，且各种规范表格及标准计划的制定有一定难度。

不同的护理工作方式各有利弊,在护理学的发展历程中都起了重要作用,在临床护理实践中交错使用。

(四)其他护理方式

1. 个案护理

20世纪80年代末,西方一些国家为控制患者的治疗护理费用,采取了缩短住院日、将康复期患者及早转入社区等健康服务机构的措施。一名护士护理一位或几位患者,即由专人负责实施个体化护理。该方式适用于抢救患者或某些特殊患者,也适用于临床教学需要和社区患者的管理。优点:责任明确,可对患者实施全面、细致的护理,满足其各种需要,同时可显示护士个人的才能,满足其成就感;有效利用了财力和物力,患者能较好地应对从医院到社区的转换过程。缺点:个案管理者需要进一步接受培训,对护士的要求较高,耗费人力,不适合所有的患者。

2. 小组护理

小组护理起源于20世纪50年代的一些西方国家,其目的是为患者提供可观察的、连续性的护理,即以小组的形式对患者进行护理,小组成员由不同级别的护理人员组成,在组长的计划、指导下共同参与并完成护理任务,实现确定的目标。每组通常由3~4名护士负责10~12位患者。优点:能发挥各级护理人员的作用,较好地了解患者需要,因人施护,弥补功能制护理之不足。同时,小组成员彼此合作,分享成就,可维持良好的工作气氛。缺点:护士的个人责任感相对减弱,且小组成员之间需花费较多时间互相交流。

综上,各种护理工作方式都有自己的优缺点,医院和病房需根据各自现有的条件,包括护士的人数、护理队伍的知识水平和工作能力、患者的具体情况等因素选择适合本单位的护理方式,其根本目的是以整体人为中心,为护理对象提供尽可能优质、高效、低费用的护理服务。

第三章 护理程序

第一节 概 述

护理程序（nursing process）是一种系统而科学地安排护理活动的工作方法，目的是确认和解决护理对象对现存或潜在健康问题的反应。它是指在护理服务活动中，通过一系列有目的、有计划、有步骤的行动，为护理对象提供生理、心理、社会、文化及发展的整体护理。

一、护理程序的特征

护理程序作为护理人员照顾护理对象的独特工作方法，具有以下几个方面的特征。

（一）个体性

根据患者的具体情况和需求设计护理活动，以满足不同的需求。

（二）目标性

以识别及解决护理对象的健康问题，及其对健康问题的反应为特定目标，全面计划及组织护理活动。

（三）系统性

以系统论为理论框架，指导护理工作，使各个步骤系统而有序地进行，保证护理活动的系统性。

（四）连续性

不限于某特定时间，而是随着护理对象反应的变化而随时进行。

（五）科学性

综合了现代护理学的理论观点，和其他学科的相关理论，如控制论、需要层次论等。

（六）互动性

在整个过程中，护理人员与护理对象、同事、医生及其他人员密切合作，以全面满足服务对象的需要。

（七）普遍性

护理程序适合在任何场所、为任何护理服务对象安排护理活动。

二、护理程序的理论基础

护理程序在现代护理理论基础上产生，通过一系列目标明确的护理活动为服务对象的健康服务，可作为框架运用到面向个体、家庭和社区的护理工作中。相关的基础理论主要包括系统论、需要层次论、生长发展理论、应激适应理论、沟通理论等，具体见表 3-1。

表 3-1　护理程序的理论基础与应用

理论	应用
一般系统理论	提供理论框架、思维方法、工作方法
需要层次论	指导分析资料、提出护理问题
生长发展理论	制订计划
应激适应理论	确定护理目标、评估实施效果
沟通理论	收集资料、实施计划、解决问题过程

三、护理程序的步骤

护理程序由评估、诊断、计划、实施和评价五个步骤组成，这五个步骤之间相互联系，互相影响（图 3-1）。

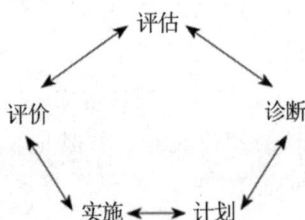

图 3-1　　护理程序模式图

护理评估（nursing assessment）：是护理程序的第一步，收集护理对象生理、心理、社会方面的健康资料并进行整理，以发现和确认服务对象的健康问题。

护理诊断（nursing diagnosis）：在评估基础上确定护理诊断，以描述护理对象的健康问题。

护理计划（nursing plan）：对如何解决护理诊断涉及的健康问题做出决策，包括排列护理诊断顺序、确定预期目标、制订护理措施和书写护理计划。

护理实施（nursing intervention）：即按照护理计划执行护理措施的活动。

护理评价（nursing evaluation）：即将护理对象对护理的反应与预期目标进行比较，根据预期目标达到与否，评定护理计划实施后的效果。必要时，应重新评估服务对象的健康状况，引入护理程序的下一个循环（图 3-1）。

第二节　护理评估

护理评估（nursing assessment）是有目的、有计划、有步骤地收集有关护理对象生理、心理、社会文化和经济等方面的资料，对其进行整理与分析，以判断服务对象的健康问题，为护理活动提供可靠的依据。具体包括收集资料、整理资料和分析资料三部分。

一、收集资料

（一）资料的来源

1. 直接来源

护理对象本人，是第一资料来源，也是主要来源。

2. 间接来源

（1）护理对象的重要关系人，也就是社会支持性群体，包括亲属、关系亲密的朋友、同事等。

（2）医疗活动资料，如既往实验室报告、出院小结等健康记录。

（3）其他医护人员、放射医师、化验师、药剂师、营养师、康复师等。

（4）护理学及其他相关学科的文献等。

（二）资料的内容

在收集资料的过程中，各个医院均有自己设计的收集资料表，无论依据何种框架，基本内容主要包括一般资料、生活状况及自理程度、健康检查及心理社会状况等。

1. 一般资料

包括患者姓名、性别、出生日期、出生地、职业、民族、婚姻、文化程度、住址等。

2. 现在的健康状况

包括主诉、现病史、入院方式、医疗诊断及目前用药情况。目前的饮食、睡眠、排泄、活动、健康管理等日常生活形态。

3. 既往健康状况

包括既往史、创伤史、手术史、家族史、有无过敏史、有无传染病。既往的日常生活形态、烟酒嗜好，女性还包括月经史和婚育史。

4. 护理体检

包括体温、脉搏、呼吸、血压、身高、体重、生命体征、各系统的生理功能及有无疼痛、眩晕、麻木、瘙痒等，有无感觉（视觉、听觉、嗅觉、味觉、触觉）异常，有无思维活动、记忆能力等障碍等认知感受形态。

5. 实验室及其他辅助检查结果

包括最近进行的辅助检查的客观资料，如实验室检查、X线检查、病理检查等。

6. 心理方面的资料

包括对疾病的认知和态度、康复的信心，病后情绪、心理感受、应对能力等变化。

7. 社会方面的资料

包括就业状态、角色问题和社交状况；有无重大生活事件，支持系统状况等；有无宗教信仰；享受的医疗保健待遇等。

（三）资料的分类

1. 按照资料的来源划分

包括主观资料和客观资料：主观资料指患者对自己健康问题的体验和认识。包括患者的知觉、情感、价值、信念、态度、对个人健康状态和生活状况的感知。主观资料的来源可以是患者本人，也可以是患者家属或对患者健康有重要影响的人。客观资料指检查者通过观察、会谈、体格检查和实验等方法得到或检测出有关患者健康状态的资料。客观资料获取是否全面和准确主要取决于检查者是否具有敏锐的观察能力及丰富的临床经验。

当护士收集到主观资料和客观资料后，应将两方面的资料加以比较和分析，可互相证实资料的准确性。

2. 按照资料的时间划分

包括既往资料和现时资料：既往资料是指与服务对象过去健康状况有关的资料，包括既往病史、治疗史、过敏史等。现时资料是指与服务对象现在发生疾病有关的状况，如现在的体温、脉搏、呼吸、血压、睡眠状况等。

护士在收集资料时，需要将既往资料和现时资料结合起来。

（四）收集资料的方法

1. 观察

观察是指护理人员运用视、触、叩、听、嗅等感官获得患者、家属及患者所处环境的信息并进行分析判断，是收集有关服务对象护理资料的重要方法之一。观察贯穿在整个评估过程中，可以与交谈同时进行。护士应及时、敏锐、连续的对服务对象进行观察，如患者出现面容痛苦、呈强迫体位，就提示患者可能有疼痛感，由此进一步询问持续时间、部位、性质等。观察作为一种技能，护理人员在实践中需要不断培养和锻炼，以期得到发展和提高。

2. 交谈

护患之间的交谈是一种有目的的医疗活动，使护理人员获得有关患者的资料和信息。一般可分为：①正式交谈：是指事先通知患者，有目的、有计划的交谈，如入院后的采集病史。②非正式交谈：是指护士在日常护理工作中与患者随意自然的交谈，不明确目的，不规定主题、时间，是一种"开放式交流"，以便及时了解到服务对象的真实想法和心理反应。交谈时护士应注意沟通技巧的运用，对一些敏感性话题应注意保护患者的隐私。

3. 护理体检

护理人员运用体检技能，为护理对象进行系统的身体评估，获取与护理有关的生命体征、身高、体重等，以便收集与护理诊断、护理计划有关的患者方面的资料，及时了解病情变化和发现护理对象的健康问题。

4. 阅读

包括查阅护理对象的医疗病历（门诊和住院）、各种护理记录及实验室和辅助检查结果，以及有关文献等。也可以用心理测量及评定量表对服务对象进行心理社会评估。

二、整理资料

为了避免遗漏和疏忽有相关性和价值性的资料，得到完整全面的资料，常依据某个护理理论模式设计评估表格，护理人员依据表格全面评估，整理资料。

（一）按戈登（Gordon）的功能性健康形态整理分类

1. 健康感知-健康管理形态

指服务对象对自己健康状态的认识和维持健康的方法。

2. 营养代谢形态

包括食物的利用和摄入情况。如营养、液体、组织完整性、体温调节以及生长发育等的需求。

3. 排泄形态

主要指肠道、膀胱的排泄状况。

4. 活动-运动形态

包括运动、活动、休闲与娱乐状况。

5. 睡眠-休息形态

指睡眠、休息以及精神放松的状况。

6. 认知-感受形态

包括与认知有关的记忆、思维、解决问题和决策以及与感知有关的视、听、触、嗅等功能。

7. 角色-关系形态

家庭关系、社会中角色任务及人际关系的互动情况。

8. 自我感受-自我概念形态

指服务对象对于自我价值与情绪状态的信念与评价。

9. 性-生殖形态

主要指性发育、生殖器官功能及对性的认识。

10. 应对-压力耐受形态

指服务对象压力程度、应对与调节压力的状况。

11. 价值-信念形态

指服务对象的思考与行为的价值取向和信念。

（二）按马斯洛（Maslow）需要层次进行整理分类

1. 生理需要

体温 39℃，心率 120 次/分，呼吸 32 次/分，腹痛等。

2. 安全的需要

对医院环境不熟悉，夜间睡眠需开灯，手术前精神紧张，走路易摔倒等。

3. 爱与归属的需要

患者害怕孤独，希望有亲友来探望等。

4. 尊重与被尊重的需要

如患者说："我现在什么事都不能干了""你们应该征求我的意见"等。

5. 自我实现的需要

担心住院会影响工作、学习，有病不能实现自己的理想等。

（三）按北美护理诊断协会的人类反应形态分类

1. 交换

包括营养、排泄、呼吸、循环、体温、组织的完整性等。

2. 沟通

主要指与人沟通交往的能力。

3. 关系

指社交活动、角色作用和性生活形态。

4. 价值

包括个人的价值观、信念、宗教信仰、人生观及精神状况。

5. 选择

包括应对能力、判断能力及寻求健康所表现的行为。

6. 移动

包括活动能力、休息、睡眠、娱乐及休闲状况，日常生活自理能力等。

7. 知识

包括自我概念，感知和意念；包括对健康的认知能力、学习状况及思考过程。

8. 感觉

包括个人的舒适、情感和情绪状况。

三、分析资料

（一）检查有无遗漏

将资料进行整理分类之后，应仔细检查有无遗漏，并及时补充，以保证资料的完整性及准确性。

（二）与正常值比较

收集资料的目的在于发现护理对象的健康问题。因此护士应掌握常用的正常值，将所收集到的资料与正常值进行比较，并在此基础上进行综合分析，以发现异常情况。

（三）评估危险因素

有些资料虽然目前还在正常范围，但是由于存在危险因素，若不及时采取预防措施，以后很可能会出现异常，损害服务对象的健康。因此，护士应及时收集资料评估这些危险因素。

护理评估通过收集服务对象的健康资料，对资料进行组织、核实和分析，确认服务对象对现存的或潜在的健康问题或生命过程的反应，为做出护理诊断和进一步制订护理计划奠定了基础。

四、资料的记录

（一）原则

书写全面、整洁、简练、流畅，客观资料运用医学术语，避免使用笼统、模糊的词，主观资料尽量引用护理对象的原话。

（二）记录格式

根据资料的分类方法，根据各医院，甚至各病区的特点自行设计，多采用表格式记录。与患者第一次见面收集到的资料记录称为入院评估，要求详细、全面，是制订护理计划的依据，一般要求入院后 24 h 内完成。住院期间根据患者病情天数，每天或每班记录，反映了患者的动态变化，用以指导护理计划的制订、实施、评价和修订。

第三节　护理诊断

护理诊断是护理程序的第二个步骤，是在评估的基础上对所收集的健康资料进行分析，从而确定服务对象的健康问题及引起健康问题的原因。护理诊断是一个人生命过程中的生理、心理、社会文化发展及精神方面健康状况或问题的一个简洁、明确的说明，这些问题都是属于护理职责范围之内，能够用护理的方法解决的问题。

一、护理诊断的概念

1990 年，北美护理诊断协会（NANDA）提出并通过了护理诊断的定义：护理诊断（nursing diagnosis）是关于个人、家庭、社区对现存或潜在的健康问题及生命过程反应的一种临床判断，是护士为达到预期的结果选择护理措施的基础，这些预期结果应能通过护理职能达到。

二、护理诊断的组成部分

护理诊断有四个组成部分：名称、定义、诊断依据和相关因素。

（一）名称

名称（label）是对服务对象健康状况的概括性的描述。应尽量使用 NANDA 认可的护理诊断名称，以有利于护士之间的交流和护理教学的规范。常用改变、受损、缺陷、无效或低效等特定描述语。例如，排便异常；便秘；有皮肤完整性受损的危险。

（二）定义

定义（definition）是对名称的一种清晰的、正确的表达，并以此与其他诊断相鉴别。一个诊断的成立必须符合其定义特征。有些护理诊断的名称虽然十分相似，但仍可从定义中发现彼此的差异。例如："压力性尿失禁"的定义是"个人在腹内压增加时立即无意识地排尿的一种状态"。"反射性尿失禁"的定义是"个体在没有要排泄或膀胱满胀的感觉下可以预见地不自觉地排尿的一种状态"。虽然两者都是尿失禁，但前者的原因是腹内压增高，后者的原因是无法抑制的膀胱收缩。因此，确定诊断时必须认真区别。

（三）诊断依据

诊断依据（defining characteristics）是做出护理诊断的临床判断标准。诊断依据常常是患者所具有的一组症状和体征，以及有关病史，也可以是危险因素。对于潜在的护理诊断，其诊断依据则是原因本身（危险因素）。

诊断依据依其在特定诊断中的重要程度分为主要依据和次要依据。

1. 主要依据

主要依据是指形成某一特定诊断所应具有的一组症状和体征及有关病史，是诊断成立的必要条件。

2. 次要依据

次要依据是指在形成诊断时，多数情况下会出现的症状、体征及病史，对诊断的形成起支持作用，是诊断成立的辅助条件。

例如：便秘的主要依据是"粪便干硬，每周排大便不到三次"，次要依据是"肠鸣音减少，自述肛门部有压力和胀满感，排大便时极度费力并感到疼痛，可触到肠内嵌塞粪块，并感觉不能排空"。

（四）相关因素

相关因素（related factors）是指造成服务对象健康状况改变

或引起问题产生的情况。常见的相关因素包括以下几个方面。

1. 病理生理方面的因素

病理生理方面的因素指与病理生理改变有关的因素。例如，"体液过多"的相关因素可能是右心力衰竭。

2. 心理方面的因素

心理方面的因素指与服务对象的心理状况有关的因素。例如，"活动无耐力"可能是由疾病后服务对象处于较严重的抑郁状态引起。

3. 治疗方面的因素

治疗方面的因素指与治疗措施有关的因素（用药、手术创伤等）。例如，"语言沟通障碍"的相关因素可能是使用呼吸机时行气管插管。

4. 情景方面的因素

情景方面的因素指环境、情景等方面的因素（陌生环境、压力刺激等）。例如，"睡眠形态紊乱"可能与住院后环境改变有关。

5. 年龄因素

年龄因素指在生长发育或成熟过程中与年龄有关的因素。如婴儿、青少年、中年、老年各有不同的生理、心理特征。

三、护理诊断与合作性问题及医疗诊断的区别

（一）合作性问题——潜在并发症

在临床护理实践中，护士常遇到一些无法完全包含在NANDA制订的护理诊断中的问题，而这些问题也确实需要护士提供护理措施，因此，1983年有学者提出了合作性问题的概念。她把护士需要解决的问题分为两类：一类经护士直接采取措施可以解决，属于护理诊断；另一类需要护士与其他健康保健人员尤其是医生共同合作解决，属于合作性问题。

合作性问题需要护士承担监测职责，以及时发现服务对象身体并发症的发生和情况的变化，但并非所有并发症都是合作性问

题。有些可通过护理措施预防和处理，属于护理诊断；只有护士不能预防和独立处理的并发症才是合作性问题。合作性问题的陈述方式是"潜在并发症（potential complication）：××××"。如"潜在并发症：脑出血"。

（二）护理诊断与合作性问题的区别

护理诊断是护士独立采取措施能够解决的问题；合作性问题需要医生、护士共同干预处理，处理决定来自医护双方。对合作性问题，护理措施的重点是监测。

（三）护理诊断与医疗诊断的区别

明确护理诊断和医疗诊断的区别对区分护理和医疗两个专业、确定各自的工作范畴和应负的法律责任非常重要。两者主要区别见表 3-2。

表 3-2　护理诊断与医疗诊断的区别

项目	护理诊断	医疗诊断
临床判断的对象	对个体、家庭、社会的健康问题及生命过程反应的一种临床判断	对个体病理生理变化的一种临床判断
描述的内容	描述的是个体对健康问题的反应	描述的是一种疾病
决策者	护士	医疗人员
职责范围	在护理职责范围内进行	在医疗职责范围内进行
适应范围	适用于个体、家庭、社会的健康问题	适用于个体的疾病
数量	往往有多个	一般情况下只有一个
是否变化	随病情的变化	一旦确诊不会改变

第四节　护理计划

制订护理计划是解决护理问题的一个决策过程，计划（planning）是对患者进行护理活动的指南，是针对护理诊断制订具体护理措施来预防、减轻或解决有关问题。其目的是为了确认护理对象的护理目标以及护士将要实施的护理措施，使患者得到合适的护理，保持护理工作的连续性，促进医护人员的交流和利于评价。制订计划包括四个步骤。

一、排列护理诊断的优先顺序

一般情况下，患者可以存在多个护理诊断，为了确定解决问题的优先顺序，根据问题的轻重缓急合理安排护理工作，需要对这些护理诊断包括合作性问题进行排序。

（一）排列护理诊断

一个患者可同时有多个护理问题，制订计划时应按其重要性和紧迫性排出主次，一般把威胁最大的问题放在首位，其他的依次排列，这样护士就可根据轻、重、缓、急有计划地进行工作，通常可按如下顺序排列。

1. 首优问题

首优问题是指会威胁患者生命，需立即行动去解决的问题。如清理呼吸道无效、气体交换受阻等。

2. 中优问题

中优问题是指虽不会威胁患者生命，但能导致身体上的不健康或情绪上变化的问题，如活动无耐力、皮肤完整性受损、便秘等。

3. 次优问题

次优问题指人们在应对发展和生活中的变化时所产生的问题。这些问题往往不是很紧急，如营养失调、知识缺乏等。

（二）排序时应该遵循的原则

（1）按马斯洛的人类基本需要层次论进行排列，优先解决生理需要。这是最常用的一种方法。生理需要是最低层次的需要，也是人类最重要的需要，一般来说，影响了生理需要满足及对生理功能的平衡状态威胁最大的护理问题是需要优先解决的护理诊断。如与空气有关的"气体交换障碍""清理呼吸道无效"；与水有关的"体液不足"；与排泄有关的"尿失禁""尿潴留"等。

具体的实施步骤可以按以下方法进行：首先列出患者的所有护理诊断，将每一诊断归入五个需要层次，然后由低到高排列出护理诊断的先后顺序。

（2）考虑患者的需求。马斯洛的理论为护理诊断的排列提供了一个普遍的原则，但由于护理对象的复杂性、个体性，相同的需求对不同的人，其重要性可能不同。因此，在无原则冲突的情况下，可与患者协商，尊重患者的意愿，考虑患者认为最重要的问题予以优先解决。

（3）现存的问题优先处理，但不要忽视潜在的和有危险的问题。有时它们常常也被列为首优问题而需立即采取措施或严密监测。

二、制订预期目标

预期目标是指通过护理干预，护士期望患者达到的健康状态或在行为上的改变。其目的是指导护理措施的制订。预期目标不是护理行为，但能指导护理行为，并作为对护理效果进行评价的标准。每一个护理诊断都要有相应的目标。

（一）预期目标的制订

1.目标的陈述公式

时间状语＋主语＋（条件状语）＋谓语＋行为标准。

（1）主语：是指患者或患者身体的任何一部分，如体温、体重、皮肤等，有时在句子中省略了主语，但句子的逻辑主语一定是患者。

（2）谓语：指患者将要完成的行动，必须用行为动词来说明。

（3）行为标准：主语进行该行动所达到的程度。

（4）条件状语：指患者完成该行为时所处的特定条件。如"拄着拐杖"行走 50m。

（5）时间状语：是指主语应在何时达到目标中陈述的结果，即何时对目标进行评价，这一部分的重要性在于限定了评价时间，可以督促护士尽心尽力地帮助患者尽快达到目标，评价时间的确定，往往需要根据临床经验和患者的情况来确定。

2. 预期目标的种类

根据实现目标所需时间的长短可将护理目标分为短期目标和长期目标两大类。

（1）短期目标：指在相对较短的时间内要达到的目标（一般指一周内），适合于病情变化快、住院时间短的患者。

（2）长期目标：是指需要相对较长时间才能实现的目标（一般指一周以上甚至数月）。

长期目标是需要较长时间才能实现的，范围广泛；短期目标则是具体达到长期目标的台阶或需要解决的主要矛盾。如下肢骨折患者，其长期目标是"三个月内恢复行走功能"，短期目标分别为："第一个月借助双拐行走""第二个月借助手杖行走""第三个月逐渐独立行走"。短期目标与长期目标互相配合、呼应。

（二）制订预期目标的注意事项

（1）目标的主语一定是患者或患者的一部分，而不能是护士。目标是期望患者接受护理后发生的改变，达到的结果，而不是护理行动本身或护理措施。

（2）一个目标中只能有一个行为动词。否则在评价时，如果患者只完成了一个行为动词的行为标准就无法判断目标是否实现。另外行为动词应可观察和测量，避免使用含糊的不明确的词语；可运用下列动词：描述、解释、执行、能、会、增加、减少等，不可使用含糊不清、不明确的词，如了解、掌握、好、坏、尚可等。

（3）目标陈述的行为标准应具体，以便于评价。有具体的检测标准；有时间限度；由护患双方共同制订。

（4）目标必须具有现实性和可行性，要在患者的能力范围之内，要考虑其身体心理状况、智力水平、既往经历及经济条件。目标完成期限的可行性，目标结果设定的可行性。患者需要认可，并乐意接受。

（5）目标应在护理工作所能解决范围之内，并要注意医护协作，即与医嘱一致。

（6）目标陈述要针对护理诊断，一个护理诊断可有多个目标，但一个目标不能针对多个护理诊断。

（7）应让患者参与目标的制订，这样可使患者认识到对自己的健康负责不仅是医护人员的责任，也是患者的责任，护患双方应共同努力以保证目标的实现。

（8）关于潜在并发症的目标，潜在并发症是合作性问题，护理措施往往无法阻止其发生，护士的主要任务在于监测并发症的发生或发展。潜在并发症的目标陈述为：护士能及时发现并发症的发生并积极配合处理。如"潜在并发症：心律失常"的目标是"护士能及时发现心律失常的发生并积极配合抢救"。

三、制订护理措施

护理措施是护士为帮助患者达到预定目标而制订的具体方法和内容。规定了解决健康问题的护理活动方式与步骤。是一份书面形式的护理计划，也可称为"护嘱"。

（一）护理措施的类型

护理措施可分为依赖性护理措施、协作性护理措施和独立性护理措施三类。

1. 依赖性的护理措施

依赖性的护理措施即来自于医嘱的护理措施，它描述了贯彻医疗措施的行为。如医嘱"每晨测血压1次""每小时巡视患者

1 次"。

2. 协作性护理措施

协作性护理措施是护士与他健康保健人员相互合作采取的行动。如患者出现"营养失调：高于机体的需要量"的问题时，为帮助患者达到理想体重的目标，需要和营养师一起协商、讨论，制订护理措施。

3. 独立性护理措施

独立性护理措施是护士根据所收集的资料，凭借自己的知识、经验、能力，独立思考、判断后做出的决策，是在护理职责范围内。这类护理措施完全由护士设计并实施，不需要医嘱。如长期卧床患者存在的"有皮肤破损的危险"，护士每天定时给患者翻身、按压受压部位皮肤、温水擦拭等措施都是独立性护理措施。

（二）护理措施的构成

完整的护理措施计划应包括：护理观察措施、行动措施、教育措施三部分。

例：护理诊断：胸痛：与心肌缺血、缺氧致心肌坏死有关。

护理目标：24h 内患者主诉胸痛程度减轻。

制订护理措施如下。

1. 观察措施

（1）观察疼痛的程度和缓解情况。

（2）观察患者心律、心率、血压的变化。

2. 行动措施

（1）给予持续吸氧，2～4L/min。（依赖性护理措施）

（2）遵医嘱持续静脉点滴硝酸甘油 15 滴/分。（依赖性护理措施）

（3）协助床上进食、洗漱、大小便。（独立性护理措施）

3. 教育措施

（1）教育患者绝对卧床休息。

（2）保持情绪稳定。

（三）制订护理措施

制定护理措施时需要注意的注意事项。

1. 针对性

护理措施针对护理目标制订，一般一个护理目标可通过几项措施来实现，措施应针对目标制订，否则即使护理措施没有错误，也无法促使目标实现。

2. 可行性

护理措施要切实可行，措施制订时要考虑：①患者的身心问题：这也是整体护理中所强调的要为患者制订个体化的方案。措施要符合患者的年龄、体力、病情、认知情况以及患者自己对改变目前状况的愿望等。如对老年患者进行知识缺乏的健康教育时，让患者短时间内记忆很多教育内容是困难的。护理措施必须是患者乐于接受的。②护理人员的情况：护理人员的配备及专业技术、理论知识水平和应用能力等是否能胜任所制订的护理措施。③适当的医院设施、设备。

3. 科学性

护理措施应基于科学的基础上，每项护理措施都应有措施依据，措施依据来自于护理科学及相关学科的理论知识。禁止将没有科学依据的措施用于患者。护理措施的前提是一定要保证患者的安全。

4. 一致性

护理措施不应与其他医务人员的措施相矛盾，否则容易使患者不知所措，并造成不信任感，甚至可能威胁患者安全。制订护理措施时应参阅其他医务人员的病历记录、医嘱，意见不一致时应共同协商，达成一致。

5. 指导性

护理措施应具体，有指导性，不仅使护理同一患者的其他护士很容易地执行措施，也有利于患者。如对于体液过多需进食低盐饮食的患者，正确的护理措施是：①观察患者的饮食是否符合低盐要求。②告诉患者和家属每日摄盐<5g。含钠多的食物除咸

味食品外，还包括发面食品、碳酸饮料、罐头食品等。③教育患者及家属理解低盐饮食的重要性，等等。

不具有指导性护理措施如：①嘱患者每日摄盐量＜5g。②嘱患者不要进食含钠多的食物。

四、护理计划成文

护理计划成文是将护理诊断、目标、护理措施以一定的格式记录下来而形成的护理文件。不仅为护理程序的下一步实施提供了指导，也有利于护士之间以及护士与其他医务人员之间的交流。护理计划的书写格式，因不同的医院有各自具体的条件和要求，所以书写格式也是多种多样的。大致包括日期、护理诊断、目标、措施、效果评价几项内容，见表3-3。

护理计划应体现个体差异性，一份护理计划只对一个患者的护理活动起作用。护理计划还应具有动态发展性，随着患者病情的变化和护理的效果而调整。

表 3-3　护理计划

日期	护理诊断	护理目标	护理措施	评价	停止日期	签名
2006-2-19	气体交换受阻	1. 2.	1. 2. 3.			
2006-2-22	焦虑	1. 2.	1. 2. 3.			

第五节　护理实施

实施是为达到护理目标而将计划中各项措施付诸行动的过程。实施的质量如何与护士的专业知识、操作技能和人际沟通能力三方面的水平有关。实施过程中的情况应随时用文字记录下来。

实施过程包括实施前准备、实施和实施后记录三个部分，一般来讲，实施应发生于护理计划完成之后，但在某些特殊情况下，如遇到急诊患者或病情突变的住院患者，护士只能先在头脑中迅速形成一个初步的护理计划并立即采取紧急救护措施，事后再补上完整的护理计划。

一、实施前的准备

护士在执行护理计划之前，为了保证护理效果，应思考安排以下几个问题，即"五个 W"。

（一）"谁去做"（who）

对需要执行的护理措施进行分类和分工，确定护理措施是由护士做，还是辅助护士做；哪一级别或水平的护士做；是一个护士做，还是多个护士做。

（二）"做什么"（what）

进一步熟悉和理解计划，执行者对计划中每一项措施的目的、要求、方法和时间安排应了如指掌，以确保措施的落实，并使护理行为与计划一致。此外，护士还应理解各项措施的理论基础，保证科学施护。

（三）"怎样做"（how）

（1）分析所需要的护理知识和技术：护士必须分析实施这些措施所需要的护理知识和技术，如操作程序或仪器设备使用的方法，若有不足，则应复习有关书籍或资料，或向其他有关人员求教。

（2）明确可能会发生的并发症及其预防：某些护理措施的实施有可能对患者产生一定程度的损伤。护士必须充分预想可能发生的并发症，避免或减少对患者的损伤，保证患者的安全。

（3）如患者情绪不佳，合作性差，那么需要考虑如何使措施得以顺利进行。

（四）"何时做"（when）

实施护理措施的时间选择和安排要恰当，护士应该根据患者的具体情况、要求等多方面因素来选择执行护理措施的时机，例如，健康教育的时间，应该选择在患者身体状况良好、情绪稳定的情况下进行以达到预期的效果。

（五）"何地做"（where）

确定实施护理措施的场所，以保证措施的顺利实施。在健康教育时应选择相对安静的场所；对涉及患者隐私的操作，更应该注意选择环境。

二、实施

实施是护士运用操作技术、沟通技巧、观察能力、合作能力和应变能力去执行护理措施的过程。在实施阶段，护理的重点是落实已制订的措施，执行医嘱、护嘱，帮助患者达到护理目标，解决问题。在实施中必须注意既要按护理操作常规规范化地实施每一项措施，又要注意根据每个患者的生理、心理特征个性化地实施护理。

实施是评估、诊断和计划阶段的延续，需随时注意评估患者的病情及患者对护理措施的反应及效果，努力使护理措施满足患者的生理、心理需要，促进疾病的康复。

三、实施后的记录

实施后，护士要对其所执行的各种护理措施及患者的反应进行完整、准确的文字记录，即护理病历中的护理病程记录，以反映护理效果，为评价做好准备。

记录可采用文字描述或填表，在相应项目上打"√"的方式。常见的记录格式有 PIO 记录方式，PIO 即由问题（problem，P）、措施（intervention，I）、结果（outcome，O）组成。"P"的序号要与护理诊断的序号一致并写明相关因素，可分别采用 PES、PE、

SE 三种记录方式。"I"是指与 P 相对应的已实施的护理措施。即做了什么，但记录并非护理计划中所提出的全部护理措施的罗列。"O"是指实施护理措施后的结果。可出现两种情况：一种结果是当班问题已解决；另一种结果是当班问题部分解决或未解决，若措施适当，由下一班负责护士继续观察并记录；若措施不适宜，则由下一班负责护士重新修订并制订新的护理措施。

记录是一项很重要的工作，其意义在于：①可以记录患者住院期间接受护理照顾的全部经过。②有利于其他医护人员了解情况。③可作为护理质量评价的一个内容。④可为以后的护理工作提供资料。⑤是护士辛勤工作的最好证明。

第六节　护理评价

评价（evaluation）是有计划地、系统地将患者的健康现状与确定的预期目标进行比较的过程。评价是护理程序的第五步，但实际上它贯穿于整个护理程序的各个步骤，如评估阶段，需评估资料收集是否完全，收集方法是否正确；诊断阶段，需评价诊断是否正确，有无遗漏，是否是以收集到的资料为依据；计划阶段，需评价护理诊断的顺序是否合适，目标是否可行，措施是否得当；实施阶段，需评价措施是否得到准确执行，执行效果如何等。评价虽然位于程序的最后一步，但并不意味着护理程序的结束，相反，通过评价发现新问题，重新修订计划，而使护理程序循环往复地进行下去。

评价包括以下几个步骤。

一、收集资料

收集有关患者目前健康状态的资料，资料涉及的内容与方法同第二节评估部分的相应内容。

二、评价目标是否实现

评价的方法是将患者目前健康状态的资料与计划阶段的预期目标相比较，以判断目标是否实现。经分析可得出三种结果：①目标已达到。②部分达到目标。③未能达到目标。

例：预定的目标为"一个月后患者拄着拐杖行走 50m"，一个月后评价结果如下。

患者能行走 50m——目标达到。

患者能行走 30m——目标部分达到。

患者不能行走——目标未达到。

三、重审护理计划

对护理计划的调整包括以下几种方式。

（一）停止

重审护理计划时，对目标已经达到，问题已经解决的，停止采取措施，但应进一步评估患者可能存在的其他问题。

（二）继续

问题依然存在，计划的措施适宜，则继续执行原计划。

（三）修订

对目标部分实现或目标未实现的原因要进行探讨和分析，并重审护理计划，对诊断、目标和措施中不适当的内容加以修改，应考虑下述问题：收集的资料是否准确和全面；护理问题是否确切；所定目标是否现实；护理措施设计是否得当以及执行是否有效，患者是否配合等。

护理程序作为一个开放系统，患者的健康状况是一个输入信息，通过评估、计划和实施，输出患者健康状况的信息，经过护理评价结果来证实计划是否正确。如果患者尚未达到健康目标，则需要重新收集资料、修改计划，直到患者达到预期的目标，护理程序才告停止。因此，护理程序是一个周而复始，无限循环的系统工程（图 3-2）。

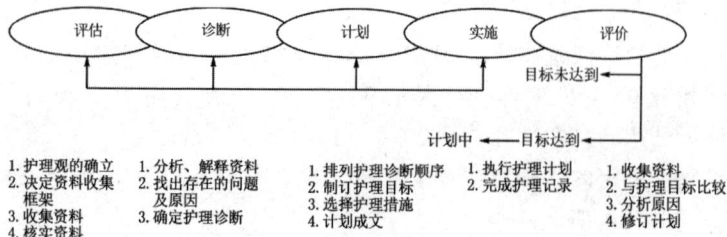

评估	诊断	计划	实施	评价

目标未达到 ←

计划中 ← 目标达到 ←

1. 护理观的确立
2. 决定资料收集框架
3. 收集资料
4. 核实资料

1. 分析、解释资料
2. 找出存在的问题及原因
3. 确定护理诊断

1. 排列护理诊断顺序
2. 制订护理目标
3. 选择护理措施
4. 计划成文

1. 执行护理计划
2. 完成护理记录

1. 收集资料
2. 与护理目标比较
3. 分析原因
4. 修订计划

图 3-2   护理程序的循环过程

　　护理程序是一种系统的解决问题的程序，是护士为患者提供护理照顾的方法，应用护理程序可以保证护士给患者提供有计划、有目的、高质量、以患者为中心的整体护理。因此它不仅适用于医院临床护理、护理管理，同时它还适用于其他护理实践、如社区护理、家庭护理、大众健康教育等，是护理专业化的标志之一。

第四章　内科疾病护理

第一节　急性胃炎

急性胃炎是指胃黏膜的急性炎症，起病比较急，常表现为上腹部不适等症状；内镜检查可见胃黏膜有充血、水肿、糜烂、出血等改变，甚至一过性浅表溃疡形成。按病因和病理变化不同，急性胃炎可分为急性单纯性胃炎、急性糜烂出血性胃炎、急性腐蚀性胃炎、急性化脓性胃炎等。急性单纯性胃炎是指主要为理化因素和感染引起的胃黏膜急性炎症；急性糜烂出血性胃炎，是以胃黏膜多发性糜烂为特征的急性胃黏膜病变，常伴有胃黏膜出血和一过性浅表溃疡形成。临床上比较常见的是急性单纯性胃炎和急性糜烂出血性胃炎，为重点讨论内容。

一、护理评估

（一）致病因素

1. 感染

感染为急性单纯性胃炎的常见病因，多因进食被细菌和细菌毒素污染的食物而发病。常见致病菌为沙门菌、嗜盐菌、致病性大肠埃希菌和金黄色葡萄球菌及肉毒杆菌毒素，伴肠道感染时称为急性胃肠炎。

2. 理化因素

进食过热、过冷、过于粗糙的食物、浓茶、浓咖啡、辣椒、烈酒等，服用某些药物如阿司匹林、吲哚美辛、铁剂或氯化钾口服液等，均可破坏胃黏膜屏障，造成胃黏膜损伤和炎症，引起急性单纯性或糜烂出血性胃炎。

3. 应激

严重创伤、大面积烧伤、大手术、严重的脏器病变、颅内病变、败血症等，可使胃黏膜缺血、缺氧、黏液和碳酸氢盐分泌减少，导致胃黏膜屏障破坏和 H^+ 反弥散进入黏膜，引起胃黏膜糜烂和出血。

4. 其他

精神因素、胃区放射治疗、机体变态反应等，亦可引起急性胃炎。

（二）身体状况

起病急，症状轻重不一，不同类型的急性胃炎临床表现也不同。

1. 急性单纯性胃炎

由感染因素所致者，多在进食被污染食物 24 h 内发病。主要表现为上腹不适、疼痛、食欲减退、恶心、呕吐。由沙门菌、金葡菌及其毒素致病者起病更快，病情较重，多伴有水样腹泻、畏寒、发热，严重者有脱水、酸中毒或休克等。

2. 急性糜烂出血性胃炎

轻者大多无明显症状，或仅有上腹不适、腹部隐痛、腹胀、食欲减退等消化不良的表现；重者常伴有消化道出血症状，多以突发呕血和（或）黑粪而就诊，护理体检可发现上腹部有不同程度的压痛。

（三）心理社会状况

由于急性起病，或有上腹不适、腹泻、脱水、呕血、黑粪等表现，会使患者产生紧张、焦虑、恐惧情绪。

（四）实验室及其他检查

1. 血象

由细菌感染者白细胞轻度增加；急性糜烂性胃炎出血量大者，

红细胞和血红蛋白下降。

2. 粪便检查

有胃黏膜出血者粪便隐血试验阳性。

3. 细菌培养

由感染所致者其呕吐物、粪便可发现致病菌。

4. 纤维胃镜检查

宜在消化道出血发生后 24～48 h 内进行，因为病变（尤其是非甾体类抗炎药或乙醇引起者）可在短期内消失。镜下可见以弥漫分布的多发性糜烂、出血灶和浅表溃疡为特征的急性胃黏膜损害。本病的确诊有赖于急诊胃镜检查。

二、护理诊断及医护合作性问题

（一）营养失调

低于机体需要量与食欲缺乏、消化不良、呕吐等有关。

（二）焦虑

与消化道出血有关。

（三）潜在并发症

上消化道大量出血。

（四）知识缺乏

缺乏有关本病的病因及防治知识。

三、治疗及护理措施

（一）治疗要点

（1）积极消除病因和治疗原发病。

（2）抗生素的应用：一般不需使用。细菌感染致发热和血液白细胞总数增高者，可选用吡哌酸、氨苄西林、庆大霉素、呋喃唑酮等，口服或静脉滴注。

（3）对症治疗：腹痛者可给阿托品或山莨菪碱；脱水时，注意补充水和电解质，根据情况补碱，纠正酸中毒；有呕血、黑粪时，按上消化道大量出血治疗原则采取综合性措施进行处理。

（4）其他治疗：使用 H_2 受体拮抗药、质子泵抑制药抑制胃酸分泌，或用硫糖铝和米索前列醇等保护胃黏膜。

（二）护理措施

1. 病情观察

密切观察患者有无上腹不适、腹部隐痛、腹胀、食欲减退等消化不良的表现；注意有无呕血和（或）黑粪等上消化道出血征象；评估粪便检查和纤维胃镜检查结果，以便及时了解病情变化。

2. 生活护理

（1）休息与活动：提供安静、舒适的环境，减少活动量，急性应激引起者应卧床休息；关心、安慰患者，保证身心得以充分的松弛和休息。

（2）饮食护理：进食应定时、有规律，少食多餐，不可暴饮暴食；一般进少渣、温热、半流质饮食；如有少量出血可给予牛奶、米汤等流质饮食中和胃酸，有利于胃黏膜的修复；急性大出血或呕吐频繁时应禁食；疾病恢复期鼓励患者进食有营养、易消化的软食。

3. 药物治疗的护理

禁用或慎用对胃黏膜有刺激的药物，如阿司匹林、吲哚美辛等；指导患者正确服用抑制胃酸分泌和保护胃黏膜的药物；对呕吐频繁、出血量大者，应立即建立静脉通路，按医嘱输液、补充电解质，必要时输血，以保证患者的有效循环血容量。

4. 健康指导

向患者及家属宣传急性胃炎的有关知识、预防措施和护理要点等；指导患者注意饮食卫生，防止病从口入，不吃腐烂、霉变的食物；规律进食，避免过冷、过热、辛辣等刺激性食物，忌浓茶、咖啡等饮料，戒除烟酒；慎用对胃有刺激的药物；生活规律，保持轻松愉快的心情。

第二节 慢性胃炎

慢性胃炎是指由多种原因引起的胃黏膜慢性炎症。其发病率在各种胃病中居首位，男性多于女性，各个年龄段均可发病，且随年龄增长发病率逐渐增高。慢性胃炎的分类方法很多，2000年全国慢性胃炎研讨会共识意见中采纳了国际上新悉尼系统的分类方法，将慢性胃炎分为浅表性（又称非萎缩性）、萎缩性和特殊类型3大类。慢性浅表性胃炎是指不伴有胃黏膜萎缩性改变的慢性炎症，幽门螺杆菌感染是其主要病因；慢性萎缩性胃炎是指胃黏膜已经发生了萎缩性改变，常伴有肠上皮化生，又分为多灶萎缩性胃炎和自身免疫性胃炎两大类；特殊类型胃炎种类很多，临床上较少见。

一、护理评估

（一）致病因素

1. 幽门螺杆菌感染

幽门螺杆菌感染是慢性浅表性胃炎最主要的病因。幽门螺杆菌具有鞭毛，其分泌的黏液素可直接侵袭胃黏膜，释放的尿素酶可分解尿素产生 NH_3 中和胃酸，从而既有利于幽门螺杆菌在胃黏膜定居和繁殖，又损伤上皮细胞膜；幽门螺杆菌产生的细胞毒素还可引起炎症反应和菌体壁诱导自身免疫反应的发生，导致胃黏膜慢性炎症。

2. 饮食因素

高盐饮食，长期饮烈酒、浓茶、咖啡，摄取过热、过冷、过于粗糙的食物等，均易引起慢性胃炎。

3. 自身免疫

患者血液中存在自身抗体，如抗壁细胞抗体和抗内因子抗体，可使壁细胞数目减少，胃酸分泌减少或缺失，还可使维生素 B_{12} 吸收障碍导致恶性贫血。

4. 其他因素

各种原因引起的十二指肠液反流入胃，削弱或破坏胃黏膜的屏障功能；老年胃黏膜退行性病变；胃黏膜营养因子缺乏，如胃泌素缺乏；服用非甾体类抗炎药等，均可引起慢性胃炎。

（二）身体状况

慢性胃炎起病缓慢，病程迁延，常反复发作，缺乏特异性症状。由幽门螺杆菌感染引起的慢性胃炎患者多数无症状；部分患者有上腹不适、腹部隐痛、腹胀、食欲减退、恶心和呕吐等消化不良的表现；少数患者可有少量上消化道出血；自身免疫性胃炎患者可出现明显厌食、体重减轻和贫血。体格检查可有上腹部轻压痛。

（三）心理社会状况

病情反复、病程迁延不愈可使患者出现烦躁、焦虑等不良情绪。

（四）实验室及其他检查

1. 胃镜及活组织检查

胃镜及活组织检查是诊断慢性胃炎最可靠的方法。慢性浅表性胃炎可见红斑（点、片状或条状）、黏膜粗糙不平、出血点或出血斑；慢性萎缩性胃炎可见黏膜呈颗粒状、黏膜血管显露、色泽灰暗、皱襞细小。

2. 幽门螺杆菌检测

可通过侵入性（如快呋塞米素酶试验、组织学检查和幽门螺杆菌培养等）和非侵入性（如 ^{13}C 或 ^{14}C 尿素呼气试验、粪便幽门螺杆菌抗原检测和血清学检查等）方法检测幽门螺杆菌。

3. 胃液分析

自身免疫性胃炎时，胃酸缺乏；多灶萎缩性胃炎时，胃酸分泌正常或偏低。

4. 血清学检查

自身免疫性胃炎时，血清抗壁细胞抗体和抗内因子抗体可呈阳性，血清促胃泌素水平明显升高；多灶萎缩性胃炎时，血清促胃泌素水平正常或偏低。

二、护理诊断及医护合作性问题

（一）疼痛

腹痛与胃黏膜炎性病变有关。

（二）营养失调，低于机体需要量

与厌食、消化吸收不良等有关。

（三）焦虑

与病情反复、病程迁延有关。

（四）潜在并发症

癌变。

（五）知识缺乏

缺乏对慢性胃炎病因和预防知识的了解。

三、治疗及护理措施

（一）治疗要点

治疗原则是积极祛除病因，根除幽门螺杆菌感染，对症处理，防治癌前病变。

1. 病因治疗

根除幽门螺杆菌感染：目前多采用的治疗方案是以胶体铋剂或质子泵抑制药为基础加上 2 种抗生素的三联治疗方案。如常用奥美拉唑或枸橼酸铋钾，与阿莫西林及甲硝唑或克拉霉素 3 种药物联用，2 周为 1 个疗程。治疗失败后再治疗比较困难，可换用 2 种抗生素，或采用胶体铋剂和质子泵抑制药合用的四联疗法。

其他病因治疗：因非甾体类抗炎药引起者，应立即停药并给予制酸药或硫糖铝；因十二指肠液反流引起者，应用硫糖铝或氢氧化铝凝胶吸附胆汁；因胃动力学改变引起者，应给予多潘立酮或莫沙必利等。

2. 对症处理

有胃酸缺乏和贫血者，可用胃蛋白酶合剂等以助消化；对于上腹胀满者，可选用胃动力药、理气类中药；有恶性贫血时可肌内注射维生素 B_{12}。

3. 胃黏膜异型增生的治疗

异型增生是癌前病变，应定期随访，给予高度重视。对不典型增生者可给予维生素 C、维生素 E，β-胡萝卜素、叶酸和微量元素硒预防胃癌的发生；对已经明确的重度异型增生可手术治疗，目前多采用内镜下胃黏膜切除术。

（二）护理措施

1. 病情观察

主要观察有无上腹不适、腹胀、食欲减退等消化不良的表现；观察腹痛的部位、性质，呕吐物与大便的颜色、量及性状；评估实验室及胃镜检查结果。

2. 饮食护理

营养状况评估：观察并记录患者每日进餐次数、量和品种，以了解机体的营养摄入状况。定期监测体重，监测血红蛋白浓度、血清蛋白等有关营养指标的变化。

制定饮食计划：①与患者及其家属共同制定饮食计划，以营养丰富、易消化、少刺激为原则。②胃酸低者可适当食用刺激胃酸分泌或酸性的食物，如浓肉汤、鸡汤、山楂、食醋等；胃酸高者应指导患者避免食用酸性和多脂肪食物，可进食牛奶、菜泥、面包等。③鼓励患者养成良好的饮食习惯，进食应规律，少食多餐，细嚼慢咽。④避免摄入过冷、过热、过咸、过甜、辛辣和粗糙的食物，戒除烟酒。⑤提供舒适的进餐环境，改进烹饪技巧，保持口腔清洁卫生，以促进患者的食欲。

3. 药物治疗的护理

严格遵医嘱用药，注意观察药物的疗效及不良反应。

枸橼酸铋钾：宜在餐前半小时服用，因其在酸性环境中方起作用；服药时要用吸管直接吸入，防止将牙齿、舌染黑；部分患者服药后出现便秘或黑粪，少数患者有恶心、一过性血清转氨酶升高，停药后可自行消失，极少数患者可能出现急性肾衰竭。

抗菌药物：服用阿莫西林前应详细询问患者有无青霉素过敏史，用药过程中要注意观察有无变态反应的发生；服用甲硝唑可引起恶心、呕吐等胃肠道反应及口腔金属味、舌炎、排尿困难等不良反应，宜在餐后半小时服用。

多潘立酮及西沙必利：应在餐前服用，不宜与阿托品等解痉药合用。

4. 心理护理

护理人员应主动安慰、关心患者，向患者说明不良情绪会诱发和加重病情，经过正规的治疗和护理慢性胃炎可以康复。

5. 健康指导

向患者及家属介绍本病的有关知识、预防措施等；指导患者避免诱发因素，保持愉快的心情，生活规律，养成良好的饮食习惯，戒除烟酒；向患者介绍服用药物后可能出现的不良反应，指导患者按医嘱坚持用药，定期复查，如有异常及时复诊。

第三节　肝硬化

一、疾病概述

（一）概念和特点

肝硬化是各种慢性肝病发展的晚期阶段。病理上以肝脏弥漫性纤维化、再生结节和假小叶形成为特征。临床上，起病隐匿，病程发展缓慢，晚期以肝功能减退和门静脉高压为主要表现，常出现多种并发症。

肝硬化是临床常见病，世界范围内的年发病率约为100/10万，发病高峰年龄在35～50岁，男性多见，出现并发症时死亡率高。

（二）相关病理生理

肝硬化的病理改变主要是正常肝小叶结构被假小叶所替代后，在大体形态上：肝脏早期肿大、晚期明显缩小，质地变硬。

肝硬化的病理生理改变主要是肝功能减退（失代偿）和门静脉高压，临床上表现为由此而引起的多系统、多器官受累所产生的症状和体征，进一步发展可产生一系列并发症。

（三）肝硬化的病因

引起肝硬化的病因很多，在我国以病毒性肝炎为主，欧美国家以慢性酒精中毒多见。

（1）病毒性肝炎：主要为乙型、丙型和丁型肝炎病毒的重叠感染，通常经过慢性肝炎阶段演变而来，急性或亚急性肝炎如有大量肝细胞坏死和肝纤维化可以直接演变为肝硬化，乙型和丙型或丁型肝炎病毒的重叠感染可加速发展至肝硬化。

（2）慢性酒精中毒：长期大量饮酒（一般为每日摄入酒精80 g达10年以上），乙醇及其代谢产物（乙醛）的毒性作用，引起酒精性肝炎，继而可发展为肝硬化。

（3）非酒精性脂肪性肝炎：非酒精性脂肪性肝炎可发展成肝硬化。

（4）胆汁淤积：持续肝内胆汁淤积或肝外胆管阻塞时，高浓度胆酸和胆红素对肝细胞有损害作用，引起原发性胆汁性肝硬化或继发性胆汁性肝硬化。

（5）肝静脉回流受阻：慢性充血性心力衰竭、缩窄性心包炎、肝静脉阻塞综合征、肝小静脉闭塞等引起肝脏长期瘀血缺氧，引起肝细胞坏死和纤维化。

（6）遗传代谢性疾病：先天性酶缺陷疾病，致使某些物质不能被正常代谢而沉积在肝脏，如肝豆状核变性（铜沉积）、血色病（铁沉积）、α₁-抗胰蛋白酶缺乏症等。

（7）工业毒物或药物：长期接触四氯化碳、磷、砷等或服用双醋酚汀、甲基多巴、异烟肼等可引起中毒性或药物性肝炎而演变为肝硬化；长期服用甲氨蝶呤可引起肝纤维化而发展为肝硬化。

（8）自身免疫性肝炎可演变为肝硬化。

（9）血吸虫病：虫卵沉积于汇管区，引起肝纤维化组织增生，导致窦前性门静脉高压，亦称为血吸虫病性肝硬化。

（10）隐源性肝硬化：部分原因不明的肝硬化。

（四）临床表现

1. 代偿期肝硬化

症状轻且无特异性。可有乏力、食欲减退、腹胀不适等。患者营养状况一般，可触及肿大的肝脏、质偏硬，脾可肿大。肝功能检查正常或仅有轻度酶学异常。常在体检或手术中被偶然发现。

2. 失代偿期肝硬化

临床表现明显，可发生多种并发症。

（1）失代偿期肝硬化的症状。

全身症状：乏力为早期症状，其程度可自轻度疲倦至严重乏力。体重下降往往随病情进展而逐渐明显。少数患者有不规则低热，与肝细胞坏死有关，但注意与合并感染、肝癌鉴别。

消化道症状：食欲不振为常见症状，可有恶心、偶伴呕吐。腹胀亦常见，与胃肠积气、腹水和肝脾肿大等有关，腹水量大时，腹胀成为患者最难忍受的症状。腹泻往往表现为对脂肪和蛋白质耐受差，稍进油腻肉食即易发生腹泻。部分患者有腹痛，多为肝区隐痛，当出现明显腹痛时要注意合并肝癌、原发性腹膜炎、胆管感染、消化性溃疡等情况。

出血倾向：可有牙龈、鼻腔出血、皮肤紫癜，女性月经过多等。

与内分泌紊乱有关的症状：男性可有性功能减退、男性乳房发育，女性可发生闭经、不孕。部分患者有低血糖的表现。

门脉高压症状：如食管胃底静脉曲张破裂而致上消化道出血时，表现为呕血及黑粪；脾功能亢进可致血细胞减少，贫血而出现皮肤黏膜苍白。

（2）失代偿期肝硬化的体征。

呈肝病容，面色黝黑而无光泽。晚期患者消瘦、肌肉萎缩。皮肤可见蜘蛛痣、肝掌、男性乳房发育。腹壁静脉以脐为中心显露至曲张，严重者脐周静脉突起呈水母状并可听见静脉杂音。黄疸提示肝功能储备已明显减退，黄疸呈持续性或进行性加深提示预后不良。腹水伴或不伴下肢水肿是失代偿期肝硬化最常见表现，部分患者可伴肝性胸腔积液，以右侧多见。

肝脏早期肿大可触及，质硬而边缘钝；后期缩小，肋下常触不到。半数患者可触及肿大的脾脏，常为中度，少数重度。

各型肝硬化起病方式与临床表现并不完全相同。如大结节性肝硬化起病较急进展较快，门静脉高压症相对较轻，但肝功能损害则较严重；血吸虫病性肝纤维化的临床表现则以门静脉高压症为主，巨脾多见，黄疸、蜘蛛痣、肝掌少见，肝功能损害较轻，肝功能试验多基本正常。

（五）辅助检查

1. 实验室检查

血、尿、粪常规、血清免疫学、内镜、腹腔镜、腹水和门静脉压力生化检查（以了解其病因、诱因及潜在的护理问题）。

2. 肝功能检查

代偿期大多正常或仅有轻度的酶学异常，失代偿期普遍异常，且异常程度往往与肝脏的储备功能减退程度相关。具体表现为转氨酶升高，血清蛋白下降、球蛋白升高，A／G倒置，凝血酶原时间延长，结合胆红素升高等。

3. 影像学检查

（1）X线检查：食管静脉曲张时行食管吞钡X线检查显示虫蚀样或蚯蚓状充盈缺损，纵行黏膜皱襞增宽，胃底静脉曲张时胃肠钡餐可见菊花瓣样充盈缺损。

（2）腹部超声检查：B超显示肝脏表面不光滑、肝叶比例失调、肝实质回声不均匀等，以及脾大、门静脉扩张和腹水等超声图像。

（3）CT和MRI对肝硬化的诊断价值与B超相似。

（六）治疗原则

本病目前无特效治疗，关键在于早期诊断，针对病因给予相应处理，阻止肝硬化进一步发展，后期积极防治并发症，终末期则只能有赖于肝移植。

二、护理评估

（一）一般评估

1. 生命体征

伴感染时可有发热，伴有心脏功能不全时可有呼吸、脉搏和血压的改变，其他情况无明显特殊变化。

2. 患病及治疗经过

询问本病的有关病因，例如：有无肝炎或输血史、心力衰竭、胆管疾病；有无长期接触化学毒物、使用损肝药物或嗜酒，其用量和持续时间。有无慢性肠道感染、消化不良、消瘦、黄疸、出血史。有关的检查、用药和其他治疗情况。

3. 患者主诉及一般情况

饮食及消化情况，例如食欲、进食量及食物种类、饮食习惯及爱好。有无食欲减退甚至畏食，有无恶心、呕吐、腹胀、腹痛，呕吐物和粪便的性质及颜色。日常休息及活动量、活动耐力、尿量及颜色等。

4. 相关记录

体重、饮食、皮肤、肝脏大小、出入量、出血情况、意识等记录结果。

（二）身体评估

1. 头颈部

（1）面部颜色有无异常，有无肝病面容，脱发。

（2）患者的精神状态，对人物、时间、地点的定向力（表情淡漠、性格改变或行为异常多为肝脏病的前驱表现）。

2. 胸部

呼吸的频率和节律，有无呼吸浅速、呼吸困难和发绀，有无因呼吸困难、心悸而不能平卧，有无胸腔积液形成。

3. 腹部

（1）测量腹围有无腹壁紧张度增加、脐疝、腹式呼吸减弱等腹水征象。

（2）腹部有无移动性浊音，大量腹水可有液波震颤。

（3）有无腹壁静脉显露，腹壁静脉曲张时在剑突下，脐周腹壁静脉曲张处可听见静脉连续性潺潺声（结合病例综合考虑）。

（4）肝脾大小、质地、表面情况及有无压痛（结合 B 超结果综合考虑）。

4. 其他

是否消瘦，皮下脂肪消失、肌肉萎缩；皮肤是否干枯、有无黄染、出血点、蜘蛛痣、肝掌等。

（三）心理-社会评估

评估时应注意患者的心理状态，有无个性、行为的改变，有无焦虑、抑郁、易怒、悲观等情绪。并发肝性脑病时，患者可出现嗜睡、兴奋、昼夜颠倒等神经精神症状，应注意鉴别。评估患者及家属对疾病的认识及态度、家庭经济情况和社会支持等。

（四）辅助检查结果评估

1. 血常规检查

有无红细胞减少或全血细胞减少。

2. 血生化检查

肝功能有无异常，有无电解质和酸碱平衡紊乱，血氨是否增高，有无氮质血症。

3. 腹水检查

腹水的性质是漏出液或渗出液，有无找到病原菌或恶性肿瘤细胞。

4. 其他检查

钡餐造影检查有无食管胃底静脉曲张，B超检查有无静脉高压征象等。

（五）常用药物治疗效果的评估

1. 准确记录患者出入量（尤其是 24 小时尿量）

大量利尿可引起血容量过度降低，心排血量下降，血尿素氮增高。患者皮肤弹性减低，出现直立性低血压和少尿。

2. 血生化检查的结果

长期使用噻嗪类利尿剂有可能导致水、电解质紊乱，产生低钠、低氯和低钾血症。

三、主要护理诊断/问题

（一）营养失调

低于机体需要量与肝功能减退、门静脉高压引起食欲减退、消化和吸收障碍有关。

（二）体液过多

与肝功能减退、门静脉高压引起钠水潴留有关。

（三）潜在并发症

1. 上消化道出血

与食管胃底静脉曲张破裂有关。

2. 肝性脑病

与肝功能障碍、代谢紊乱致神经系统功能失调有关。

四、护理措施

(一) 休息与活动

睡眠应充足，生活起居有规律。代偿期患者无明显的精神、体力减退，可适当参加工作，避免过度疲劳；失代偿期患者以卧床休息为主，并视病情适量活动，活动量以不加重疲劳感和其他症状为度。腹水患者宜平卧位，可抬高下肢，以减轻水肿。阴囊水肿者可用拖带托起阴囊，大量腹水者卧床时可取半卧位，以减轻呼吸困难和心悸。

(二) 合理饮食

既保证饮食营养又遵守必要的饮食限制是改善肝功能、延缓病情进展的基本措施。与患者共同制订符合治疗需要而又为其接受的饮食计划。饮食治疗原则：高热量、高蛋白质、高维生素、限制水钠、易消化饮食，并根据病情变化及时调整。

(三) 用药护理

应严格按医嘱用药，并注意观察常用药的毒副作用，发现问题及时处理。如使用利尿药注意维持水电解质和酸碱平衡，利尿速度不宜过快，以每天体重减轻不超过 0.5 kg 为宜。

(四) 心理护理

多关心体贴患者，使患者保持愉快心情，帮助患者树立治病的信心。

(五) 健康教育

1. 饮食指导

切实遵循饮食治疗原则和计划，禁酒。

2. 用药原则

遵医嘱按时、正确服用相关药物，加用药物需征得医师同意，以免加重肝脏负担和肝功能损害。让患者了解常用药物不良反应及自我观察要点。

3. 预防感染的措施

注意保暖和个人卫生保健。

4. 适当活动计划

睡眠应充足，生活起居有规律。制订个体化的活动计划，避免过度疲劳。

5. 皮肤的保护

沐浴时应注意避免水温过高，或使用有刺激性的皂类和沐浴液，沐浴后使用性质柔和的润肤品；皮肤瘙痒者给予止痒处理，嘱患者勿用手抓搔，以免皮肤破损。

6. 及时就诊的指标

（1）患者出现性格、行为改变等可能为肝性脑病的前驱症状时。

（2）出现消化道出血等其他并发症时。

五、护理效果评估

（1）患者自觉症状好转，食欲增加。

（2）患者尿量增加、体重减轻、水肿减轻及其他身体不适有所减轻。

（3）患者能正确记录出入量，测量腹围和体重。

第四节　心肌炎

心肌炎常是全身性疾病在心肌上的炎症性表现，由于心肌病变范围大小及病变程度的不同，轻者可无临床症状，严重可致猝死，诊断及时并经适当治疗者，可完全治愈，迁延不愈者，可形成慢性心肌炎或导致心肌病。

一、病因与发病机制

（一）病因

细菌如细菌性白喉杆菌、溶血性链球菌、肺炎双球菌、伤寒杆菌等。病毒如柯萨奇病毒、艾柯病毒、肝炎病毒、流行性出血热病毒、流感病毒、腺病毒等，其他如真菌、原虫等均可致心肌炎。但目前以病毒性心肌炎较常见。

致病条件因素：①过度运动：运动可致病毒在心肌内繁殖复制加剧，加重心肌炎症和坏死。②细菌感染：细菌和病毒混合感染时，可能起协同致病作用。③妊娠：妊娠可以增强病毒在心肌内的繁殖，所谓围产期心肌病则可能是病毒感染所致。④其他：营养不良、高热寒冷、缺氧、过度饮酒等，均可诱发病毒性心肌炎。

（二）发病机制

从动物实验、临床与病毒学、病理观察，发现有以下 2 种机制。

1. 病毒直接作用

实验中将病毒注入血循环后可致心肌炎。以在急性期，主要在起病 9 d 以内，患者或动物的心肌中可分离出病毒，病毒荧光抗体检查结果阳性，或在电镜检查时发现病毒颗粒。病毒感染心肌细胞后产生溶细胞物质，使细胞溶解心肌间质增生、水肿及充血。

2. 免疫反应

病毒性心肌炎起病 9 d 后心肌内已不能再找到病毒，但心肌炎病变仍继续；有些患者病毒感染的其他症状轻微而心肌炎表现颇为严重；还有些患者心肌炎的症状在病毒感染其他症状开始一段时间以后方出现；有些患者的心肌中可能发现抗原抗体复合体。以上都提示免疫机制的存在。

（三）病理改变

病变范围大小不一，可为弥漫性或局限性。随病程发展可为急性或慢性。病变较重者肉眼见心肌非常松弛，呈灰色或黄色，心腔扩大。病变较轻者在大体检查时无发现，仅在显微镜下有所发现而赖以诊断，而病理学检查必须在多个部位切片，方使病变免于遗漏。在显微镜下，心肌纤维之间与血管四周的结缔组织中可发现细胞浸润，以单核细胞为主。心肌细胞可有变性、溶解或坏死。病变如在心包下区则可合并心包炎，成为病毒性心包心肌炎。病变可涉及心肌与间质，也可涉及心脏的起搏与传导系统如窦房结、房室结、房室束和束支，成为心律失常的发病基础。病毒的毒力越强，病变范围越广。在实验性心肌炎中，可见到心肌坏死之后由纤维组织替代。

二、临床表现

取决于病变的广泛程度与部位。重者可致猝死，轻者几无症状。老幼均可发病，但以年轻人较易发病，男多于女。

（一）症状

心肌炎的症状可能出现于原发的症状期或恢复期。如在原发病的症状期出现，其表现可被原发病掩盖。多数患者在发病前有发热、全身酸痛、咽痛、腹泻等症状，反映全身性病毒感染，但也有部分患者原发病症状轻而不显著，须仔细追问方被注意到，而心肌炎症状则比较显著。心肌炎患者常诉胸闷、心前区隐痛、心悸、乏力、恶心、头晕。临床上诊断的心肌炎中，90%左右以心律失常为主诉或首见症状，其中少数患者可由此而发生昏厥或阿-斯综合征。极少数患者起病后发展迅速，出现心力衰竭或心源性休克。

（二）体证

1. 心脏扩大

轻者心脏不扩大，一般有暂时性扩大，不久即恢复。心脏扩大显著反映心肌炎广泛而严重。

2. 心率改变

心率增速与体温不相称，或心率异常缓慢，均为心肌炎的可疑征象。

3. 心音改变

心尖区第一音可减低或分裂。心音可呈胎心样。心包摩擦音的出现反映有心包炎存在。

4. 杂音

可见与发垫程度不平行的心动过速，心尖区可能有收缩期吹风样杂音或舒张期杂音，前者为发热、贫血、心腔扩大所致，后者因左室扩大造成的相对性左房室瓣狭窄。杂音响度都不超过三级。心肌炎好转后即消失。

5. 心律失常

极常见，各种心律失常都可出现，以房性与室性期前收缩最常见，其次为房室传导阻滞，此外，心房颤动、病态窦房结综合征均可出现。心律失常是造成猝死的原因之一。

6. 心力衰竭

重症弥漫性心肌炎患者可出现急性心力衰竭，属于心肌泵血功能衰竭，左右心同时发生衰竭，引起心排血量过低，故除一般心力衰竭表现外，易合并心源性休克。

三、辅助检查

(一) 心电图

心电图异常的阳性率高，且为诊断的重要依据，起病后心电图由正常可突然变为异常，随感染的消退而消失。主要表现有 ST 段下移，T 波低平或倒置，特别是室性心律失常和房室传导阻滞等。

(二) X 线检查

由于病变范围及病变严重程度不同，放射线检查亦有较大差别，大约 1/3～1/2 心脏扩大，多为轻中度扩大，明显扩大者多伴有心包积液，心影呈球形或烧瓶状，心搏动减弱。局限性心肌炎或病变较轻者，心界可完全正常。

（三）血液检查

白细胞计数在病毒性心肌炎可正常，偏高或降低，血沉大多正常，亦可稍增快，C反应蛋白大多增高，GOT、GPT、LDH、CPK正常或升高，慢性心肌炎多在正常范围。有条件者可做病毒分离或抗体测定。

四、诊断

病毒性心肌炎的诊断必须建立在有心肌炎的证据和病毒感染的证据基础上。胸闷、心悸常可提示心脏波及，心脏扩大、心律失常或心力衰竭为心脏明显受损的表现，心电图上ST-T改变与异位心律或传导障碍反映心肌病变的存在。病毒感染的证据有以下各点：①有发热、腹泻或流感症状，发生后不久出现心脏症状或心电图变化。②血清病毒中和抗体测定阳性结果，由于柯萨奇AB病毒最为常见，通常检测此组病毒的中和抗体，在起病早期和第2～4周各取血标本1次，如2次抗体效价示4倍上升或其中1次≥1：640，可作为近期感染该病毒的依据。③咽、肛拭病毒分离，如阳性有辅助意义，有些正常人也可阳性，其意义须与阳性中和抗体测定结果相结合。④用聚合酶链反应法从粪便、血清或心肌组织中检出病毒RNA。⑤心肌活检，从取得的活组织做病毒检测，病毒学检查对心肌炎的诊断有帮助。

五、治疗

应卧床休息，以减轻组织损伤，病变加速恢复。伴有心律失常，应卧床休息2～4周，然后逐渐增加活动量，严重心肌炎伴有心脏扩大者，应休息1年6个月，直到临床症状完全消失，心脏大小恢复正常。应用免疫抑制剂，激素的应用尚有争论，但重症心肌炎伴有房室传导阻滞，心源性休克心功能不全者均可应用激素。常用泼的松，40～60 mg/d，病情好转后逐渐减量，6周1个疗程。必要时亦可用氢化可的松或地塞米松，静脉给药。心肌炎对洋地黄耐受性差、填用。心力衰竭者可用强心、利尿、血管扩张剂。

心律失常者同一般心律失常的治疗。

六、病情观察

（1）定时测量体温、脉搏，其体温与脉率增速不成正比。

（2）密切观察患者呼吸频率、节律的变化，及早发现是否心功能不全。

（3）定时测量血压，观察记录尿量，以及早判断有无心源性休克的发生。

（4）急性期密切观察心率与心律，及早发现有无心律失常，如室性期前收缩、不同程度的房室传导阻滞等，严重者可出现急性心力衰竭、心律失常等。

七、对症护理

（一）心悸、胸闷

保证患者休息，急性期卧床。按医嘱及时使用改善心肌营养与代谢的药物。

（二）心律失常

当急性病毒性心肌炎患者引起四度房室传导阻滞或窦房结病变引起窦房阻滞、窦房停搏而致阿-斯综合征者，应就地进行心肺复苏，并积极配合医师进行药物治疗或紧急做临时心脏起搏处理。

（三）心力衰竭

按心力衰竭护理常规。

八、护理措施

（1）遵医嘱给予氧气吸入，药物治疗。注意心肌炎时心肌细胞对洋地黄的耐受性较差，应用洋地黄时应特别注意其毒性反应。

（2）休息与活动：反复向患者解释急性期卧床休息可减轻心脏负荷，减少心肌耗氧量，有利于心功能的恢复，防止病情恶化或转为慢性病程。患者急性期常需卧床 2～3 月，待症状、体征和实验室检查恢复后，方可逐渐增加活动量。

（3）心理护理：告诉患者体力恢复需要一段时间，不要急于求成。当活动耐力有所增加时，应及时给予鼓励。对不愿意活动或害怕活动的患者，应给予心理疏导，督促患者完成范围内的活动量，恢复期仍应限制活动 3～6 个月。

（4）病情观察：急性期严密监测患者的体温、心率、心律、血压的变化，发现心率突然变慢、血压偏低、频发期前收缩、房室传导阻滞及时报告。观察患者有无脉速、易疲劳、呼吸困难、烦躁及肺水肿的表现。

（5）活动中监测：病情稳定后，与患者及家属一起制订并实施每日活动计划，严密监测活动时心率、心律、血压变化，若活动后出现胸闷、心悸、呼吸困难、心律失常等，应停止活动，以此作为限制最大活动量的指征。

九、健康教育

（1）讲解充分休息的必要性及心肌营养药物的作用。指导患者进食高蛋白、高维生素、易消化饮食，尤其是补充富含维生素 C 的食物如新鲜蔬菜、水果，以促进心肌代谢与修复，戒烟酒。

（2）告诉患者经积极治疗后多数可以痊愈，少数可留有心律失常后遗症，极少数患者在急性期因严重心律失常、急性心力衰竭和心源性休克而死亡，有部分患者演变成慢性心肌炎。

（3）积极预防感冒，避免受凉及接触传染源，恢复期每日有一定时间的户外活动但不宜过多，以适应环境，增强体质注意保暖。

（4）积极治疗和消除细菌感染灶，如慢性扁桃体炎、慢性鼻窦炎、中耳炎等。

（5）遵医嘱按时服药，定期复查。

（6）教会患者及家属测脉搏、节律，发现异常或有胸闷、心悸等不适应症状及时复诊。

第五节　心力衰竭

心力衰竭，是由于心脏器质性或功能性疾病损害心室充盈和射血能力而引起的一组临床综合征。心力衰竭（简称心衰）是一种渐进性疾病，其主要临床表现是呼吸困难、疲乏和液体潴留，但不一定同时出现。绝大多数情况下是指各种心脏疾病引起心肌收缩力下降，使心排血量不能满足机体代谢需要，器官、组织血液灌注减少，出现肺循环和（或）体循环静脉瘀血的临床综合征。少数情况下心肌收缩力尚可使心排血量维持正常，但异常增高的左心室充盈压使肺静脉回流受阻，导致肺循环瘀血。心力衰竭按发展速度可分为急性心衰和慢性心衰，以慢性居多；按发生的部位可分为左心、右心和全心衰竭；按左室射血分数是否正常可分为射血分数降低和射血分数正常两类，替代了以往收缩性心力衰竭和舒张性心力衰竭的概念。

一、慢性心力衰竭

慢性心力衰竭是大多数心血管疾病的最终归宿，也是最主要的死亡原因。在西方国家，引起慢性心力衰竭的基础心脏病以高血压、冠心病为主；在我国，过去以心瓣膜病为主，如今冠心病和高血压也已成为心力衰竭的最常见病因，瓣膜病和心肌病位于其后。

（一）病因

1. 基本病因

（1）原发性心肌损害。①缺血性心肌损害：冠心病心肌缺血和（或）心肌梗死是最常见的原因。②心肌炎和心肌病：各种类型的心肌炎和心肌病均可导致心衰，其中病毒性心肌炎及原发性扩张型心肌病最多见。③心肌代谢障碍性疾病：最常见于糖尿病心肌病，而维生素 B_1 缺乏和心肌淀粉样变性等均属罕见。

（2）心脏负荷过重。①压力负荷（后负荷）过重：心脏收缩期射血阻力增加，常见原因有高血压、主动脉瓣狭窄、肺动脉高压、肺动脉瓣狭窄等。②容量负荷（前负荷）过重：心脏舒张期所承受的容量负荷增加，常见于主动脉瓣或肺动脉瓣关闭不全、房间隔缺损、室间隔缺损、动脉导管未闭等。③伴有全身血容量增多或循环血容量增多的疾病如慢性贫血、甲状腺功能亢进等，心脏的容量负荷也必然增加。

2. **诱因**

据统计约有 80%～90% 慢性心力衰竭是在原有心脏病的基础上，由一些增加心脏负荷的因素所诱发，常见的诱发因素有以下几种。

（1）感染：呼吸道感染是最常见、最重要的诱因，其次为感染性心内膜炎、全身感染等。

（2）心律失常：心房颤动是诱发心力衰竭的重要因素，亦可见于其他各种类型的快速性心律失常和严重的缓慢性心律失常。

（3）血容量增加：摄入钠盐过多，输液或输血过多、过快等。

（4）生理或心理压力过大：过度体力活动或情绪激动、妊娠和分娩、愤怒等。

（5）其他：合并贫血和甲状腺功能亢进，不恰当停用洋地黄类药物或降压药及原有心脏病变加重等，也可成为发生心力衰竭的诱因。

（二）心功能分级

1. NYHA 心功能分级

（1）Ⅰ级：患者有心脏病，但体力活动不受限制。平时一般的体力活动不引起疲劳、心悸、呼吸困难或心绞痛等症状。

（2）Ⅱ级：体力活动稍受限制。休息时无自觉症状，但平时一般的体力活动会引起疲劳、心悸、呼吸困难或心绞痛，休息后很快缓解。

（3）Ⅲ级：体力活动明显受限。休息时尚无症状，但一般的轻体力活动就会引起疲劳、心悸、呼吸困难或心绞痛，休息较长时间方可缓解。

（4）Ⅳ级：患者有心脏病，体力活动能力完全丧失，休息时仍可存在心力衰竭症状或心绞痛，进行任何体力活动都会使症状加重。

2. ACC/AHA 心功能分级

（1）A 期：有发生心力衰竭的高危险因素但无心脏结构异常或心衰表现。

（2）B 期：有心肌重塑或心脏结构的异常，但无心衰表现。

（3）C 期：目前或既往有心力衰竭表现，包括射血分数降低和射血分数正常两类。

（4）D 期：即难治性终末期心力衰竭。尽管采用了优化的药物治疗，患者症状仍未改善或迅速复发，典型表现为休息或轻微活动即有症状（包括明显的疲劳感），不能完成日常活动，常有心性恶病质表现，并且需要再次和（或）延长住院接受强化治疗。

（三）临床表现

1. 左心衰竭

左心衰竭临床上最常见，主要表现为肺循环静脉瘀血和心排血量降低。

（1）症状：①呼吸困难是左心衰竭最重要和最常见的症状。劳力性呼吸困难最早出现，开始多发生在较重的体力活动时，休息后缓解，随着病情的进展，轻微体力活动时即可出现。发生机制是运动使回心血量增加，左心房压力升高，加重了肺瘀血，引起呼吸困难的运动量随心衰程度加重而减少；夜间阵发性呼吸困难是指患者入睡后突然因憋气而惊醒，被迫坐起，轻者端坐休息后可缓解，重者可有哮鸣音，称之为心源性哮喘。此为左心衰竭的典型表现。发生机制有睡眠平卧血液重新分布使肺血量增加，夜间迷走神经张力增高，小支气管收缩，横膈高位，肺活量减少等；端坐呼吸是严重心力衰竭的表现。当肺瘀血达到一定程度时，患者不能平卧，因平卧时回心血量增多，且膈肌上抬，使呼吸更为困难。高枕卧位、半卧位甚至端坐位方能使呼吸困难减轻；急性肺水肿是左心衰呼吸困难最严重的形式。②咳嗽也是较早发生的症状,咳嗽多在体力劳动或夜间平卧时加重,同时可咳出白色浆液性泡沫状痰,偶见痰中带血丝,当肺瘀血明显加重或有肺水肿时,可咳粉红色泡沫痰。发生机制为肺泡和支气管黏膜瘀血所致。肺静脉因长期慢性瘀血致压力升高,导致肺循环和支气管血液循环之间形成侧支,在支气管黏膜下形成扩张的血管,一旦破裂可引起大咯血。③低心排血量症状,如疲劳、乏力、头晕、嗜睡、心悸、发绀等,其原因主要是由于心排血量降低,器官、组织灌注不足及代偿性心率加快所致。④严重左心衰竭时肾血流量明显减少,患者可出现少尿,血尿素氮、肌酐升高,并可有肾功能不全的相关症状。

(2)体征:①呼吸加快、交替脉,血压一般正常,有时脉压差减小,皮肤黏膜苍白或发绀。②由于肺毛细血管压增高,液体可渗出至肺泡而出现湿性啰音。开始两肺底闻及湿性啰音,有时伴哮鸣音,随病情加重,湿性啰音可遍及全肺。③除基础心脏病的固有体征外,多数患者有左心室增大,心率加快,心尖区可闻及舒张期奔马律,肺动脉瓣区第二心音亢进,亦可出现心律失常。

2. 右心衰竭

单纯右心衰竭较少见,右心衰竭主要表现为体循环静脉瘀血。

(1)症状。①胃肠道症状:食欲不振、恶心、呕吐、腹胀、便秘及上腹疼痛等症状,是右心衰竭最常见的症状,主要是由于胃肠道瘀血引起。②劳力性呼吸困难:右心衰竭可由左心衰竭发展而来,单纯性右心衰多由先天性心脏或肺部疾病所致,两者均可有明显的呼吸困难。

(2)体征。①水肿:是右心衰的典型体征。水肿首先发生在身体的最低垂的部位,起床活动患者,足、踝及胫骨前水肿较明显,尤以下午为甚,为对称性压陷性水肿。卧床患者,则以骶部和大腿内侧水肿较显著。右心衰严重者,可呈全身性水肿。②颈静脉征:颈外静脉充盈、怒张,是右心衰竭的主要体征,并可出现明显搏动。肝颈静脉反流征阳性则更具有特征性。③肝脏体征:

肝因瘀血肿大常伴有压痛。持续慢性右心衰可引起心源性肝硬化，晚期可出现肝功能受损、黄疸及大量腹水。④心脏体征：除基础心脏病的相应体征外，单纯右心衰竭的患者，剑突下可见明显搏动，可闻及右室舒张期奔马律，亦可因三尖瓣相对关闭不全出现收缩期吹风样杂音。

3. 全心衰竭

左、右心衰的临床表现同时存在。全心衰竭时，肺瘀血可因右心衰竭、右心排血量减少而减轻，故表现为呼吸困难减轻而发绀加重。

（四）护理

1. 护理目标

患者的呼吸困难减轻，血气分析维持在正常范围；心排出量增加；水肿、腹水减轻或消失；活动耐力增强；无感染及洋地黄中毒和电解质紊乱发生，或一旦发生，能得以及时发现和控制。

2. 护理措施

（1）一般护理。①休息与活动：休息包括体力和精神休息两个方面，良好的休息可减轻心脏负担，但长期卧床易发生静脉血栓形成甚至肺栓塞，同时也使消化功能降低，肌肉萎缩。因此，应根据心衰患者的病情轻重安排休息。心功能Ⅰ级时，不限制一般的体力活动，积极参加体育锻炼，但避免剧烈运动及重体力劳动；心功能Ⅱ级时，适当限制体力活动，增加午睡时间，强调下午多休息，停止比较剧烈的运动，保证充足的睡眠；心功能Ⅲ级时，严格限制一般的体力活动，每天有充分的休息时间，但日常生活可自理或在他人协作下自理；心功能Ⅳ级时，绝对卧床休息，生活由他人照顾。定时改变体位，防止发生压疮。为防止长期卧床引起静脉血栓形成甚至肺栓塞，便秘、虚弱、体位性低血压的发生，可根据患者病情安排床上肢体运动、床边活动等。②饮食：给予低盐、低热量、高蛋白、高维生素的清淡易消化饮食，避免产气的食物及浓茶、咖啡或辛辣刺激性食物；戒烟酒；多吃蔬菜、水果，少量多餐，不宜过饱，肥胖者更要适当限制饮食。限制水分和钠盐的摄入，根据患者的具体情况决定每天的饮水量，通常一半量在用餐时摄取，另一半量在两餐之间摄取。必要时行口腔护理，以减轻口渴感。食盐一般限制在每日5g以下，告诉患者及家属低盐饮食的重要性并督促其执行。中度心衰每日摄入量为2.5～3g，重度心力衰竭控制在1g以下。除了低盐饮食外，还要控制腌制品、发酵的点心、味精、酱油、海产品、罐头、皮蛋、啤酒、碳酸饮料等含钠量高的食品。可用糖、醋、蒜调味以增进食欲。但在应用强效排钠利尿剂时，不宜过分严格限盐，以免引起低钠血症。③排便的护理：指导患者养成每天按时排便的习惯，预防便秘。排便时切忌过度用力，以免增加心脏负荷，甚至诱发严重的心律失常。长期卧床的患者定期变换体位，腹部做顺时针方向的按摩，或每日收缩腹肌数次，必要时使用缓泻剂。

（2）病情观察：密切观察患者呼吸困难程度，给氧后发绀情况，肺部啰音的变化、水肿变化情况、血气分析和血氧饱和度等，控制输液量及速度，滴速以15～30滴/分为宜，防止输液过多过快。详细记录24h出入水量，准确测量体重并记录。

（3）吸氧：一般采用持续吸氧，流量2～4L/min，随时清除鼻腔分泌物，保持输氧管通畅。同时观察患者呼吸频率、节律、深度的改变，随时评估呼吸困难的改善情况并做好记录。

（4）用药护理：慢性心力衰竭有非药物治疗和药物治疗，前者如休息、限钠盐、吸氧、祛除诱因、避免刺激、加强营养等，后者包括利尿剂（是治疗心力衰竭最常用的药物）、血管扩张剂、正性肌理药物和其他如血管紧张素转换酶抑制剂（ACEI）、抗醛固酮制剂、β受体阻滞剂等。

洋地黄类药物：①向患者讲解洋地黄类药物治疗的必要性及洋地黄中毒的表现。②给药前应检查心率、心律情况，若心率低于60次/分，或发生节律改变，应暂停给药，并通知医师。③静脉注射用药宜稀释后缓慢注射，一般需10～15min。注射后注意观察心率、心律改变及患者反应。④毒性反应的观察及护理。胃肠道症状最常见，表现为食欲不振、恶心、呕吐；神经精神症状，常见有头痛、乏力、烦躁、易激动；视觉异常，表现为视力模糊、黄视、绿视等。心脏表现主要有心律失常，常见室性期前收缩呈二联律或三联律、心动过缓、房室传导阻滞等各种类型的心律失常。用药后注意观察疗效，及有无上述毒性反应，发现异常时应及时报告医师，并进行相应的处理。⑤洋地黄中毒的处理包括停用洋地黄、补充钾盐、纠正心律失常。立即停用洋地黄是治疗洋地黄中毒的首要措施。可口服或静脉补充氯化钾、门冬氨酸钾镁，停用排钾利尿剂。若有快速性心律失常，可用利多卡因或苯妥英钠。若心动过缓可用阿托品静脉注射或临时起搏器。地高辛中毒可用抗地高辛抗体。

利尿剂：①应用利尿剂前测体重，时间尽量在早晨或日间，以免夜间频繁排尿而影响患者休息；用药后准确记录出入量，以判断利尿效果。②观察各类利尿剂的不良反应。噻嗪类利尿剂主要不良反应有电解质紊乱（低钾、低钠、低氯）、高尿酸血症及高血糖；襻利尿剂主要不良反应有水与电解质紊乱、消化道症状、听力障碍等；潴钾利尿剂主要不良反应有胃肠道反应、嗜睡、乏力、皮疹等，不宜同时服用钾盐，高钾血症者禁用。

β受体阻滞剂：β受体阻滞剂可产生心肌收缩力减弱、心率减慢、房室传导时间延长、支气管痉挛、低血糖、血脂升高的不良反应，因此，应监测患者的心音、心率、心律和呼吸，定期查血糖、血脂。

非洋地黄类正性肌力药物和 ACEI 长期应用非洋地黄类正性肌力药物可引起心律失常；应用 ACEI，可出现低血压、高血钾、干咳、肾功能减退等。故应严密观察病情变化，发现异常及时处理。

（5）心理护理：对有焦虑的心衰患者应鼓励患者说出焦虑的感受及原因。加强与患者的沟通，建立良好的护患关系。指导患者进行自我心理调整，减轻焦虑，如放松疗法、转移注意力等，保持积极乐观、轻松愉快的情绪，增强战胜疾病的信心。

（6）健康指导：①疾病知识指导：指导患者积极治疗原发病，注意避免心力衰竭的诱发因素，如感染（尤其是呼吸道感染）、心律失常、过度劳累、情绪激动、饮食不当等。注意保暖，防止受凉感冒，保持乐观情绪。②活动指导：合理休息与活动，活动应循序渐进，活动量以不出现心悸、气急为原则。保证充足的睡眠。适当活动有利于提高心脏储备力，提高活动耐力，改善心理状态和生活质量。③饮食指导：坚持合理饮食，进食低盐、低脂、低热量、高蛋白、高维生素、清淡易消化的饮食；少量多餐，每餐不宜过饱，多食蔬菜、水果，防止便秘。戒烟、酒；避免浓茶、咖啡及辛辣刺激性食物。④自我监测指导：教会患者及家属自我监测脉搏，观察病情变化，若足踝部出现水肿，突然气急加重、夜尿增多、体重增加，有厌食饱胀感，提示心衰复发。⑤用药指导：指导患者及家属强心剂、利尿剂等药物服用方法、剂量、不良反应及注意事项。定期复查，如有不适，及时复诊。

3. 护理评价

患者的呼吸困难得到改善；水肿、腹水减轻或消失，体重减轻，皮肤保持完整；能说出低盐饮食的重要性和服用利尿剂的注意事项；活动耐力增强；体液、电解质、酸碱维持平衡；无感染及洋地黄中毒发生或得到控制。

二、急性心力衰竭

急性心力衰竭是指由于急性心脏病变引起心排血量急剧下降，甚至丧失排血功能，导致组织器官灌注不足和急性瘀血的综合征。临床上以急性左心衰竭较常见，主要表现为急性肺水肿，严重者伴心源性休克。是临床上最常见的急危重症之一，抢救是否及时合理与预后密切相关。

（一）病因

1. 急性弥漫性心肌损害

急性弥漫性心肌损害常见于急性广泛前壁心肌梗死、乳头肌梗死断裂、急性心肌炎等引起心肌收缩无力，心排血量急剧下降。

2. 急性心脏后负荷增加

急性心脏后负荷增加常见于高血压危象、严重瓣膜狭窄、心室流出道梗阻等。

3. 急性心脏前负荷增加

急性心脏前负荷增加常见于急性心肌梗死或感染性心内膜炎引起的瓣膜损害、腱索断裂所致瓣膜急性反流、室间隔破裂穿孔等，以及静脉输血、输液过多或过快。

4. 心律失常

心律失常常见于原有心脏病的基础上出现快速性（心率＞180 次/分）或缓慢性（心率＜35 次/分）心律失常。

（二）临床表现

1. 症状

急性左心衰竭患者病情发展常极为迅速且十分危重。临床表现为突发严重呼吸困难，呼吸频率达 30～40 次/分，端坐呼吸，面色灰白、发绀、极度烦躁、大汗淋漓，同时频繁咳嗽，咳出大量白色或粉红色泡沫样痰。极重者可因脑缺氧而致神志模糊。

2. 体征

发病刚开始可有一过性血压升高，病情如不缓解，血压可持续下降甚至休克。听诊时两肺满布湿啰音和哮鸣音，心率增快，心尖区第一心音减弱，可闻及舒张期奔马律，肺动脉瓣区第二心音亢进。如不及时抢救，可导致心源性休克而死亡。

（三）护理

1. 护理目标

患者呼吸困难和缺氧改善，情绪逐渐稳定。

2. 护理措施

（1）减轻呼吸困难，改善缺氧。①体位：立即将患者扶起坐在床边，两腿下垂或半卧位于床上，以减少回心血量、减轻水肿。同时注意防止患者坠床跌伤。②氧疗：给予高流量吸氧，6～8L/min，并通过 20%～30% 的乙醇湿化，以降低肺泡内泡沫的表面张力使泡沫消散，增加气体交换面积。通过氧疗将血氧饱和度维持在 95％～98％水平。对于病情特别严重者可用面罩呼吸机持续加压给氧，一方面可使气体交换加强，另一方面也可对抗组织液向肺泡内渗透。也可加用 50％的酒精湿化，以降低肺泡内泡沫的表面张力，使泡沫破裂，改善通气功能。③迅速建立两条静脉通道，遵医嘱正确使用药物，观察药物疗效与不良反应。④其他：可采用四肢轮流三肢结扎、静脉放血、气囊暂时阻塞下腔静脉、高渗腹膜透析及高位硬膜外麻醉等疗法，以减轻回心血量，改善心功能。⑤病情观察：严密观察患者的呼吸频率、节律、深度，判断呼吸困难的程度；观察咳嗽的情况、痰的颜色和量、肺内啰音的变化；心率、心律、心音有无异常；患者皮肤的颜色及意识的变化。

（2）心理护理：①急性期避免在患者面前讨论病情，以减少误解。护理人员在抢救时应镇静，态度热情，操作熟练、忙而不乱，安慰、鼓励患者，以增强其治疗疾病的信心，减轻恐惧与焦虑。②缓解期分析产生恐惧的原因，鼓励患者说出内心的感受。指导患者进行自我放松，如深呼吸、放松疗法等。向患者解释恐惧对心脏的不利影响，使患者主动配合，保持情绪稳定。

（3）健康指导：①向患者及家属讲解急性左心衰竭的病因及诱因，鼓励患者积极配合治疗原发病，避免诱发因素。定期复诊。②在静脉输液前嘱患者主动告诉护士自己有心脏病史，以便护士在输液时控制输液量及滴速。

3. 护理评价

患者的缺氧得到改善，表现为动脉血气分析值正常，血氧饱和度＞90％，呼吸平稳；未发生心源性休克，表现为生命体征平稳；患者对医疗护理的反应表现出平静和信任。

第六节　急性呼吸道感染

急性呼吸道感染通常包括急性上呼吸道感染和急性气管-支气管炎。急性上呼吸道感染是鼻腔、咽或喉部急性炎症的总称，常见病原体为病毒，仅有少数由细菌引起。本病全年皆可发病，但冬春季节多发，具有一定的传染性，有时引起严重的并发症，应积极防治。急性气管-支气管炎是指感染、物理、化学、过敏等因素引起的气管-支气管黏膜的急性炎症，可由急性上呼吸道感染蔓延而来。多见于寒冷季节或气候多变时。

一、病因及发病机制

（一）急性上呼吸道感染

急性上呼吸道感染有 $70\%\sim80\%$ 由病毒引起，其中主要包括流感病毒、副流感病毒、呼吸道合胞病毒、腺病毒、鼻病毒等。由于感染病毒类型较多，又无交叉免疫，人体产生的免疫力较弱且短暂，同时在健康人群中有病毒携带者，故一个人可有多次发病。细菌感染占 $20\%\sim30\%$，可直接或继病毒感染之后发生，以溶血性链球菌最为多见，其次为流感嗜血杆菌、肺炎球菌和葡萄球菌等，偶见革兰阴性杆菌。当全身或呼吸道局部防御功能降低时，尤其是年老体弱或有慢性呼吸道疾病者更易患病，原先存在于上呼吸道或外界侵入的病毒和细菌迅速繁殖，引起本病。通过含有病毒的飞沫或被污染的用具传播，引起发病。

（二）急性气管-支气管炎

急性气管-支气管炎由病毒、细菌直接感染，或急性上呼吸道病毒（如腺病毒、流感病毒）、细菌（如流感嗜血杆菌、肺炎链球菌）感染迁延而来，也可在病毒感染后继发细菌感染，亦可为衣原体和支原体感染。过冷空气、粉尘、刺激性气体或烟雾的吸入使气管-支气管黏膜受到急性刺激和损伤，引起本病。花粉、有机粉尘、真菌孢子等的吸入以及对细菌蛋白质过敏等，均可引起气管-支气管的变态反应。寄生虫（如钩虫、蛔虫的幼虫）移行至肺，也可致病。

二、临床表现

（一）急性上呼吸道感染

主要症状和体征个体差异大，根据病因不同可有不同类型，各型症状、体征之间无明显界定，也可互相转化。

1. 普通感冒

普通感冒又称急性鼻炎或上呼吸道卡他，以鼻咽部卡他症状为主要表现，俗称"伤风"。成人多为鼻病毒所致，起病较急，初期有咽干、咽痒或咽痛，同时或数小时后有打喷嚏、鼻塞、流清水样鼻涕，2～3日后分泌物变稠，伴咽鼓管炎可引起听力减退，伴流泪、味觉迟钝、声嘶、少量咳嗽、低热不适、轻度畏寒和头痛。检查可见鼻腔黏膜充血、水肿、有分泌物，咽部轻度充血。如无并发症，一般经5～7日痊愈。

2. 流行性感冒

流行性感冒（简称流感）则由流感病毒引起，起病急，鼻咽部症状较轻，但全身症状较重，伴高热、全身酸痛和眼结膜炎症状。而且常有大范围的流行。

3. 病毒性咽炎和喉炎

临床特征为咽部发痒、不适和灼热感、声嘶、讲话困难、咳嗽、咳嗽时咽喉疼痛，无痰或痰呈黏液性，有发热和乏力，伴有咽下疼痛时，常提示有链球菌感染，体检发现咽部明显充血和水肿、局部淋巴结肿大且触痛，提示流感病毒和腺病毒感染，腺病毒咽炎可伴有眼结合膜炎。

4. 疱疹性咽峡炎

主要由柯萨奇病毒A引起，夏季好发。有明显咽痛、常伴有发热，病程约一周。体检可见咽充血，软腭、腭垂、咽和扁桃体表面有灰白色疱疹及浅表溃疡，周围有红晕。多见儿童，偶见于成人。

5. 咽结膜热

常为柯萨奇病毒、腺病毒等引起。夏季好发，游泳传播为主，儿童多见。表现为发热、咽痛、畏光、流泪、咽及结膜明显充血。病程共 4～6 日。

6. 细菌性咽-扁桃体炎

多由溶血性链球菌感染所致，其次为流感嗜血杆菌、肺炎球菌、葡萄球菌等引起。起病急，咽痛明显、伴畏寒、发热，体温超过 39℃。检查可见咽部明显充血，扁桃体充血肿大，其表面有黄色点状渗出物，颌下淋巴结肿大伴压痛，肺部无异常体征。

(二) 急性气管-支气管炎

起病较急，常先有急性上呼吸道感染的症状，继之出现干咳或少量黏液性痰，随后可转为黏液脓性或脓性痰液，痰量增多，咳嗽加剧，偶可痰中带血。全身症状一般较轻，可有发热，38℃左右，多于 3～5 日后消退。咳嗽、咳痰为最常见的症状，常为阵发性咳嗽，咳嗽、咳痰可延续 2～3 周才消失，如迁延不愈，则可演变为慢性支气管炎。呼吸音常正常或增粗，两肺可听到散在干、湿性啰音。

三、护理

(一) 护理目标

患者躯体不适缓解，日常生活不受影响；体温恢复正常；呼吸道通畅；睡眠改善；无并发症发生或并发症被及时控制。

(二) 护理措施

1. 一般护理

注意隔离患者，减少探视，避免交叉感染。患者咳嗽或打喷嚏时应避免对着他人。患者使用的餐具、痰盂等用具应按规定消毒，或用一次性器具，回收后焚烧弃去。多饮水，补充足够的热量，给予清淡易消化、高热量、丰富维生素、富含营养的食物。

避免刺激性食物，戒烟、酒。患者以休息为主，特别是在发热期间。部分患者往往因剧烈咳嗽而影响正常的睡眠，可给患者提供容易入睡的休息环境，保持病室适宜温度、湿度和空气流通。保证周围环境安静，关闭门窗。指导患者运用促进睡眠的方式，如睡前泡脚、听音乐等。必要时可遵医嘱给予镇咳、祛痰或镇静药物。

2. 病情观察

关注疾病流行情况、鼻咽部发生的症状、体征及血常规和X线胸片改变。注意并发症，如耳痛、耳鸣、听力减退、外耳道流脓等提示中耳炎；如头痛剧烈、发热、伴脓涕、鼻窦有压痛等提示鼻窦炎；如在恢复期出现胸闷、心悸、眼睑水肿、腰酸和关节痛等提示心肌炎、肾炎或风湿性关节炎，应及时就诊。

3. 对症护理

（1）高热护理：体温超过37.5℃，应每4h测体温1次，观察体温过高的早期症状和体征，体温突然升高或骤降时，应随时测量和记录，并及时报告医师。体温＞39℃时，要采取物理降温。降温效果不好可遵照医嘱选用适当的解热剂进行降温。患者出汗后应及时处理，保持皮肤的清洁和干燥，并注意保暖。鼓励多饮水。

（2）保持呼吸道通畅：清除气管、支气管内分泌物，减少痰液在气管、支气管内的聚积。指导患者采取舒适的体位进行有效咳嗽。观察咳痰情况，如痰液较多且黏稠，可嘱患者多饮水，或遵照医嘱给予雾化吸入治疗，以湿润气道、利于痰液排出。

4. 用药护理

（1）对症治疗：选用抗感冒复合剂或中成药减轻发热、头痛，减少鼻、咽充血和分泌物，如对乙酰氨基酚（扑热息痛）、银翘解毒片等。干咳者可选用右美沙芬、喷托维林（咳必清）等；咳嗽有痰可选用复方氯化铵合剂、溴己新（必嗽平），或雾化祛痰。咽痛者可含服喉片或草珊瑚片等。气喘者可用平喘药，如特布他林、氨茶碱等。

（2）抗病毒药物：早期应用抗病毒药有一定疗效，可选用利巴韦林、奥司他韦、金刚烷胺、吗啉胍和抗病毒中成药等。

（3）抗菌药物：如有细菌感染，最好根据药物敏感试验选择有效抗菌药物治疗，常可选用大环内酯类、青霉素类、氟喹诺酮类及头孢菌素类。

根据医嘱选用药物，告知患者药物的作用、可能发生的不良反应和服药的注意事项，如按时服药；应用抗生素者，注意观察有无迟发变态反应发生；对于应用解热镇痛药者注意避免大量出汗引起虚脱等。发现异常及时就诊等。

5. 心理护理

急性呼吸道感染预后良好，多数患者于一周内康复，仅少数患者可因咳嗽迁延不愈而发展为慢性支气管炎，患者一般无明显心理负担。但如果咳嗽较剧烈，加之伴有发热，可能会影响患者的休息、睡眠，进而影响工作和学习，个别患者产生急于缓解咳嗽等症状的焦虑情绪。护理人员应与患者进行耐心、细致的沟通，通过对病情的客观评价，解除患者的心理顾虑，建立治疗疾病的信心。

6. 健康指导

（1）疾病知识指导：帮助患者和家属掌握急性呼吸道感染的诱发因素及本病的相关知识，避免受凉、过度疲劳，注意保暖；外出时可戴口罩，避免寒冷空气对气管、支气管的刺激。积极预防和治疗上呼吸道感染，症状改变或加重时应及时就诊。

（2）生活指导：平时应加强耐寒锻炼，增强体质，提高机体免疫力。有规律生活，避免过度劳累。室内空气保持新鲜、阳光充足。少去人群密集的公共场所。戒烟、酒。

（三）护理评价

患者舒适度改善；睡眠质量提高；未发生并发症或发生后被及时控制。

第七节 肺 炎

肺炎是指终末气道、肺泡和肺间质的炎症，可由病原微生物、理化因素、免疫损伤、过敏及药物所致。细菌性肺炎是最常见的肺炎，也是最常见的感染性疾病之一。尽管新的强效抗生素不断投入应用，但其发病率和病死率仍很高。

一、概述

(一) 分类

1. 解剖分类

(1) 大叶性 (肺泡性) 肺炎：为肺实质炎症，通常并不累及支气管。病原体先在肺泡引起炎症，经肺泡间孔向其他肺泡扩散，导致部分或整个肺段、肺叶发生炎症改变。致病菌多为肺炎链球菌。

(2) 小叶性 (支气管) 肺炎：指病原体经支气管入侵，引起细支气管、终末细支气管和肺泡的炎症。病原体有肺炎链球菌、葡萄球菌、病毒、肺炎支原体以及军团菌等。常继发于其他疾病，如支气管炎、支气管扩张、上呼吸道病毒感染以及长期卧床的危重患者。

(3) 间质性肺炎：以肺间质炎症为主，病变累及支气管壁及其周围组织，有肺泡壁增生及间质水肿。可由细菌、支原体、衣原体、病毒或肺孢子菌等引起。

2. 病因分类

(1) 细菌性肺炎：如肺炎链球菌、金黄色葡萄球菌、甲型溶血性链球菌、肺炎克雷白杆菌、流感嗜血杆菌、铜绿假单胞菌、棒状杆菌、梭形杆菌等引起的肺炎。

(2) 非典型病原体所致肺炎：如支原体、军团菌和衣原体等。

(3) 病毒性肺炎：如冠状病毒、腺病毒、呼吸道合胞病毒、流感病毒、麻疹病毒、巨细胞病毒、单纯疱疹病毒等。

（4）真菌性肺炎：如白念珠菌、曲霉、放射菌等。

（5）其他病原体所致的肺炎：如立克次体、弓形虫、寄生虫等。

（6）理化因素所致的肺炎：如放射性损伤引起的放射性肺炎、胃酸吸入、药物等引起的化学性肺炎等。

3. 患病环境分类

（1）社区获得性肺炎：是指在医院外罹患的感染性肺实质炎症，也称院外肺炎，包括具有明确潜伏期的病原体感染而在入院后平均潜伏期内发病的肺炎。常见致病菌为肺炎链球菌、流感嗜血杆菌、卡他莫拉菌和非典型病原体。

（2）医院获得性肺炎：简称医院内肺炎，是指患者入院时既不存在、也不处于潜伏期，而于入院 48h 后在医院（包括老年护理院、康复院等）内发生的肺炎，也包括出院后 48h 内发生的肺炎。无感染高危因素患者的常见病原体依次为肺炎链球菌、流感嗜血杆菌、金黄色葡萄球菌、铜绿假单胞菌、大肠杆菌、肺炎克雷白杆菌等；有感染高危因素患者的常见病原体依次为金黄色葡萄球菌、铜绿假单胞菌、肠杆菌属、肺炎克雷白杆菌等。

（二）病因及发病机制

正常的呼吸道免疫防御机制（支气管内黏液-纤毛运载系统、肺泡巨噬细胞防御的完整性等）使气管隆凸以下的呼吸道保持无菌。肺炎的发生主要由病原体和宿主两个因素决定。如果病原体数量多、毒力强和（或）宿主呼吸道局部和全身免疫防御系统损害，即可发生肺炎。病原体可通过空气吸入、血行播散、邻近感染部位蔓延、上呼吸道定植菌的误吸引起社区获得性肺炎。医院获得性肺炎还可通过误吸胃肠道的定植菌（胃食管反流）和通过人工气道吸入环境中的致病菌引起。

二、肺炎链球菌肺炎

肺炎链球菌肺炎或称肺炎球菌肺炎，是由肺炎链球菌或肺炎球菌所引起的肺炎，约占社区获得性肺炎的半数以上。通常急骤起病，以高热、寒战、咳嗽、血痰及胸痛为特征。X 线胸片呈肺段或肺叶急性炎性实变，近年来因抗菌药物的广泛使用，致使本病的起病方式、症状及 X 线改变均不典型。

（一）临床表现

1. 症状

起病多急骤，高热、寒战，全身肌肉酸痛，体温通常在数小时内升至 39～40℃，高峰在下午或傍晚，或呈稽留热，脉率随之增速。可有患侧胸部疼痛，放射到肩部或腹部，咳嗽或深呼吸时加剧。痰少，可带血或呈铁锈色，食欲锐减，偶有恶心、呕吐、腹痛或腹泻，易被误诊为急腹症。

2. 体征

患者呈急性病容，面颊绯红，鼻翼扇动，皮肤灼热、干燥，口角及鼻周有单纯疱疹；病变广泛时可出现发绀。有败血症者，可出现皮肤、黏膜出血点，巩膜黄染。早期肺部体征无明显异常，仅有胸廓呼吸运动幅度减小，叩诊稍浊，听诊可有呼吸音减低及胸膜摩擦音。肺实变时叩诊浊音、触觉语颤增强并可闻及支气管呼吸音。消散期可闻及湿啰音。心率增快，有时心律不齐。重症患者有肠胀气，上腹部压痛多与炎症累及膈胸膜有关。重症感染时可伴休克、急性呼吸窘迫综合征及神经精神症状，表现为神志模糊、烦躁、呼吸困难、嗜睡、谵妄、昏迷等。累及脑膜时有颈抵抗及出现病理性反射。

本病自然病程大致 1～2 周。发病 5～10 d，体温可自行骤降或逐渐消退；使用有效的抗菌药物后可使体温在 1～3 d 内恢复正常。患者的其他症状与体征亦随之逐渐消失。

（二）护理

1. 护理目标

体温恢复正常范围；患者呼吸平稳，发绀消失；症状减轻呼吸道通畅；疼痛减轻，感染控制未发生休克。

2. 护理措施

(1) 一般护理。①休息与环境：保持室内空气清新，病室保持适宜的温、湿度，环境安静、清洁、舒适。限制患者活动，限制探视，避免因谈话过多影响体力。要集中安排治疗和护理活动，保证足够的休息，减少氧耗量，缓解头痛、肌肉酸痛、胸痛等症状。②体位：协助或指导患者采取合适的体位。对有意识障碍患者，如病情允许可取半卧位，增加肺通气量；或侧卧位，以预防或减少分泌物吸入肺内。为促进肺扩张，每 2h 变换体位 1 次，减少分泌物淤积在肺部而引起并发症。③饮食与补充水分：给予高热量、高蛋白质、高维生素、易消化的流质或半流质饮食，以补充高热引起的营养物质消耗。宜少食多餐，避免压迫膈肌。若有明显麻痹性肠梗阻或胃扩张，应暂时禁食，遵医嘱给予胃肠减压，直至肠蠕动恢复。鼓励患者多饮水(1～2L/d)，来补充发热、出汗和呼吸急促所丢失的水分，并利于痰液排出。轻症者无需静脉补液，脱水严重者可遵医嘱补液，补液有利于加快毒素排泄和热量散发，尤其是食欲差或不能进食者。心脏病或老年人应注意补液速度，过快过多易导致急性肺水肿。

(2) 病情观察：监测患者神志、体温、呼吸、脉搏、血压和尿量，并做好记录。尤其应注意密切观察体温的变化。观察有无呼吸困难及发绀，及时适宜给氧。重点观察儿童、老年人、久病体弱者的病情变化，注意是否伴有感染性休克的表现。观察痰液颜色、性状和量，如肺炎球菌肺炎呈铁锈色，葡萄球菌肺炎呈粉红色乳状，厌氧菌感染者痰液多有恶臭等。

(3) 对症护理。①高热的护理：体温超过 37.5℃，应每 4 小时测体温 1 次，观察体温过高的早期症状和体征，体温突然升高或骤降时，应随时测量和记录，并及时报告医师。体温＞39℃时，要采取物理降温。降温效果不好可遵照医嘱选用适当的解热剂进行降温。患者出汗后应及时处理，保持皮肤的清洁和干燥，并注意保暖。鼓励多饮水。②咳嗽、咳痰的护理：协助和鼓励患者有效咳嗽、排痰，及时清除口腔和呼吸道内痰液、呕吐物。痰液黏稠不易咳出时，在病情允许情况下可扶患者坐起，给予拍背，协助咳痰，遵医嘱应用祛痰药以及超声雾化吸入，稀释痰液，促进痰的排出。必要时吸痰，预防窒息。吸痰前，注意告知病情。③气急发绀的护理：监测动脉血气分析值，给予吸氧，提高血氧饱和度，改善发绀，增加患者的舒适度。氧流量一般为每分钟4～6L，若为COPD患者，应给予低流量低浓度持续吸氧。注意观察患者呼吸频率、节律、深度等变化，皮肤色泽和意识状态有无改变，如果病情恶化，准备气管插管和呼吸机辅助通气。④胸痛的护理：维持患者舒适的体位。患者胸痛时，常随呼吸、咳嗽加重，可采取患侧卧位，在咳嗽时可用枕头等物夹紧胸部，必要时用宽胶布固定胸廓，以降低胸廓活动度，减轻疼痛。疼痛剧烈者，遵医嘱应用镇痛、止咳药，缓解疼痛和改善肺通气，如口服可待因。⑤其他：鼓励患者经常漱口，做好口腔护理。口唇疱疹者局部涂液体石蜡或抗病毒软膏，防止继发感染。烦躁不安、谵妄、失眠者酌情使用地西泮或水合氯醛，禁用抑制呼吸的镇静药。

（4）感染性休克的护理。①观察休克的征象：密切观察生命体征、实验室检查和病情的变化。发现患者神志模糊、烦躁、发绀、四肢湿冷、脉搏细数、脉压变小、呼吸浅快、面色苍白、尿量减少（<30mL/h）等休克早期症状时，及时报告医师，采取救治措施。②环境与体位：应将感染性休克的患者安置在重症监护室，注意保暖和安全。取仰卧中凹位，抬高头胸部20°，抬高下肢约30°，有利于呼吸和静脉回流，增加心排出量。尽量减少搬动。③吸氧：应给高流量吸氧，维持动脉氧分压在60mmHg以上，改善缺氧状况。④补充血容量：快速建立两条静脉通路，遵医嘱给予右旋糖酐或平衡液以维持有效血容量，降低血液的黏稠度，防止弥散性血管内凝血。随时监测患者一般情况、血压、尿量、尿比重、血细胞比容等；监测中心静脉压，作为调整补液速度的指标，中心静脉压<5cmH_2O可放心输液，达到10cmH_2O应慎重。以中心静脉压不超过10cmH_2O、尿量每小时在30mL以上为宜。补液不宜过多过快，以免引起心力衰竭和肺水肿。若血容量已补

足而 24h 尿量仍＜400mL、尿比重＜1.018 时，应及时报告医师，注意是否合并急性肾衰竭。⑤纠正酸中毒：有明显酸中毒可静脉滴注 5% 的碳酸氢钠，因其配伍禁忌较多，宜单独输入。随时监测和纠正电解质和酸碱失衡等。⑥应用血管活性药物的护理：遵医嘱在应用血管活性药物，如多巴胺、间羟胺（阿拉明）时，滴注过程中应注意防止液体溢出血管外，引起局部组织坏死和影响疗效。可应用输液泵单独静脉输入血管活性药物，根据血压随时调整滴速，维持收缩压在 90～100mmHg，保证重要器官的血液供应，改善微循环。⑦对因治疗：应联合、足量应用强有力的广谱抗生素控制感染。⑧病情转归观察：随时监测和评估患者意识、血压、脉搏、呼吸、体温、皮肤、黏膜、尿量的变化，判断病情转归。如患者神志逐渐清醒、皮肤及肢体变暖、脉搏有力、呼吸平稳规则、血压回升、尿量增多，预示病情已好转。

（5）用药护理：遵医嘱及时使用有效抗感染药物，注意观察药物疗效及不良反应。

抗菌药物治疗：一经诊断即应给予抗菌药物治疗，不必等待细菌培养结果。首选青霉素 G，用药途径及剂量视病情轻重及有无并发症而定。对于成年轻症患者，可用 240 万 U/d，分 3 次肌内注射，或用普鲁卡因青霉素每 12h 肌内注射 60 万 U；病情稍重者，宜用青霉素 G 每天 240 万～480 万 U，每 6～8h 静脉滴注 1 次；重症及并发脑膜炎者，可增至每天 1000 万～3000 万 U，分 4 次静脉滴注；对青霉素过敏者或耐青霉素或多重耐药菌株感染者，可用呼吸氟喹诺酮类、头孢噻肟或头孢曲松等药物，多重耐药菌株感染者可用万古霉素、替考拉宁等。药物治疗 48～72h 后应对病情进行评价，治疗有效表现为体温下降、症状改善、白细胞逐渐降低或恢复正常等。如用药 72h 后病情仍无改善，需及时报告医师并作相应处理。药物不良反应及护理措施可参见表 4-1。

表 4-1 治疗肺炎常用抗感染药物的剂量用法、主要不良反应及护理措施

药名	剂量及用法	主要不良反应	注意事项和（或）护理措施
青霉素 G	40万～80万单位/次，肌内注射或静脉滴注，每日1～2次，重症患者每日剂量可增至1000万～3000万 U	变态反应最常见，以荨麻疹、药疹和血清样反应多见。最严重的是过敏性休克、另外可出现局部红肿、疼痛和硬结	1. 仔细询问病史，对青霉素过敏者禁用，使用前要进行皮试；避免滥用和局部用药，避免在饥饿时注射，注射液要现用现配，同时要准备好急救药物和抢救设备，用药后需观察30min。一旦发生过敏性休克，立即组织抢救 2. 避免快速给药，注意皮疹及局部反应情况
苯唑西林	0.5～1g/次，空腹口服或肌内注射或静脉滴注，每4～6h一次	不良反应少，除与青霉素 G 有交叉变态反应外，少数患者可出现口干、恶心、腹痛、腹胀、胃肠道反应	1. 观察药物疗效及胃肠道反应，反应较重者可遵医嘱服用制酸剂等药物 2. 注意变态反应的发生，变态反应的注意事项和/或护理措施同上
头孢呋辛	0.75～1.5g/次，肌内注射或静脉滴注，每日3次	不良反应较少，常见的是变态反应，多表现为皮疹，过敏性休克少见	注意观察用药疗效及皮疹出现情况
左氧氟沙星	0.1g/次，口服，每日3次	胃肠道反应	1. 嘱患者餐后服药，注意观察用药效果，胃肠道反应较重者可遵医嘱加服制酸剂 2. 儿童、孕妇、哺乳期妇女慎用或禁用
红霉素	0.25～0.5g/次，口服，每日3～4次	胃肠道反应较多见，少数患者可发生肝损害、药疹、耳鸣、耳聋等反应	1. 嘱患者餐后服药以减轻胃肠道反应，反应较重者及时报告医师 2. 注意有无黄疸及肝大等情况，同时要检测肝功能 3. 注意有无过敏性药疹、耳鸣、耳聋等反应

药名	剂量及用法	主要不良反应	注意事项和（或）护理措施
利巴韦林	$0.8 \sim 1.0g/d$，分 3～4 次口服；或肌内注射或静脉滴注每日 $10 \sim 15mg/kg$，分 2 次缓慢静脉滴注	少数患者可出现口干、稀便、白细胞减少等症状，另动物实验有致畸作用	注意监测血常规及消化道反应，发现异常及时向医师汇报。妊娠初期 3 月内孕妇禁用

支持疗法：患者应卧床休息，注意补充足够蛋白质、热量及维生素。密切监测病情变化，注意防止休克。剧烈胸痛者，可酌情用少量镇痛药，如可卡因 15mg。不用阿司匹林或其他解热药，以免过度出汗、脱水及干扰真实热型，导致临床判断错误。鼓励饮水每日 1～2L，轻症患者不需常规静脉输液，确有失水者可输液，保持尿比重＜1.020，血清钠＜145mmol/L。中等或重症患者（PaO_2＜60mmHg 或有发绀）应给氧。若有明显麻痹性肠梗阻或胃扩张，应暂时禁食、禁饮和胃肠减压，直至肠蠕动恢复。烦躁不安、谵妄、失眠者酌用地西泮 5mg 或水合氯醛 1～1.5g，禁用抑制呼吸的镇静药。

并发症的处理：经抗菌药物治疗后，高热常在 24h 内消退，或数日内逐渐下降。若体温降而复升或 3 d 后仍不降者，应考虑肺炎链球菌的肺外感染，如脓胸、心包炎或关节炎等。持续发热的其他原因尚有耐青霉素的肺炎链球菌（PRSP）或混合细菌感染、药物热或并存其他疾病。肿瘤或异物阻塞支气管时，经治疗后肺炎虽可消散，但阻塞因素未除，肺炎可再次出现。10％～20％肺炎链球菌肺炎伴发胸腔积液者，应酌情取胸液检查及培养以确定其性质。若治疗不当，约 5％并发脓胸，应积极排脓引流。

（6）心理护理：患病前健康状态良好的患者会因突然患病而焦虑不安；病情严重或患有慢性基础疾病的患者则可能出现消极、悲观和恐慌的心理反应。要耐心给患者讲解疾病的有关知识，解释各种症状和不适的原因，讲解各项诊疗、护理操作目的、操作程序和配合要点，使患者清楚大部分肺炎治疗、预后良好。询问和关心患者的需要，鼓励患者说出内心感受，与患者进行有效的沟通。帮助患者祛除不良心理反应，树立治愈疾病的信心。

（7）健康指导。①疾病知识指导：让患者及家属了解肺炎的病因和诱因，有皮肤疖、痈、伤口感染、毛囊炎、蜂窝织炎时应及时治疗。避免受凉、淋雨、酗酒和过度疲劳，特别是年老体弱和免疫功能低下者，如糖尿病、慢性肺病、慢性肝病、血液病、营养不良、艾滋病等。天气变化时随时增减衣服，预防上呼吸道感染。可注射流感或肺炎免疫疫苗，使之产生免疫力。②生活指导：劝导患者要注意休息，劳逸结合，生活有规律。保证摄取足够的营养物质，适当参加体育锻炼，增强机体抗病能力。对有意识障碍、慢性病、长期卧床者，应教会家属注意帮助患者经常改变体位、翻身、拍背，协助并鼓励患者咳出痰液，有感染征象时及时就诊。③出院指导：出院后需继续用药者，应指导患者遵医嘱按时服药，向患者介绍所服药物的疗效、用法、疗程、不良反应，不能自行停药或减量。教会患者观察疾病复发症状，如出现发热、咳嗽、呼吸困难等不适表现时，应及时就诊。告知患者随诊的时间及需要准备的有关资料，如X线胸片等。

3.护理评价

患者体温恢复正常；能进行有效咳嗽，痰容易咳出，显示咳嗽次数减少或消失，痰量减少；休克发生时及时发现并给予及时的处理。

三、其他类型肺炎

（一）葡萄球菌肺炎

葡萄球菌肺炎是由葡萄球菌引起的急性肺部化脓性炎症。葡萄球菌的致病物质主要是毒素与酶，具有溶血、坏死、杀白细胞和致血管痉挛等作用。其致病力可用血浆凝固酶来测定，阳性者致病力较强，是化脓性感染的主要原因。但其他凝固酶阴性的葡萄球菌亦可引起感染。随着医院内感染的增多，由凝固酶阴性葡萄球菌引起的肺炎也不断增多。医院获得性肺炎中，葡萄球菌感染占 11％～25％。常发生于有糖尿病、血液病、艾滋病、肝病或慢性阻塞性肺疾病等原有基础疾病者。若治疗不及时或不当，病死率甚高。

1. 临床表现

（1）症状：起病多急骤，寒战、高热，体温高达 39～40℃，胸痛，咳大量脓性痰，带血丝或呈脓血状。全身肌肉和关节酸痛，精神萎靡，病情严重者可出现周围循环衰竭。院内感染者常起病隐袭，体温逐渐上升，咳少量脓痰。老年人症状可不明显。

（2）体征：早期可无体征，晚期可有双肺散在湿啰音。病变较大或融合时可出现肺实变体征。但体征与严重的中毒症状和呼吸道症状不平行。

2. 治疗要点

早期清除原发病灶，积极抗感染治疗，加强支持疗法，预防并发症。通常首选耐青霉素酶的半合成青霉素或头孢菌素，如苯唑西林、头孢呋辛等。用法、剂量等可见表 4-1。对甲氧西林耐药株可用万古霉素、替考拉宁等治疗。疗程共 2～3 周，有并发症者需 4～6 周。

（二）肺炎支原体肺炎

肺炎支原体肺炎是由肺炎支原体引起的呼吸道和肺部的急性炎症。常同时有咽炎、支气管炎和肺炎。肺炎支原体是介于细菌和病毒之间、兼性厌氧、能独立生活的最小微生物。健康人吸入患者咳嗽、打喷嚏时喷出的口鼻分泌物可感染，即通过呼吸道传播。病原体通常吸附宿主呼吸道纤毛上皮细胞表面，不侵入肺实质，抑制纤毛活动和破坏上皮细胞。其致病性可能与患者对病原体及其代谢产物的变态反应有关。支原体肺炎约占非细菌性肺炎的 1/3 以上，或各种原因引起的肺炎的 10％。以秋冬季发病较多，可散发或小流行，患者以儿童和青年人居多，婴儿间质性肺炎亦应考虑本病的可能。

1. 临床表现

（1）症状：通常起病缓慢，潜伏期 2～3 周，症状主要为乏力、咽痛、头痛、咳嗽、发热、食欲不振、肌肉酸痛等。多为刺激性咳嗽，咳少量黏液痰，发热可持续 2～3 周，体温恢复正常后可仍有咳嗽。偶伴有胸骨后疼痛。

（2）体征：可见咽部充血、颈部淋巴结肿大等体征。肺部可无明显体征，与肺部病变的严重程度不相称。

2. 治疗要点

肺炎支原体肺炎首选大环内酯类抗生素，如红霉素，用法、剂量等可见表 4-1。疗程一般为 2～3 周。

（三）病毒性肺炎

病毒性肺炎是由上呼吸道病毒感染，向下蔓延所致的肺部炎症。常见病毒为甲、乙型流感病毒、腺病毒、副流感病毒、呼吸道合胞病毒和冠状病毒等。患者可同时受一种以上病毒感染，气道防御功能降低，常继发细菌感染。病毒性肺炎为吸入性感染，常有气管-支气管炎。呼吸道病毒通过飞沫与直接接触而迅速传播，可暴发或散发流行。病毒性肺炎约占需住院的社区获得性肺炎的8%，大多发生于冬春季节。密切接触的人群或有心肺疾病者、老年人等易受感染。

1. 临床表现

（1）症状：一般临床症状较轻，与支原体肺炎症状相似。起病较急，发热、头痛、全身酸痛、乏力等较突出。有咳嗽、少痰或白色黏液痰、咽痛等症状。老年人或免疫功能受损的重症患者，可表现为呼吸困难、发绀、嗜睡、精神萎靡，甚至并发休克、心力衰竭和呼吸衰竭，严重者可发生急性呼吸窘迫综合征。

（2）体征：本病常无显著的胸部体征，病情严重者有呼吸浅速、心率增快、发绀、肺部干湿性啰音。

2. 治疗要点

病毒性肺炎以对症治疗为主，板蓝根、黄芪、金银花、连翘等中药有一定的抗病毒作用。对某些重症病毒性肺炎应采用抗病毒药物，如选用利巴韦林、阿昔洛韦等。

（四）真菌性肺炎

肺部真菌感染是最常见的深部真菌病。真菌感染的发生是机体与真菌相互作用的结果，最终取决于真菌的致病性、机体的免疫状态及环境条件对机体与真菌之间关系的影响。广谱抗生素、糖皮质激素、细胞毒药物及免疫抑制剂的广泛使用，人免疫缺陷病毒（HIV）感染和艾滋病增多使肺部真菌感染的机会增加。

1. 临床表现

真菌性肺炎多继发于长期应用抗生素、糖皮质激素、免疫抑制剂、细胞毒药物或因长期留置导管、插管等诱发，其症状和体征无特征性变化。

2. 治疗要点

真菌性肺炎目前尚无理想的药物，两性霉素 B 对多数肺部真菌仍为有效药物，但由于其不良反应较多，使其应用受到限制。其他药物尚有氟胞嘧啶、米康唑、酮康唑、制霉菌素等也可选用。

（五）重症肺炎

目前重症肺炎还没有普遍认同的标准，各国诊断标准不一，但都注重肺部病变的范围、器官灌注和氧合状态。我国制定的重症肺炎标准为：①意识障碍。②呼吸频率＞30 次/分。③$PaO_2 <$60mmHg，$PO_2/FiO_2 < 300$，需行机械通气治疗。④血压＜90/60mmHg。⑤胸片显示双侧或多肺叶受累，或入院 48h 内病变扩大≥50％。⑥少尿：尿量＜20mL/h，或每 4h＜80mL，或急性肾衰竭需要透析治疗。

第八节　肺气肿

肺气肿是指终末细支气管远端（呼吸细支气管、肺泡管、肺泡囊和肺泡）的气道弹性减退，过度膨胀、充气和肺容积增大或同时伴有气道壁破坏的病理状态。按其发病原因，肺气肿的类型有老年性肺气肿、代偿性肺气肿、间质性肺气肿、灶性肺气肿、旁间隔性肺气肿、阻塞性肺气肿。

一、病因

肺气肿病因极为复杂，简述如下。

（一）吸烟

纸烟含有多种有害成分，如焦油、尼古丁和一氧化碳等。吸烟者黏液腺者藻糖及神经氨酸含量增多，可抑制支气管黏膜纤毛活动，反射性引起支气管痉挛，减弱肺泡巨噬细胞的作用。

（二）大气污染

尸检材料证明，气候和经济条件相似情况下，大气污染严重地区肺气肿发病率比污染较轻地区高。

（三）感染

呼吸道病毒和细菌感染与肺气肿的发生有一定关系。反复感染可引起支气管黏膜充血、水肿，腺体增生、肥大，分泌功能亢进，管壁增厚狭窄，引起气道阻塞。

（四）蛋白酶-抗蛋白酶平衡失调

体内的一些蛋白水解酶对肺组织有消化作用，而抗蛋白酶对于弹力蛋白酶等多种蛋白酶有抑制作用。

二、症状

慢性支气管炎并发肺气肿时，在原有咳嗽、咳痰等症状的基础上出现了逐渐加重的呼吸困难。最初仅在劳动、上楼、登山、爬坡时有气急；随着病变的发展，在平地活动时，甚至在静息时也感气急。当慢性支气管炎急性发作时，支气管分泌物增多，进一步加重通气功能障碍，胸闷、气急加剧，严重时可出现呼吸功能衰竭的症状，如发绀、头痛、嗜睡、神志恍惚等。

三、检查

(一) X 线检查

胸廓扩张，肋间隙增宽，肋骨平行，活动减弱，膈降低且变平，两肺野的透亮度增加。

(二) 心电图检查

一般无异常，有时可呈低电压。

(三) 呼吸功能检查

对诊断阻塞性肺气肿有重要意义。

(四) 血液气体分析

如出现明显缺氧、二氧化碳潴留时，则动脉血氧分压（PaO_2）降低，二氧化碳分压（$PaCO_2$）升高，并可出现失代偿性呼吸性酸中毒，pH 值降低。

(五) 血液和痰液检查

一般无异常，继发感染时似慢性支气管炎急性发作表现。

四、治疗

(1) 适当应用舒张支气管药物，如氨茶碱，β_2 受体兴奋剂。如有过敏因素存在，可适当选用皮质激素。

(2) 根据病原菌或经验应用有效抗生素，如青霉素、庆大霉素、环丙沙星、头孢菌素等。

(3) 呼吸功能锻炼。作腹式呼吸，缩唇深慢呼气，以加强呼吸肌的活动，增加膈的活动能力。

(4) 家庭氧疗，每天 12～15 h 的给氧能延长寿命，若能达到每天 24 h 的持续氧疗，效果更好。

(5) 物理治疗。视病情制订方案，如气功、太极拳、呼吸操、定量行走或登梯练习。

(6) 预防。首先是戒烟。注意保暖，避免受凉，预防感冒。

改善环境卫生，做好个人劳动保护，消除及避免烟雾、粉尘和刺激性气体对呼吸道的影响。

五、护理措施

（一）保持呼吸道通畅

（1）指导患者掌握有效的呼吸技巧，如腹式呼吸，用鼻吸气，用口呼气，呼气时口唇缩拢（呈鱼口状），并用手按压腹部；呼气时慢且放松，逐渐延长呼气时间，吸与呼之比为1∶2或1∶3。

（2）给予持续低流量吸氧1～2 L/min，告知患者及家属不可随意调节流量。

（3）协助患者翻身叩背，指导患者深吸气后有意识地咳痰，痰液黏稠无力咳出者，遵医嘱给予雾化吸入，必要时给予吸痰。

（二）提供舒适护理

（1）室内环境安静，空气新鲜舒适，定时通风，保持室内湿度在60％～65％，温度在20～25 ℃。

（2）协助患者取舒适卧位，如半卧位以改善呼吸困难。

（3）咳痰后及进餐前后漱口，指导早晚刷牙，保持口腔清洁、湿润。

（三）饮食指导

（1）给予高蛋白、高维生素、易消化的低盐食物，如瘦肉、豆腐、蛋、鱼、新鲜蔬菜、水果等。指导患者少食多餐、细嚼慢咽。

（2）避免摄取含钠高的方便食品及罐头、冷冻食物。禁食产气食物，如红薯、土豆等。

（3）在不限制液体摄入的情况下，鼓励患者尽量多饮水，以补充消耗的水分。

（四）病情观察

（1）观察患者咳嗽、咳痰、呼吸困难进行性加重的程度，全身症状、体征和并发症。监测动脉血气分析和水、电解质、酸碱平衡情况。

（2）观察记录应用抗炎、止咳、祛痰、平喘等药物的疗效和不良反应。

六、健康教育

（一）避免诱发因素

如烟雾、粉尘和刺激性气体对呼吸道的影响，避免与有呼吸道感染者接触。不去人群集中或通风差的地方，吸烟者劝其戒烟。注意保暖，预防感冒，保持室内空气新鲜，定时开窗通风，改善环境卫生。

（二）指导咳痰

清晨尽量将痰咳出，教会家人叩背的方法，协助患者排痰。

（三）指导呼吸训练

腹式呼吸用鼻吸气，用口呼气。缩唇训练呼气时口唇缩拢（呈鱼口状），并用手按压腹部，使气呼尽，采用深而慢的呼吸，频率分别为 8~10 次/min，10~20 min/次。

（四）参加体育活动

选择空气清新、安静的环境，锻炼的程度以患者不感到过度劳累为宜。寒冷、大风气候时，避免室外活动。

（五）坚持康复锻炼

指导患者和家属了解康复治疗（生活方式、营养支持、戒烟、体育锻炼、长期氧疗、呼吸肌运动）的重要性，鼓励自我护理。

（六）特殊情况及时就医

如有黄色脓痰、剧烈胸痛、呼吸困难加重、畏寒、发热等症状及时就医。

第九节 呼吸衰竭

呼吸衰竭（respiratory failure，简称呼衰）是指各种原因引起的肺通气和（或）换气功能严重障碍，以致不能进行有效的气体交换，导致缺氧伴（或不伴）二氧化碳潴留，从而引起一系列生理功能和代谢紊乱的临床综合征。临床表现特点为呼吸困难、发绀及多脏器功能紊乱。动脉血气分析可作为诊断的依据，即在海平面标准大气压、静息状态、呼吸空气条件下，排除心内解剖分流和原发心排血量降低等情况后，动脉血氧分压（PaO_2）低于 8.0 kPa（60 mmHg），或伴有二氧化碳分压（$PaCO_2$）高于 6.67 kPa（50 mmHg），即为呼吸衰竭。

（1）按动脉血气分析结果：分为 I 型呼衰和 II 型呼衰。I 型呼衰仅有缺 O_2，不伴有 CO_2 潴留，即 $PaO_2<8.0$ kPa（60 mmHg）、$PaCO_2$ 降低或正常，见于换气功能障碍的患者。II 型呼衰既有缺 O_2，又有 CO_2 潴留，即 $PaO_2<8.0$ kPa（60 mmHg）、$PaCO_2>6.67$ kPa（50 mmHg），系肺泡通气不足所致。

（2）按疾病发生的急缓：分为急性呼衰和慢性呼衰。急性呼衰是指呼吸功能原来正常，由于突发因素的发生和发展，引起通气或换气功能严重损害，在短时间内引起呼衰。慢性呼衰多发生于一些慢性疾病，主要是在呼吸和神经肌肉系统疾病的基础上，导致呼吸功能损害逐渐加重，经过较长时间才发展为呼衰。慢性呼衰早期若机体可通过代偿适应，仍能从事个人日常生活活动，称为代偿性慢性呼吸衰竭；若并发呼吸道感染等原因进一步加重呼吸功能负担，出现严重缺氧、二氧化碳潴留和酸中毒等临床表现时，则称为失代偿性慢性呼吸衰竭。临床上以慢性呼吸衰竭较为常见。

一、慢性呼吸衰竭

（一）病因

引起呼吸衰竭的病因很多，在我国以支气管-肺组织疾病引起者最为常见。

1. 呼吸系统疾病

呼吸系统疾病包括呼吸道疾病如慢性阻塞性肺病、支气管哮喘等；肺组织病变如重症肺结核、肺间质纤维化、尘肺、硅肺、肺部感染等；胸廓病变如胸廓畸形、胸部手术、外伤、广泛胸膜增厚、气胸和大量胸腔积液等；肺血管疾病亦可导致慢性呼吸衰竭。

2. 神经肌肉病变

脑血管疾病、脑外伤、脑炎、多发性神经炎、重症肌无力、药物中毒、电击等抑制呼吸中枢。

（二）发病机制

缺 O_2 和 CO_2 潴留的发生机制主要为肺泡通气不足、通气/血流比例失调和弥散障碍。

1. 肺泡通气不足

呼吸驱动力减弱，生理无效腔增加，气道阻力增加均可导致通气不足。肺泡通气量减少，肺泡氧分压下降，二氧化碳分压上升，引起缺 O_2 和 CO_2 潴留。

2. 通气/血流比例失调

通气/血流比例失调是低氧血症最常见的原因。正常每分钟肺泡通气量（V）为 4 L，肺毛细血管血流量（Q）为 5 L，两者之比（V/Q）在正常情况下应保持在 0.8，才能保证有效的气体交换。若 V/Q>0.8，表明通气过剩，血流不足，部分肺泡气未能与血液气进行充分的气体交换，致使无效腔增大，即无效腔效应；若 V/Q<0.8，则表明通气不足，血流过剩，部分血液流经通气不良的肺泡，不能充分氧合，形成肺动-静脉样分流。通气/血流比例失调通常只引起缺 O_2，而无 CO_2 潴留。

3. 弥散障碍

肺内气体交换是通过弥散过程来实现的。弥散过程受多种因素影响，如弥散面积、肺泡膜的厚度、气体的弥散能力、气体分压差等。氧的弥散能力仅为 CO_2 的 1/20，故弥散障碍主要影响氧的交换，通常以低氧为主。

（三）缺 O_2 和 CO_2 潴留对机体的影响

1. 对中枢神经系统的影响

脑组织氧耗量大，对缺氧十分敏感。轻度缺 O_2 可导致注意力不集中、智力减退、定向障碍；随缺 O_2 加重，可导致烦躁不安、神志恍惚、谵妄，甚至昏迷。轻度 CO_2 增加，对皮质下层刺激加强，间接引起皮质兴奋，患者往往有失眠、精神兴奋、烦躁不安等兴奋症状；若 CO_2 继续升高，皮质下层受抑制，可使中枢神经处于麻醉状态，患者昏迷。严重的缺 O_2 和 CO_2 潴留会使脑血管扩张，血管通透性增加，引起脑细胞、脑间质水肿，导致颅内压增高，压迫脑组织和血管，加重脑组织缺 O_2，形成恶性循环。

2. 对循环系统的影响

缺 O_2 和 CO_2 潴留均可刺激心脏，使心率加快、心排血量增加、血压上升。缺 O_2 引起肺小动脉收缩，肺循环阻力增加，导致肺动脉高压和右心负荷加重；心肌缺氧可使心肌舒缩功能下降，导致心力衰竭。严重缺 O_2 可引起严重心律失常或心脏骤停。CO_2 浓度轻、中度升高时，脑血管、冠状血管舒张，皮下浅表毛细血管和静脉扩张，而使脾、肾和肌的血管收缩，因此患者四肢温暖、红润、多汗。

3. 对呼吸的影响

缺 O_2 主要通过颈动脉窦和主动脉体化学感受器的反射作用刺激通气，如缺 O_2 程度缓慢加重，这种反射迟钝。只有当 $PaO_2 <$ 8.0 kPa（60 mmHg）时，才出现兴奋呼吸中枢的作用。

CO_2 是强有力的呼吸中枢兴奋剂，CO_2 浓度增加时，通气量明显增加，$PaCO_2$ 每增加 0.133 kPa（1 mmHg），通气量增加 2 L/min。但 CO_2 过分增高时，呼吸中枢受抑制，通气量反而下降。慢性高碳酸血症患者通气量增加不明显，这与呼吸中枢反应性迟钝、肾功能的代偿使血 pH 无明显下降等综合因素有关。

4. 对肝、肾和造血系统的影响

缺 O_2 可直接或间接损害肝细胞，使谷丙转氨酶升高，但随着

缺 O_2 的纠正，肝功能逐渐恢复正常。轻度缺 O_2 和 CO_2 潴留会扩张肾血管，增加肾血流量，尿量增加，严重缺 O_2 和 CO_2 潴留 [$PaCO_2 > 5.3$ kPa（40 mmHg），$PaO_2 < 8.7$ kPa（65 mmHg）]，可引起肾血管痉挛、血流减少，肾功能受到抑制，尿量减少。缺 O_2 可使红细胞生成素增加，促进红细胞增生，有利于增加血液携氧能力，但亦增加血液黏稠度，加重肺循环和右心负担。

5. 对酸碱平衡和电解质的影响

严重缺 O_2 可抑制细胞能量代谢的中间过程，不但降低产生能量效率，还因产生乳酸和无机磷引起代谢性酸中毒。急性 CO_2 潴留加重酸中毒，常伴高钾和低氯血症。

（四）临床表现

1. 症状

除引起呼吸衰竭的原发症状外，主要是缺 O_2 和 CO_2 潴留所致的呼吸困难和多脏器功能紊乱的表现。

（1）呼吸困难：多数患者有明显的呼吸困难，表现在频率、节律和深度的改变。如上呼吸道梗阻呈现吸气性呼吸困难，伴"三凹征"。慢阻肺表现为呼气性呼吸困难，严重时发展为浅快呼吸或不规则呼吸伴有辅助呼吸肌参与活动的点头或提肩呼吸，严重肺心病并发二氧化碳麻醉时，则出现浅慢呼吸或潮式呼吸。中枢性呼衰呈潮式、间歇或抽泣样呼吸。

（2）发绀：是缺 O_2 的典型症状，是呼吸衰竭的主要表现。常在血流量较大的口唇、黏膜、甲床等处出现明显发绀。发绀的程度与还原血红蛋白含量相关，所以红细胞增多者发绀明显，而贫血患者则不明显。

（3）精神神经症状：急性呼衰的精神症状较慢性为明显，可迅速出现精神错乱、狂躁、昏迷、抽搐等症状。慢性缺 O_2 多表现为智力或定向功能障碍。轻度 CO_2 潴留表现为多汗、烦躁、白天嗜睡、夜间失眠等兴奋症状。随着 CO_2 潴留的加重，引起呼吸中枢受抑制，发生肺性脑病。表现为神志淡漠、肌肉震颤、间歇抽搐、昏睡、甚至昏迷等。

（4）循环系统症状：早期心率增快、血压升高；因脑血管扩张，产生搏动性头痛。晚期由于严重缺 O_2、酸中毒引起心肌损害，出现心动过缓、心律失常、血压下降，甚至休克、心跳停搏。CO_2 潴留使体表静脉充盈、皮肤潮红、湿暖多汗。慢性缺 O_2 和 CO_2 潴留引起肺动脉高压，患者可出现右心衰竭的症状。

（5）其他：如肝肾功能障碍，消化道出血，内分泌功能降低、循环瘀血等。以上症状均可随缺 O_2 和 CO_2 潴留的纠正而消失。

2. 体征

主要为缺氧和二氧化碳潴留的表现。除与症状共有的表现外，可见外周浅表静脉充盈，皮肤温暖、面色潮红、多汗，球结膜充血水肿。部分患者可见视神经盘水肿，瞳孔缩小，腱反射减弱或消失，锥体束征阳性等。

3. 并发症

严重呼吸衰竭损害肝、肾功能，可出现转氨酶、血尿素氮升高，甚至黄疸、蛋白尿、氮质血症等；损害胃肠黏膜，发生充血水肿、糜烂、渗血，可引起上消化道出血，少数可出现休克及 DIC 等。

（五）辅助检查

1. 动脉血气分析

常以动脉血气分析结果作为诊断呼吸衰竭的重要依据。呼吸衰竭时，$PaO_2 < 8.0$ kPa（60 mmHg）、$PaCO_2 > 6.67$ kPa（50 mmHg）、动脉血氧饱和度（SaO_2）$< 75\%$。代偿性酸中毒或碱中毒时，pH 在正常范围；pH < 7.35 为失代偿性酸中毒，pH > 7.45 为失代偿性碱中毒。

2. 电解质测定

呼吸性酸中毒合并代谢性酸中毒时有高钾血症。呼吸性酸中毒合并代谢性碱中毒时有低钾和低氯血症。

3. 痰液检查

痰液涂片与细菌培养的检查结果，有利于指导治疗。

4. 肺功能检查

FEV_1，FVC 低于正常值。

（六）诊断要点

在海平面大气压下，静息状态呼吸室内空气时，$PaO_2 <$ 8.0 kPa（60 mmHg），或伴 $PaCO_2 > 6.67$ kPa（50 mmHg），即可诊断呼衰。慢性呼吸衰竭失代偿期，根据患者呼吸系统慢性疾病或其他导致呼吸功能障碍的病史，有缺 O_2 和（或）CO_2 潴留的临床表现，结合有关体征，即可确诊。动脉血气分析的测定是呼吸衰竭的重要诊断手段。

（七）治疗要点

呼吸衰竭治疗的原则是保持呼吸道通畅条件下，改善缺 O_2 和纠正 CO_2 潴留及代谢功能紊乱，积极治疗原发基础疾病，消除诱因，预防和治疗并发症。具体措施应结合患者的实际情况而定。

1. 通畅气道

气道通畅是纠正缺 O_2 和 CO_2 潴留的重要保障，必须采取各种措施，保持呼吸道通畅。

（1）清除呼吸道分泌物：补充液体、口服或雾化吸入祛痰剂稀释痰液；痰黏稠不易咳出，用溴己新喷雾吸入，亦可保留环甲膜穿刺塑料管，注入生理盐水稀释分泌物，或用支气管解痉剂 β_2 兴奋剂扩张支气管，必要时可给予肾上腺皮质激素吸入缓解支气管痉挛；还可以机械吸痰。

（2）建立人工气道：对于病情危重者，可采取气管插管或气管切开等人工气道，以方便吸痰和机械通气治疗。

2. 氧疗

氧疗是改善低氧血症的重要手段。由于呼吸衰竭病因、类型不同，则氧疗的指征、给氧的方法不同。具体给氧的方法有鼻导管、鼻塞、面罩、气管内和呼吸机给氧。临床上还应根据病情和血气分析结果采取不同的给氧浓度。一般将 $PaO_2 < 8.0$ kPa（60 mmHg）定为氧疗的指征，$PaO_2 < 7.3$ kPa（55 mmHg）为

必须氧疗。慢性呼吸衰竭时应低浓度给氧，使血氧分压上升至符合要求的水平即 $6.67 \sim 8.0$ kPa（$50 \sim 60$ mmHg），但又不发生通气明显受抑制和 pH 下降。

3. 控制感染

呼吸衰竭急性发作的诱因 80% 以上为感染所致，即使非感染因素诱发的呼衰也常继发感染。呼衰患者一定要在保持呼吸道通畅的条件下，及时选择有效的抗生素控制呼吸道感染，必要时根据痰菌培养及其药敏试验选择抗生素。慢阻肺、肺心病患者反复感染，且往往无发热，血白细胞不高等中毒症状，仅感气急加重、胃纳减退，如不及时处理，轻度感染也可导致失代偿性呼衰发生。

4. 纠正酸碱平衡失调和电解质紊乱

在呼衰的诊治过程中，需纠正各种类型的酸碱平衡失调，如呼吸性酸中毒、呼吸性酸中毒合并代谢性酸中毒或呼吸性酸中毒合并代谢性碱中毒。

5. 并发症的防治

积极治疗原发病的同时，还应对休克、上消化道出血、多器官功能衰竭等并发症进行相应处理。

6. 呼吸兴奋剂的应用

呼吸兴奋剂刺激呼吸中枢或周围化学感受器，通过增强呼吸中枢兴奋性，增加呼吸频率和潮气量以改善通气。与此同时，患者的氧耗量和 CO_2 产生量亦相应增加，且与通气量成正相关。

患者低通气量若以中枢抑制为主，呼吸兴奋剂疗效较好；慢性阻塞性肺病呼衰时，因支气管-肺病变、中枢反应性低下或呼吸肌疲劳而引起低通气量，此时应酌情应用呼吸兴奋剂，必要时改换机械通气支持。

呼吸兴奋剂包括尼可刹米、洛贝林、阿米三嗪等。尼可刹米是目前常用的呼吸中枢兴奋剂，增加通气量，亦有一定的苏醒作用。阿米三嗪是口服的呼吸兴奋剂，适用于较轻的呼衰患者。

（八）常用护理诊断

1. 低效性呼吸形态

与肺的顺应性降低，呼吸道阻塞，不能自主呼吸有关。

2. 气体交换受损

与肺气肿引起的肺顺应性降低、呼吸肌无力、气道分泌物过多，不能维持自主呼吸有关。

3. 清理呼吸道无效

与呼吸道感染或阻塞、呼吸肌无力及无效咳嗽有关。

4. 潜在并发症

体液失衡、消化道出血、休克等。

（九）护理措施

1. 一般护理

（1）休息与环境：协助患者取半卧位或端坐位，有利于增加通气量。注意室内空气清新、温暖，定时消毒，防止交叉感染。指导稳定期患者进行呼吸功能训练，以增加肺的有效通气量，改善呼吸功能。

（2）饮食护理：患者因摄入热量不足和呼吸频率增加、发热等因素，导致能量消耗增加，降低机体免疫功能。抢救时应尽可能经肠外途径补充营养，常规给鼻饲高蛋白、高脂肪和低碳水化合物，以及多种维生素和微量元素的饮食，必要时给予静脉高营养治疗，以补充每日消耗的热量。病情稳定后，鼓励患者经口进食。

（3）保持气道通畅：清除口咽部分泌物或胃内反流物，预防呕吐物反流入气管。鼓励患者多饮水和用力咳嗽排痰；对咳嗽无力者应定时帮助翻身、拍背，边拍边鼓励排痰。可遵医嘱给予口服祛痰剂，无效时采用雾化吸入的方法以湿化气道。对昏迷患者则定时使用无菌多孔导管吸痰，以保持呼吸道通畅。

（4）安全防护：因患者常有烦躁、抽搐、神志恍惚等现象，故应加强安全防范措施，如加床栏等，以防受伤。

（5）预防感染：在实施氧疗、气管插管、气管切开、建立人工气道进行机械通气的过程中，必须注意无菌操作，并注意保暖和口腔清洁，以防呼吸道感染。

2. 病情观察

观察患者呼吸频率、节律、深度及使用辅助呼吸机的情况。观察痰的色、质、量以及缺 O_2 和 CO_2 潴留的临床表现，监测生命体征、意识状态及动脉血气分析值。发现病情变化，及时报告医生。

3. 合理给氧

（1）缺 O_2 不伴 CO_2 潴留者：可予以高浓度吸氧（＞35%），使动脉血 PaO_2 提高到 8.0 kPa（60 mmHg）或 SaO_2 在 90% 以上。但也应避免长期吸入高浓度氧引起氧中毒。

（2）缺 O_2 伴 CO_2 潴留者：氧疗原则为低浓度（25%～29%）、低流量（1～2 L/min）持续给氧。在缺氧伴高碳酸血症的慢性呼衰患者，其呼吸中枢化学感受器对 CO_2 的反应性差，此时呼吸的维持主要依靠缺氧对颈动脉窦和主动脉体化学感受器的兴奋作用；若吸入高浓度氧，PaO_2 迅速上升，使外周化学感受器失去了缺氧的刺激，其结果是患者的呼吸变慢变浅，肺泡通气量下降，$PaCO_2$ 随即迅速上升，严重时可陷入二氧化碳麻醉状态，病情加重。在使用呼吸兴奋剂刺激通气或使用辅助呼吸机改善通气时，吸入氧浓度可稍高。

（3）专人监护：密切观察疗效，根据动脉血气分析结果及时调整吸氧浓度和流量，以防止发生氧中毒和二氧化碳麻醉；注意保持吸入氧气的湿化，以免干燥的氧气对呼吸道刺激及气道黏液栓的形成；输送氧气的面罩、导管、气管导管等应定时更换消毒，防止交叉感染。

给氧过程中，若呼吸频率正常、心率减慢、发绀减轻、尿量增多、神志清醒、皮肤转暖，提示组织缺氧改善，氧疗有效。当患者发绀消失、神志清楚、精神好转、PaO_2＞8.0 kPa（60 mmHg），$PaCO_2$＜6.7 kPa（50 mmHg）时，可考虑终止氧疗。停止吸氧前必须间断吸氧，以后逐渐停止氧疗。

4. 用药护理

（1）使用呼吸兴奋剂时要保持呼吸道通畅，适当提高吸氧浓度，静脉滴注时速度不宜过快，注意观察神志以及呼吸频率、幅度的变化。尼可刹米是目前常用的呼吸中枢兴奋剂，应用时要密切观察患者的睫毛反应、神志改变，以及呼吸频率、幅度和节律，复查动脉血气，以便调节剂量。若出现恶心、呕吐、烦躁、面色潮红、皮肤瘙痒、肌肉颤动等现象，应减慢滴速并及时通知医生减量；若经 4 ～12 h 未见效，或出现严重肌肉抽搐反应，应立即停药，必要时改换机械通气支持。

（2）Ⅱ型呼衰患者常因呼吸困难、咳嗽、咳痰，或缺 O_2、CO_2 潴留引起烦躁不安、失眠，护士在执行医嘱时应结合临床表现认真判断，禁用对呼吸有抑制作用的药物，如吗啡等；慎用其他镇静剂，如地西泮等；以防止发生呼吸抑制。

5. 心理护理

护士在解除患者疾苦的同时，要多了解和关心患者，特别是建立人工气道和使用呼吸机治疗的患者，应经常作床旁巡视、照料，通过语言或非语言交流抚慰患者，在采用各项医疗护理措施前，应向患者作简要说明，并以同情、关切的态度和有条不紊的工作作风给患者以安全感，取得患者信任和合作。

6. 并发症的观察及防治

（1）体液失衡：定期采血进行血气分析和血生化检查，根据血气分析结果判断酸碱失衡情况。呼吸衰竭中常见的酸碱失衡包括：呼吸性酸中毒、呼吸性酸中毒合并代谢性酸中毒、呼吸性酸中毒合并代谢性碱中毒。针对这些酸碱失衡，临床上除做到充分供氧和改善通气以纠正呼吸性酸中毒外，可遵医嘱静脉滴注少量 5％碳酸氢钠以治疗代谢性酸中毒，或通过采取避免二氧化碳排出过快、适当补氯、补钾等措施缓解代谢性碱中毒。

（2）上消化道出血：严重缺氧和二氧化碳潴留患者，应根据医嘱服用硫糖铝以保护胃黏膜，预防上消化道出血，同时予以充足热量及高蛋白、易消化、少刺激、富维生素饮食。注意观察呕吐物和粪便情况，出现黑便时，予以温或凉的流质饮食；出现呕血时，应暂禁食，并静脉输入西咪替丁、奥美拉唑（洛赛克）等。

7. 健康教育

（1）疾病知识指导：向患者及家属讲解疾病的基本知识，使患者理解康复保健的意义与目的，对文化程度不高的老年患者应反复讲解。指导患者进行有效地咳嗽咳痰和体位引流，保持气道通畅。教会患者缩唇呼吸或腹式呼吸等呼吸功能锻炼的方法，延缓肺功能恶化，提高自我护理能力。

（2）生活指导：鼓励患者进行耐寒锻炼和呼吸功能的锻炼，积极预防和控制呼吸道感染。鼓励患者改进膳食结构，加强营养；避免吸入刺激性气体，劝告患者戒烟酒；避免劳累，情绪激动。合理安排膳食，加强营养，进食高蛋白、高脂肪、富含维生素、易消化的食物，防止便秘和腹胀。

（3）用药指导：向患者和家属讲解药物的剂量、用法和注意事项，发现不良反应，要与医生取得联系，及时停药，以减少药物对人体的损害。指导患者和家属掌握合理的家庭氧疗和蒸汽吸入湿化气道的方法，保证安全。

（4）自我监测指导：指导患者学会自我护理，咳嗽、咳痰加重，痰量增多、出现脓性痰，气急加重或伴发热，应及时就医。

二、急性呼吸窘迫综合征

急性呼吸窘迫综合征（acute respiratory distress syndrome，ARDS）是指患者原心肺功能正常，由于严重感染、创伤、休克等肺外或肺内的严重疾病袭击后，引起广泛肺毛细血管炎症性损伤，通透性增加，继发急性高通透性肺水肿和进行性缺氧型呼吸衰竭，属于急性肺损伤的严重阶段。表现为进行性呼吸窘迫和难以纠正的低氧血症。

ARDS是一种典型的急性呼吸衰竭，起病急、发展迅猛。尽管现代复苏技术和危重疾病的抢救水平不断提高，并在ARDS的发病机制、病理生理和呼吸支持等方面有显著的进展，但其病死率仍达40％～70％。患者常死于原发病、多器官功能衰竭和顽固性低氧血症。

（一）病因及发病机制

ARDS 的病因或高危因素很多，可分为肺内因素（直接因素）和肺外因素（间接因素）两大类。

1. 肺内因素

肺内因素是指对肺的直接损伤，包括：①化学性因素，如溺水、吸入毒气、烟尘、胃内容物及氧中毒等。②物理性因素，如肺挫伤、放射线损伤等。③生物性因素，如重症肺炎等。

2. 肺外因素

肺外因素包括严重休克、感染中毒症、严重非胸部创伤、大量输血、大面积烧伤、急性胰腺炎、药物或麻药品中毒、尿毒症、妊娠并发症等。

本病的发病机制尚未完全阐明。多数学者认为是肺毛细血管内皮细胞损伤、通透性增加和肺泡表面活性物质减少的结果。上述致病因素除直接损伤肺泡膜外，更重要的是多种炎症细胞（巨噬细胞、中性粒细胞、血小板）及其释放的炎性介质和细胞因子间接介导的肺炎症反应，最终引起肺泡膜损伤、通透性增高和微血栓形成，并可造成肺泡上皮损伤，表面活性物质减少或消失，加重肺水肿和肺不张，从而引起肺的氧合功能障碍，导致顽固的低氧血症。

（二）临床表现

1. 症状

（1）原发病表现：如外伤、感染、中毒等相应症状和体征。

（2）主要表现：突发性、进行性呼吸窘迫、气促、吸气时肋间及锁骨上窝下陷、发绀、心率加快，常伴有烦躁、焦虑表情、出汗等。

（3）呼吸窘迫特点：呼吸深快、费力，患者常感胸廓紧束、严重憋气，即呼吸窘迫，不能用通常的氧疗使之改善，亦不能用其他原发心肺疾病（如气胸、肺气肿、肺不张、肺炎、心力衰竭）解释。

2. 体征

早期体征可无异常，或仅闻双肺干啰音、哮鸣音，后期可闻及水泡音或管状呼吸音。

（三）辅助检查

1. 胸部 X 线检查

早期可无异常，或呈轻度肺间质改变，表现为边缘模糊的肺纹理增多，继之出现斑片状，以至融合成大片状浸润阴影，大片阴影中可见支气管充气征。其演变过程快速多变，后期可出现肺间质纤维化的改变。

2. 动脉血气分析

典型改变为 PaO_2 降低，$PaCO_2$ 降低，pH 升高。①吸空气条件下 $PaO_2 \leq 8.0$ kPa（60 mmHg），$PaCO_2 < 4.7$ kPa（35 mmHg）。②氧合指数（PaO_2/FiO_2）正常值为 $53.4 \sim 66.7$ kPa（400～500 mmHg），ARDS ≤ 26.7 kPa（200 mmHg）。氧合指数降低是 ARDS 诊断的必要条件。③肺泡-动脉血氧分压差 $[P_{(A\text{-}a)}O_2]$ > 13.3 kPa（100 mmHg）（正常 $1.3 \sim 2.7$ kPa/10～20 mmHg），肺内分流增大，当吸纯氧时，$[P_{(A\text{-}a)}O_2] > 26.7$ kPa/200 mmHg（正常 < 6.7 kPa/50 mmHg）。

3. 肺功能检查

肺活量、残气量、功能残气量减低；呼吸死腔增加，气道阻力增加，肺顺应性减低等。

4. 血流动力学测定

肺动脉压增高，肺动脉与肺毛细血管楔压差加大。

（四）诊断要点

有引起 ARDS 的原发病和病因，以往有心肺部疾患，且排除左心衰竭；经过潜伏期后突发性进行性呼吸窘迫，呼吸多于

35 次/min，常用的给氧方法不能改善。胸部 X 线检查所见先为间质性、后为肺泡性弥散性浸润阴影。动脉血气分析显示：$PaO_2 <$ 8.0 kPa（60 mmHg）、早期 $PaCO_2 < 4.6$ kPa（35 mmHg），肺泡-动脉血氧分压差 $[P_{(A-a)} O_2]$ 及肺内分流量（QS/QT）增加，氧合指数（PaO_2/FIO_2）< 300（PaO_2 单位为 mmHg）。

（五）治疗要点

ARDS 的原则是纠正缺氧、克服肺泡萎缩、改善肺循环、消除肺水肿及控制原发病。

1. 积极治疗原发病

原发病是 ARDS 发生发展的重要病因，所以积极治疗原发病是治疗 ARDS 的首要原则和基础。如控制感染，迅速抢救休克，及时处理创伤等。

2. 合理氧疗

迅速纠正缺 O_2 是抢救 ARDS 的重要措施。一般需高浓度（> 50%）给氧，使 $PaO_2 > 8.0$ kPa（60 mmHg）或 $SaO_2 > 90\%$。轻症者可面罩给氧，重症者机械通气给氧。

3. 机械通气

在氧疗的同时，应尽量早期使用机械通气辅助呼吸。采用呼气末正压通气（PEEP），能够提高肺顺应性，增加功能残气量，减低生理无效腔，增加肺泡通气量，改善通气/血流比例失调，降低肺内动静脉样分流，降低呼吸功和氧耗量，从而提高动脉血氧分压，改善 ARDS 的换气功能。

4. 维持体液平衡

为减轻肺水肿，应合理限制液体入量。在保证血容量足够、血压稳定的前提下，要求出入液量呈轻度负平衡；为促进水肿液的消退，可使用利尿剂。在 ARDS 早期不宜补胶体，若因创伤出血过多，必须输血，宜加用微过滤器输新鲜血，避免库存血含微型颗粒引起微血栓形成。ARDS 患者往往营养缺乏，应给予鼻饲和静脉高营养，以维持有足够的能量供应，避免代谢功能和电解质紊乱。

5. 糖皮质激素

有保护毛细血管内皮细胞，降低毛细血管通透性，防止白细胞、血小板聚集和黏附管壁，形成微血栓等作用。其使用原则为早期、大量和短程治疗。ARDS 伴有败血症或严重感染者糖皮质激素应忌用或慎用。

第五章 外科疾病护理

第一节 急性胰腺炎

急性胰腺炎是多种病因导致胰酶在胰腺内被激活后引起胰腺组织自身消化、水肿、出血甚至坏死的炎症反应。本病是常见的急腹症之一，临床症状轻重不一，轻者以胰腺水肿为主，较为多见，表现为腹痛、恶心、呕吐等。重者胰腺出血坏死，临床较为少见，可出现休克和腹膜炎等严重并发症，病情凶险，死亡率高。本病多见于青壮年，女性多于男性（约2：1）。

一、病因与发病机制

引起胰腺炎的病因很多，在我国约40％的病因与胆囊和（或）胆道疾病有关，包括胆石症、胆道感染和胆道蛔虫症等，不像国外，国内酒精中毒在病因中所占比例不高。

（一）胆石症、胆道感染、胆管肿瘤及胆道蛔虫病

约70％的人胆胰管共同开口于 Vater 壶腹，上述疾病造成Oddi 括约肌炎性狭窄或痉挛、十二指肠乳头狭窄，使胆汁流入十二指肠受阻而反流至胰管，胰管内压升高，致胰腺腺泡破裂，胆汁、胰液及被激活的胰酶渗入胰实质中，具有高度活性的胰蛋白酶进行"自我消化"，发生胰腺炎。

（二）酗酒与暴饮暴食

乙醇可引起 Oddi 括约肌痉挛，同时兴奋迷走神经，分泌胃泌

素、胰泌素和胆囊收缩素，这三种激素均使胰腺外分泌增加，由于胰管引流不畅，造成胰液在胰管内淤积、压力升高，最后导致胰腺腺泡破裂而发病。暴饮暴食可引起十二指肠乳头水肿和 Oddi 括约肌痉挛，同时刺激胰液和胆汁的大量分泌，排出不畅，引发胰腺炎。

（三）手术和外伤

腹部手术后 $6\% \sim 32\%$ 患者的淀粉酶增高，其中仅极少数真正有胰腺炎，非胰腺手术患者，术后并发胰腺炎约占 5%。胃及胆道手术后最易并发胰腺炎，其并发率分别为 $0.8\% \sim 17\%$（胃）及 $0.7\% \sim 9.3\%$（胆道）。手术后胰腺炎的发病机制为：①手术时对胰腺及其血供的直接影响。②手术后胰腺内胰蛋白酶抑制物减少，使胰腺易遭损害。③胰腺缺血：如体外循环及大血管再建手术时。

（四）胰管阻塞

胰管结石或蛔虫、胰管狭窄、肿瘤等均可引起胰管阻塞。当胰液分泌旺盛时胰管内压增高，使胰管小分支和胰腺泡破裂、胰液与消化酶渗入间质，引起急性胰腺炎。少数胰腺分离（系胰腺胚胎发育异常）时主胰管和副胰管分流且引流不畅，也可能与急性胰腺炎有关。

（五）感染

急性胰腺炎继发于急性传染性疾病者多数较轻，随感染痊愈而自行消退，如急性流行性腮腺炎、传染性单核细胞增多症、柯萨奇病毒、Echo 病毒和肺炎衣原体感染等。同时可伴有特异性抗体浓度升高。沙门菌或链球菌败血症时可出现胰腺炎。

（六）其他病因

高脂蛋白血症、妊娠及一些药物如皮质类固醇、噻嗪类利尿剂等均可引起急性胰腺炎。

关于急性胰腺炎的发病机制，较复杂，有多种因素参与。近年来，许多学者提出了防御机理与致病因素失衡学说，该学说认为，在胰腺内具有不同形式的自身防御机理，能有效地防止胰酶的激活和对胰腺组织的自体消化。当防御机制遭到破坏或由于某些原因胰液分泌异常亢进或胰酶在胰腺管道中被激活时，才引起胰腺组织的自体消化，导致胰腺炎的发生。

二、病理变化

本病按病理变化分为两型：①急性水肿型（间质型）：此型多见。表现为胰腺肿大、变硬，间质水肿、充血，炎症细胞浸润，但无出血与坏死。②急性出血坏死型：此型较少。表现为胰腺肿胀、变软、质脆。胰腺组织及血管广泛坏死出血和自溶，胰腺呈紫红色或紫黑色。胰液外溢，使胰腺周围组织及腹膜后脂肪组织出血、坏死。腹腔内有血性渗液，腹膜、大网膜、肠系膜可见灰白色脂肪坏死灶。

三、治疗

急性胰腺炎一般患者采用内科治疗，少数有并发症的患者需外科治疗。

（一）内科治疗

1. 抑制和减少胰液分泌

禁食、胃肠减压，使用抗胆碱能药物（如硫酸阿托品）或 H_2 受体拮抗剂（如雷尼替丁）。可用氟尿嘧啶 500 mg 加入葡萄糖溶液中静脉滴注。

2. 止痛

明确诊断后对腹痛严重者可用盐酸哌替啶（杜冷丁）50～100 mg肌肉注射。

3. 抗感染

联合应用有效抗生素，如硫酸庆大霉素、氨苄西林钠（氨苄青霉素）等。

4. 抑制酶活性药

出血坏死型胰腺炎早期可用抑肽酶10 万 U，2 次/d，静脉滴注，抑制胰蛋白酶和糜蛋白酶的活性。

5. 纠正水、电解质和酸碱平衡失调

补充有效血容量与应用血管活性药物以抗休克，手足搐搦症可静脉注射 10％葡萄糖酸钙 10～20 mL。

（二）外科治疗

若腹膜炎体征进行性加重，不能除外外科急腹症；或伴有胆道梗阻、假性囊肿等，可考虑外科手术治疗。

四、护理评估

（一）病史

详细询问患者有无胆道疾病，如胆道结石、感染、蛔虫等；有无胰、十二指肠病史；有无腹部手术与创伤、内分泌与代谢疾病、急性传染病或应用噻嗪类利尿剂、糖皮质激素、高钙血症、高脂血症等病情；有无酗酒、暴饮暴食等诱发因素。

（二）身体状况

因病理变化的性质与程度不同，临床表现轻重不一。单纯水肿型胰腺炎症状相对较轻，自限性经过；出血坏死型胰腺炎起病急骤，症状严重，变化迅速，常伴有休克及多种并发症。

1. 症状

（1）腹痛：为主要表现和首发症状，多于暴饮暴食、酗酒后突然发生。腹痛多位于上腹中部，程度轻重不一，可为钝痛、刀割样痛、钻顶或绞痛，呈阵发性加剧，可向腰背部呈带状放射，取弯腰抱膝体位可减轻疼痛，进食可加剧。轻症胰腺炎腹痛 3～5 d 可缓解，重症病情发展较快，腹部剧痛持续时间延长，当有腹膜炎时疼痛弥漫全腹。

（2）恶心、呕吐及腹胀：常于腹痛后不久发生，呕吐后腹痛不减轻，甚者可吐出胆汁，多伴有腹胀。

（3）发热：多为中度以上发热，一般 3～5 d 恢复正常。若发热持续不退或逐日升高，提示重症胰腺炎或继发感染。

（4）其他：多有不同程度的脱水，呕吐频繁可有代谢性碱中毒。重症胰腺炎有明显脱水与代谢性酸中毒，伴血钾、血镁、血钙降低。由于有效血容量不足等原因，可出现休克。

2. 体征

水肿型患者仅有较轻的上腹压痛，可有轻度腹胀和肠鸣音减弱。出血坏死型患者可出现腹肌紧张，全腹压痛和反跳痛等急性腹膜炎体征。伴麻痹性肠梗阻时明显腹胀、肠鸣音减弱或消失。腹水多呈血性，含高浓度的淀粉酶。少数患者在两侧胁腹部皮肤呈暗灰蓝色称 Grey-Turner 征；脐周围皮肤青紫色，称 Gullen 征。这是因胰酶、坏死组织及出血沿腹膜间隙与肌层渗入腹壁皮下所致。当形成胰腺假性囊肿或周围脓肿时，上腹可能触及包块。少数病例，可出现轻至中度黄疸，是由原有胆道疾患，胰头炎症水肿、胰腺脓肿或假性囊肿压迫胆总管或由于肝细胞损害所致。低血钙可引起手足搐搦，提示预后不良。

3. 并发症

（1）局部并发症：①脓肿形成：多见于出血坏死型，起病2～3周后出现腹部包块，系胰腺本身、胰腺周围脓肿形成。此时高热不退，持续腹痛。②假性囊肿：胰腺被胰酶消化破坏后，胰液和坏死组织在胰腺本身或胰腺周围被包裹而形成，囊壁无上皮，仅见坏死、肉芽、纤维组织。常发生在出血坏死型胰腺炎起病后3～4周，多位于胰腺体尾部，如有穿破则造成慢性胰源性腹水。③慢性胰腺炎：部分水肿型胰腺炎，反复发作最终致慢性胰腺炎。

（2）全身并发症：出血坏死型胰腺炎可并发败血症、血栓性静脉炎、急性呼吸窘迫综合征、肺炎、心律失常、心力衰竭、肾衰竭、糖尿病及弥散性血管内凝血，少数发生猝死。

（三）实验室及其他检查

1. 白细胞计数

多有白细胞增多及中性粒细胞核左移。

2. 血、尿淀粉酶测定

血清淀粉酶在发病后 6～12 h 开始增高，24 h 达高峰，持续24～72 h，2～5 日逐渐降至正常。血清淀粉酶一般高于正常值3倍以上有诊断意义（正常血清淀粉酶，温氏法 8～64 U，苏氏法 40～180 U）。尿淀粉酶在发病后 12～24 h 开始增高，48 h 达高峰，下降缓慢，1～2 周渐降至正常。注意：严重出血坏死型胰腺炎因腺泡严重破坏，淀粉酶生成少，血或尿淀粉酶可无增高。如淀粉酶降后复升，提示病情有反复，如持续增高提示并发症的发生。

3. 血清脂肪酶测定

发病后 24 h 开始升高，可持续 5～10 d。因其下降迟，对较晚就诊者测定其值有助诊断。正常值1.0～1.5 U。

4. 血清钙测定

发病后 2 d 开始下降，以第 4～5 d 为显著，出血坏死型可降至 1.75 mmol/L 以下。正常不低于2.25 mmol/L。

5. 血清正铁血白蛋白（MHA）测定

MHA 来自血性胰液内红细胞破坏释放的血红素，在脂肪酶和弹性蛋白酶作用下，转化为正铁血红素，被吸收入血液后与白蛋白结合，形成正铁血白蛋白。急性出血坏死型胰腺炎可呈阳性，水肿型胰腺炎为阴性。

6. 影像学检查

X 线腹部平片、腹部 B 超、CT 和 MRI 对本病的诊断有重要价值，并可区分水肿型和出血坏死型胰腺炎。

五、护理目标

（1）患者主诉腹痛缓解或减轻。

（2）患者水与电解质保持平衡，表现皮肤弹性好，尿量正常，血压、心率稳定。

（3）患者组织灌注量正常，表现血管充盈良好，血压稳定正常水平，四肢温暖。

（4）患者能够描述胰腺炎的症状、诱发因素；掌握控制疼痛和避免诱因的方法。

（5）患者避免或减轻并发症发生。

六、护理措施

(一) 一般护理

(1) 给予安静、舒适的环境，卧床休息一般取半卧位，因腹痛与卧位关系较大，平卧时疼痛加重，但出现休克时应平卧。本病的发作与精神因素有关，精神刺激可使机体机能失调，胰腺机能紊乱，导致病情加重。因此，要做好精神护理，耐心体贴多加关怀，消除患者的忧思、恼怒，使其积极配合治疗。

(2) 本病多由于饮食不节而发病，因此要加强饮食管理。发作期间疼痛明显者应禁食、禁饮水 1～3 d 为宜，重症患者不但要禁食，而且要进行胃肠减压，并及时静脉补液。待腹痛和呕吐基本消失后，可从少量低脂、低糖流质开始，逐步恢复饮食，但忌油脂。

(3) 必要时按医嘱给予胃肠减压，吸引胃内容物，使胰液分泌减少；腹痛缓解后停止胃肠减压。

(4) 加强口腔护理，尤其是行胃肠减压时。

(二) 病情观察与护理

(1) 观察腹痛性质和腹部体征，剧烈腹痛伴恶心呕吐，腹胀严重时，常为麻痹性肠梗阻，可按医嘱行胃肠吸引和持续减压，以减少胃酸对胰腺分泌的刺激，减轻腹胀。此类患者尤其应注意口腔护理，以防止继发感染。

(2) 休克在重症胰腺炎早期即可出现，因而抢救休克是治疗护理中的重要问题，应严密观察体温、脉搏、呼吸、血压及神志变化。快速输平衡盐溶液、血浆、人体白蛋白、右旋糖酐等增溶剂，可以恢复有效循环血量及纠正血液浓缩，并密切观察中心静脉压以随时了解血容量及心脏功能。留置尿管，随时了解尿量及尿比重变化，进行血气分析监测，随时纠正酸碱失调，如患者呼吸频率增快（30 次/min），PaO_2 下降 8 kPa，增大氧气流量仍不改善时，应及时进行机械辅助呼吸功能，提高肺部氧的交换量。当血容量已基本补足，酸中毒纠正时，如血压仍偏低，可适当给予升压药，如多巴胺等治疗。

（3）观察呕吐的量、性质，呕吐严重时应注意水、电解质紊乱，可根据病情按医嘱补充液体和电解质，常用5％～10％葡萄糖和生理盐水静脉滴注，并保证热量供应，低钾时可用10％氯化钾1～2 g静脉滴注。

（4）观察皮肤、巩膜是否有黄疸，并注意其动态变化。阻塞性黄疸时常有皮肤瘙痒。应注意皮肤的清洁卫生，可擦止痒剂，以免搔伤后引起感染。

（5）经内科治疗无效，出现弥漫性腹膜炎或中毒性休克者，应采用手术治疗，并做好术前术后的护理。

七、健康教育

帮助患者及家属了解本病主要诱发原因，教育患者应避免暴饮暴食及酗酒，平时应食用低脂、无刺激的食物防止复发。有胆道疾病、十二指肠疾病者宜积极治疗。指导患者及家属掌握饮食卫生知识，劝患者应戒酒以避免复发。

水肿型胰腺型预后良好，若病因不去除常可复发。出血坏死型胰腺炎轻症病死率为20％～30％，全胰腺坏死者可达60％甚至70％以上，故积极预防病因减少胰腺炎发生是极为重要的。

第二节　急性阑尾炎

急性阑尾炎是外科最常见的急腹症之一，多发生于青年人，男性发病率高于女性。

一、病因、病理

（一）病因

（1）阑尾管腔梗阻：是引起急性阑尾炎最常见的病因。阑尾管腔细长，开口较小，容易被食物残渣、粪石、蛔虫等阻塞而引起管腔梗阻。

（2）细菌入侵：阑尾内存有大量大肠杆菌和厌氧菌，当阑尾管腔阻塞后，细菌繁殖并产生毒素，损伤黏膜上皮，细菌经溃疡面侵入阑尾引起感染。

（3）胃肠道疾病的影响：急性肠炎、血吸虫病等可直接蔓延至阑尾或引起阑尾管壁肌肉痉挛，使管壁血运障碍而致炎症。

（二）病理

根据急性阑尾炎发病过程的病理解剖学变化，可分为急性单纯性阑尾炎、急性化脓性阑尾炎、坏疽性及穿孔性阑尾炎、阑尾周围脓肿4种病理类型。

急性阑尾炎的转归取决于机体的抵抗力和治疗是否及时，可有炎症消退、炎症局限化、炎症扩散3种转归。

二、临床表现

（一）症状

1. 腹痛

典型症状是转移性右下腹痛。因初期炎症仅限于阑尾黏膜或黏膜下层，由内脏神经反射引起上腹或脐部周围疼痛，范围较弥散。当炎症波及浆膜层和壁腹膜时，刺激了躯体神经，疼痛固定于右下腹。单纯性阑尾炎的腹痛程度较轻，化脓性及坏疽性阑尾炎的腹痛程度较重。当阑尾穿孔时，腹痛可减轻，因阑尾管腔内的压力骤减，但随着腹膜炎的出现，腹痛可继续加重。

2. 胃肠道症状

早期可有轻度恶心、呕吐，部分患者可发生腹泻或便秘。盆腔阑尾炎时，炎症刺激直肠和膀胱，引起里急后重和排尿痛。

3. 全身症状

早期有乏力、头痛，炎症发展时，可出现脉快、发热等，体温多在38℃内。坏疽性阑尾炎时，出现寒战、体温明显升高。若发生门静脉炎，可出现寒战、高热和轻度黄疸。

（二）体证

1. 右下腹固定压痛

右下腹固定压痛是急性阑尾炎最重要的体征。腹部压痛点常位于麦氏点。

2. 反跳痛和腹肌紧张

提示阑尾已化脓、坏死或即将穿孔。

三、辅助检查

（1）腰大肌试验：若为阳性，提示阑尾位于盲肠后位贴近腰大肌。

（2）结肠充气试验：若为阳性，表示阑尾已有急性炎症。

（3）闭孔内肌试验：若为阳性，提示阑尾位置靠近闭孔内肌。

（4）直肠指诊：直肠右前方有触痛者，提示盆腔位置阑尾炎。若触及痛性肿块，提示盆腔脓肿。

四、治疗原则

急性阑尾炎诊断明确后应尽早行阑尾切除术。部分急性单纯性阑尾炎，可经非手术治疗而获得痊愈；阑尾周围脓肿，先行非手术治疗，待肿块缩小局限、体温正常，3 个月后再行阑尾切除术。

五、护理诊断/问题

（1）疼痛：与阑尾炎症、手术创伤有关。

（2）体温过高：与化脓性感染有关。

（3）潜在并发症：急性腹膜炎、感染性休克、腹腔脓肿、门静脉炎。

（4）潜在术后并发症：腹腔出血、切口感染、腹腔脓肿、黏连性肠梗阻。

六、护理措施

（一）非手术治疗的护理

（1）取半卧位。

（2）饮食和输液：流质饮食或禁食，禁食期间做好静脉输液的护理。

（3）控制感染：应用抗生素。

（4）严密观察病情：观察患者的生命体征、精神状态、腹部症状和体征、白细胞计数及中性粒细胞比例的变化。

（二）术后护理

（1）体位：血压平稳后取半卧位。

（2）饮食：术后 1～2 d 胃肠蠕动恢复、肛门排气后可进流食，如无不适可改半流食，术后 3～4 d 可进软质普食。

（3）早期活动：轻症患者术后当天麻醉反应消失后，即可下床活动，以促进肠蠕动的恢复，防止肠黏连的发生。重症患者应在床上多翻身、活动四肢，待病情稳定后，及早下床活动。

（4）并发症的观察和护理。①腹腔内出血：常发生在术后 24h 内，表现为腹痛、腹胀、面色苍白、脉搏细速、血压下降等内出血表现或腹腔引流管有血性液引出。应嘱患者立即平卧，快速静脉输液、输血，并做好紧急手术止血的准备。②切口感染：是术后最常见的并发症，表现为术后 2～3 d 体温升高，切口胀痛、红肿、压痛等。可给予抗生素、理疗等，如已化脓应拆线引流脓液。③腹腔脓肿：多见于化脓性或坏疽性阑尾炎术后。表现为术后5～7 d 体温升高或下降后又升高，有腹痛、腹胀、腹部压痛、腹肌紧张或腹部包块，常发生于盆腔、膈下、肠间隙等处，可出现直肠膀胱刺激症状及全身中毒症状。④黏连性肠梗阻：常为不完全性肠梗阻，以非手术治疗为主，完全性肠梗阻者应手术治疗。⑤粪瘘：少见；一般经非手术治疗后粪瘘可自行闭合。

七、特殊类型阑尾炎

（一）小儿急性阑尾炎

小儿大网膜发育不全，难以包裹发炎的阑尾。其临床特点：①病情发展快且重，早期出现高热、呕吐等胃肠道症状。②右下腹体征不明显。③小儿阑尾管壁薄，极易发生穿孔，并发症和病死率较高。处理原则：及早手术。

（二）妊娠期急性阑尾炎

较常见，发病多在妊娠前 6 个月。临床特点：①妊娠期盲肠和阑尾被增大的子宫推压上移，压痛点也随之上移。②腹膜刺激征不明显。③大网膜不易包裹炎症的阑尾，炎症易扩散。④炎症刺激子宫收缩，易引起流产或早产，威胁母子安全。处理原则：及早手术。

（三）老年人急性阑尾炎

老年人对疼痛反应迟钝，防御功能减退，其临床特点为：①主诉不强烈，体征不典型，易延误诊断和治疗。②阑尾动脉多硬化，易致阑尾缺血坏死或穿孔。③常伴有心血管病、糖尿病等，使病情复杂严重。处理原则：及早手术。

第三节　颅脑损伤

颅脑损伤在战时和平时都比较常见，占全身各部位伤的 10%～20%，仅次于四肢伤，居第 2 位。但颅脑伤所造成的死亡率则居第 1 位。重型颅脑伤患者死亡率高达 30%～60%。颅脑火器伤的阵亡率占全部阵亡率的 40%～50%，居各部位伤的首位。及早诊治和加强护理是提高颅脑伤救治效果的关键。

一、颅脑损伤的分类

（一）开放性颅脑损伤

1. 火器性颅脑损伤

头皮伤、颅脑非穿透伤、颅脑穿透伤（盲管伤、贯通伤、切线伤）。

2.非火器性颅脑损伤

锐器伤、钝器伤（头皮开放伤、颅骨开放伤、颅脑开放伤）。

（二）闭合性颅脑损伤

1.头皮伤

头皮挫伤、头皮血肿（头皮下血肿、帽状腱膜下血肿、骨膜下血肿）。

2.颅骨骨折

颅盖骨骨折（线形骨折、凹陷性骨折、粉碎性骨折）、颅底骨折（颅前窝、颅中窝、颅后窝骨折）。

3.脑损伤

原发性（脑震荡、脑挫裂伤、脑干伤）、继发性（颅内血肿、硬膜外血肿、硬膜下血肿、脑内血肿、多发性血肿）、脑疝。

二、头皮损伤

（一）头皮的解剖特点

（1）头皮分为5层：即表皮层、皮下层、帽状腱膜层、帽状腱膜下层及颅骨外膜层：①表皮层：含有汗腺、皮脂腺和毛囊，并长满头发，易藏污纳垢，易造成创口感染。②皮下层：具有大量纵形纤维隔，紧密连拉皮层与帽状腱膜层，使头皮缺乏收缩能力。③帽状腱膜层：坚韧并有一定张力，断裂时可使创口哆开。④帽状腱膜下层：为疏松结缔组织，没有间隔，损伤时头皮撕脱，出血易感染，沿血管侵犯颅内。⑤颅骨外膜层：在骨缝处与骨缝相连，并嵌入缝内。

（2）头皮血供丰富，伤口愈合及抗感染能力较强，但伤时出血多，皮肤收缩力差，不易自止，出血过多，易发生出血性休克，年幼儿童更应提高警惕。

（二）临床表现

1.擦伤

是表皮层的损伤，仅为表皮受损脱落，有少量渗血或渗液，疼痛明显。

2. 挫伤

除表皮局限擦伤外，损伤延及皮下层，可见皮下血肿、肿胀或有瘀血，并发血肿。

3. 裂伤

头皮组织断裂，帽状腱膜完整者，皮肤裂口小而浅；帽状腱膜损伤者，裂口可深达骨膜，多伴有挫伤。

4. **头皮血肿**

分为三种：①皮下血肿：一般局限于头皮伤部，质地硬，波动感不明显。②帽状腱膜下血肿：可以蔓及整个头部，不受颅缝限制，有波动感，严重出血可致休克。③骨膜下血肿：血肿边缘不超过颅缝，张力大，有波动感，常伴有颅骨骨折。

5. 撕脱伤

大片头皮自帽状腱膜下撕脱，头皮自帽状腱膜下部分甚至整个头皮连同额肌、颞肌、骨膜一并撕脱，多为头皮强烈暴力牵拉所致，此撕脱伤，伤情重，因大量出血，而发生休克。可缺血、感染、坏死，后果严重。

（三）治疗原则

（1）头皮损伤，出血不易自止，极小的裂伤，多需缝合。

（2）头皮表皮层损伤，易隐匿细菌，清创要彻底。

（3）头皮血肿，除非过大，一般加压包扎，自行吸收；血肿巨大，时间长而不吸收，可在严密消毒下做穿刺，吸除血液，并加压包扎，一旦感染应切开引流。

（4）大片缺损者：①可酌情采用成形手术修复。②止痛、止血、加压包扎。③必要时给予输血，补液抗休克。④防治感染。

三、颅骨骨折

颅骨骨折分为颅盖和颅底骨折。其分界线为眉间、眶上缘、颧弓、外耳孔、上项线及枕外粗隆。分界线以上为颅盖，以下为颅底。颅骨骨折常反映脑损伤部位和程度。按解剖分类为颅盖骨折、颅底骨折和颅缝分离。按骨折形态分为线性骨折、粉碎性骨折、凹陷骨折和洞形骨折。

（一）颅盖骨折

1.临床表现

（1）线形骨折：骨折线长短不一，单发或多发，需 X 线摄片明确诊断，无并发损害时，常无特殊临床表现。

（2）凹陷骨折：颅骨内板或全颅板陷入颅内，成人者凹陷骨折片周围有环形骨折线，中心向颅内陷入。

（3）粉碎性骨折：由两条以上骨折线及骨折线相互交叉不规则，将颅骨分裂为数块。

2.治疗原则

（1）骨折本身不需特殊处理。

（2）发生于婴幼儿，骨板薄而有弹性，无骨折线，在生长发育过程中可自行复位。

（3）一般凹陷骨折均需手术治疗，而骨片无错位或无凹陷者不需手术。

（二）颅底骨折

单纯颅底骨折比较少见，常由颅盖骨折延续而来。颅底骨折的诊断主要依靠临床表现。根据解剖部位分为颅前窝骨折、颅中窝骨折和颅后窝骨折。

1.临床表现

（1）颅前窝骨折：眼睑青紫肿胀，呈"熊猫眼"，可有脑脊液鼻漏，常伴有额叶损伤和 I、II 对颅神经损伤。

（2）颅中窝骨折：颞肌下出血压痛、耳道流血，可有脑脊液耳漏或脑脊液鼻漏，常伴有颞叶损伤和 III～VII 对颅神经损伤。

（3）颅后窝骨折：乳突皮下出血（Bottle 斑），咽后壁黏膜下出血，常伴有脑干损伤和 IX～XII 对颅神经损伤。

2.治疗原则

（1）脑脊液漏，一般在伤后 3～7 d 自行停止。若 2 周后仍不停止或伴颅内积气经久不消失时，应行硬膜修补术。脑脊液漏患者注意事项：严禁堵塞，冲洗鼻腔、外耳道。避免擤鼻等动作，以防逆行感染；保持鼻部与耳部清洁卫生；应用适量抗生素预防感染；禁忌腰穿。

（2）颅底骨折本身无须特殊处理，重点是预防感染。

（3）口鼻大出血，应及时行气管切开，置入带气囊的气管导管。鼻出血可行鼻腔填塞暂时压迫止血，有条件可行急症颈内外动脉血管造影及血管内栓塞治疗，闭塞破裂血管。

（4）颅神经损伤：视神经管骨折压迫视神经时，应争取在伤后4～5 d内开颅行视神经管减压术；大部分颅神经损伤为神经挫伤，属部分性损伤，应用促神经功能恢复药物如维生素B族、地巴唑、神经节苷脂等，配合针灸理疗，可以逐步恢复，完全性神经断裂恢复困难，常留有神经功能缺损症状。严重面神经损伤，可暂时缝合眼睑以防治角膜溃疡发生。吞咽困难及饮水呛咳者，置鼻饲管，长期不恢复时可做胃造瘘。

3. 治愈标准

（1）软组织肿胀、瘀血已消退。

（2）脑脊液漏已愈，无颅内感染征象。

（3）脑局灶症状和颅神经功能障碍基本消失。

四、脑损伤

（一）脑震荡

头部伤后，脑功能发生的短暂性障碍，称为脑震荡。

1. 临床表现

（1）意识障碍：一般不超过30 min。

（2）近事遗忘：清醒后不能叙述受伤经过，伤前不久之事也失去记忆，但往事仍能清楚回记。

（3）全身症状：醒后有头痛、耳鸣、失眠、健忘等症状，多于数日逐渐消失。

（4）生命体征：无明显改变。

(5) 神经系统检查：无阳性体征，腰穿脑脊液正常。

2. 治疗原则

(1) 多数经过严格休息 7~14 d 即可恢复正常工作，完全康复，无需特殊治疗处理。

(2) 对症治疗：诉头痛者，可给颅通定、去痛片等。有恶心呕吐可给异丙嗪，每次 12.5 mg，每日 3 次；维生素10 mg每日 3 次。心情烦躁忧虑失眠者可服镇静剂，如阿普唑仑，每次 0.4 mg，每日 3 次。

(二) 脑挫裂伤

脑挫裂伤为脑实质损伤，发生在着力部位称冲击伤，发生在对冲部位称对冲伤，两者可单独发生，也可同时存在。肉眼可见脑组织点状、片状出血及脑组织挫裂等。显微镜下皮层失去正常结构，神经元轴突碎裂，胶质细胞变性坏死及有点状或片状出血灶等。脑挫裂伤昏迷时间不超过 12 h，有轻度生命体征改变和神经系统阳性体征，而无脑受压症状者属中度脑损伤。广泛脑挫裂伤昏迷时间超过 12 h，有较明显生命体征改变或脑受压症状者属重型脑损伤。

1. 临床表现

(1) 意识障碍，持续时间较长，甚至持续昏迷。

(2) 生命体征改变，轻中度局灶性脑挫裂伤患者生命体征基本平稳，重度脑挫裂伤患者可发生明显的生命体征改变，急性颅内压增高的典型生命体征变化特点是"两慢一高"，即呼吸慢、脉搏慢、血压升高。

(3) 定位症状，伤灶位于脑功能区会出现偏瘫、失语及感觉障碍等。

(4) 精神症状，多见于双侧额颞叶挫裂伤，表现为情绪不稳定、烦躁、易怒、骂人或淡漠、痴呆等。

(5) 癫痫发作，多见于运动区挫裂伤。

(6) 脑膜刺激征，由于蛛网膜下隙出血所致，表现为颈项强直、克氏征阳性，腰穿为血性脑脊液。

（7）颅内压增高症状，意识恢复后仍有头痛、恶心、呕吐及定向力障碍等。

（8）CT 扫描，挫裂伤区呈点状、片状高密度区，常伴有脑水肿或脑肿胀、脑池和脑室受压、变形、移位等。

2. 治疗原则

（1）保持呼吸道通畅，防治呼吸道感染。

（2）严密观察意识、瞳孔、颅内压、生命体征变化，有条件时对重症患者进行监护。

（3）伤后早期行 CT 扫描，病情严重时应该行动态 CT 扫描。

（4）头部抬高 15°～30°。

（5）维持水电解质平衡。

（6）给予脱水利尿剂，目前最常用的药物包括：20%甘露醇、呋塞米、人体白蛋白。用法：20%甘露醇 0.5～1.0 kg/次，静脉滴注 2～3 次/d；呋塞米 20～40 mg/次，静脉注射 2～3 次/d；人体白蛋白 5～10 g，静脉滴注 1～2 次/d。

（7）应用抗自由基及钙离子通道阻滞剂，如大剂量维生素 C 10～20 mg/d，25%硫酸镁 10～20 mL/d，尼莫通 10～20 mg/d 等。

（8）防治 21-癫痫，应用安定、苯妥英钠、苯巴比妥等药物。

（9）脑细胞活化剂，主要包括：ATP、辅酶 A、脑活素及胞二磷胆碱。

（10）亚低温疗法，对于严重挫裂伤、脑水肿、脑肿胀患者宜采用正规亚低温疗法，使体温维持在 32～34 ℃，持续 1 周左右，在降温治疗过程中，可给予适量冬眠药物和肌松剂。

（11）病情平稳后及时腰穿，放出蛛网膜下隙积血，必要时椎管内注入氧气。

3. 治愈标准

（1）神志清楚，症状基本消失，颅内压正常。

（2）无神经功能缺失征象，能恢复正常生活和从事工作。

4. 好转标准

（1）意识清醒，但言语或智能仍较差。

（2）尚存在某些神经损害，如部分性瘫痪症状和体征，或尚存在某些精神症状。

（3）生活基本自理或部分自理。

（三）脑干损伤

脑干损伤是指中脑、脑桥、延髓部分的挫裂伤。脑干伤分原发性和继发性两种。原发性脑干伤是指外力直接损伤脑干，伤后立即发生，常由于脑干与天幕裂孔疝或斜坡相撞或脑干移位扭转牵拉所造成的损伤，也可能是直接贯通伤所致。继发性脑干伤是指伤后因继发性颅内血肿或脑水肿引起的颅内压增高致脑疝形成压迫脑干所致，临床主要表现为长时间昏迷和双侧锥体束征阳性。伤后立即出现明显脑干损伤症状或脑疝晚期，脑干损伤严重者，属特重型脑损伤。

1. 临床表现

（1）意识障碍，通常表现为伤后立即昏迷，昏迷持续长短不一，可长达数月或数年，甚至植物生存状态。

（2）眼球和瞳孔变化，可表现为瞳孔大小不一，形态多变且不规则，眼球偏斜或眼球分离。

（3）生命体征改变，伤后出现呼吸循环功能紊乱或呼吸循环衰竭，中枢性高热或体温不升。

（4）双侧锥体束征阳性，表现为双侧肌张力增高，腱反射亢进以及病理征阳性，严重者呈弛缓状态。

（5）出现去皮层或去大脑强直。

（6）各部分脑干损伤可出现以下不同特点：中脑损伤：瞳孔大小，形态多变且不规则，对光反应减弱或消失，眼球固定、四肢肌张力增高。损伤在红核以上呈上肢屈曲、下肢伸直的去皮层强直；桥脑损伤：双瞳孔极度缩小，光反应消失，眼球同向偏斜或眼球不在同一轴线上，损伤累及红核和前庭核间，则四肢张力均增高，呈伸直的去脑强直痉挛；延髓损伤：突出表现为呼吸循环功能障碍。如呼吸不规则、潮式呼吸或呼吸停止；血压下降、心律不齐或心搏骤停。

（7）CT 扫描，基底池、环池、四叠体池、四脑室受压变小或闭塞，可见脑干点状、片状密度增高区。

（8）MRI 扫描，可见脑干肿胀，点状或片状出血等改变。

2. 治疗

（1）严密观察意识，生命体征及瞳孔变化，有条件时在重症监护病房监护。

（2）保持呼吸道通畅，尽早行气管插管或气管切开。气管切开指征：有颌面部伤、颅底骨折、合并上消化道出血、脑脊液漏较多；合并有严重胸部伤，尤其是多发性肋骨骨折和反常呼吸；昏迷较深，术后短时间内不能清醒；有慢性呼吸道疾患，呼吸道分泌物多不易咳出；术前有呕吐物或血液等气管内反流误吸。

（3）下列情况下应该行人工控制呼吸：$PaO_2 < 8.0$ kPa；$PaCO_2 > 6.0$ kPa；无自主呼吸或呼吸节律不规则，呼吸频率慢（<10/min）或呼吸浅快（>40/min）；弥漫性脑损伤，颅内压 >5.33 kPa，呈去脑或去皮层强直。

（4）维持水电解质平衡，适当控制输入液体量和速度，防止高血糖，尽量少用含糖液体并加用胰岛素。

（5）脱水利尿，激素治疗，抗自由基和钙超载等处理方法同脑挫裂伤。

（6）预防消化道出血，早期行胃肠道减压，应用洛赛克、雷尼替丁等药物。

（7）亚低温治疗，体温宜控制在 32～34 ℃，维持 3～10 d，应用亚低温治疗时应该使用适量镇静剂和肌松剂。

（8）预防肺部并发症：雾化吸入；注意翻身、拍背及吸痰；加强气管切开后的呼吸道护理，应用生理盐水、庆大霉素和糜蛋白酶等气管冲洗液定时适量冲洗，也可根据痰细菌培养和药敏试验配制气管冲洗液；根据痰细菌培养和药敏试验选用敏感抗生素治疗。

（9）中枢性高热处理：冰袋、冰帽降温；50%酒精擦浴；退热剂、复方阿司匹林及消炎痛等；冬眠合剂：冬眠灵 25 mg＋非那根25 mg，肌内注射 1 次/6～8 h；采用全身冰毯机降温，通常能收到肯定的退热效果。

（10）长期昏迷处理，目前常用的催醒和神经营养药物包括：吡硫醇、吡拉西坦、脑活素、胞磷胆碱及纳洛酮等，通常同时使用两种以上药物。另外高压氧是促进患者苏醒的行之有效的措施，一旦生命体征稳定，应该尽早采用高压氧治疗，疗程一般为 30 d。

3. 治愈标准

同脑挫裂伤。

4. 好转标准

（1）神志清醒，可存有智力障碍。

（2）尚遗有某些脑损害征象。

（3）生活尚不能自理。

（四）颅内血肿

颅脑损伤致使颅内出血，使血液在颅腔内聚集达到一定体积称为颅内血肿。一般幕上血肿量在20 mL以上，幕下血肿量 10 mL以上，即可引起急性脑受压症状。颅内血肿引起脑受压的程度主要与血肿量、出血速度以及出血部位有关。

1. 分类

根据血肿在颅腔内的解剖部位可分为：①硬脑膜外血肿：是指血肿位于颅骨与硬脑膜之间，出血来源包括脑膜中动脉、板障血管、静脉窦以及蛛网膜颗粒等，以脑膜中动脉出血最常见，多为加速伤，常伴有颅盖骨骨折。可出现中间清醒期。②硬脑膜下血肿：是指硬脑膜与蛛网膜之间的血肿，出血来源于脑挫裂伤血管破裂，出血来源皮层血管、桥静脉、静脉窦撕裂，多为减速伤，血肿常发生于对冲部位。通常伴有脑挫裂伤。③脑内血肿：是指脑伤后在脑实质内形成的血肿，常与对冲性脑挫裂伤和急性硬膜下血肿并存。多为减速伤，血肿常发生在对冲部位，均伴有不同程度脑挫裂伤。脑内血肿是一种较为常见的致命伤，却又是可逆的继发性病变，血肿压迫脑组织引起颅内占位和颅内高压，若得不到及时处理，可导致脑疝，危及生命。④多发性血肿：指颅内同一部位或不同部位形成两个或两个以上血肿。⑤颅后窝血肿：由于颅后窝代偿容积很小，易发生危及生命的枕骨大孔疝。⑥迟发性外伤性颅内血肿，是指伤后首次 CT 扫描未发现血肿，再次 CT 扫描出现的颅内血肿，随着 CT 扫描的普及，迟发性外伤性颅内血肿检出率明显增加。根据血肿在伤后形成的时间可分为：特急性颅内血肿，伤后 3 h 形成；急性颅内血肿，伤后 3 h～3 d 形成；亚急性颅内血肿，伤后 3 d～3 周形成；慢性颅内血肿：伤后 3 周以上形成。

2. 临床表现

（1）了解伤后意识障碍变化情况，原发性昏迷程度和时间，有无中间清醒或好转期。

（2）颅内压增高症状：头痛、恶心、呕吐、视乳头水肿等；生命体征变化，典型患者出现"二慢一高"，即脉搏慢，呼吸慢，血压升高；意识障碍进行性加重。

（3）局灶症状：可出现偏瘫、失语、局灶性癫痫等，通常在伤后逐渐出现，与脑挫裂伤伤后立即出现上述症状有所区别。

（4）脑疝症状：小脑幕切迹疝：一侧瞳孔散大，直间接对光反应消失，对侧偏瘫，腱反射亢进及病理征阳性等，通常提示小脑幕切迹疝；双侧瞳孔散大，光反射消失及双侧锥体束征阳性，提示双侧小脑幕切迹疝晚期，病情危重；枕骨大孔疝：突然出现病理性呼吸困难，很快出现呼吸心搏停止。

3. 诊断

（1）了解病史，详细了解受伤时间、原因以及头部着力部位等。

（2）了解伤后意识变化情况，是否有中间清醒期。

（3）症状：头痛呕吐，典型"二慢一高"。

（4）局灶症状：可出现偏瘫、失语、局灶性癫痫等。通常在伤后逐渐出现，与脑挫裂伤伤后立即出现上述症状有所区别。

（5）X 线检查：颅骨平片，为常规检查，颅骨骨折对诊断颅内血肿有较大的参考价值。CT 扫描是诊断颅内血肿的首要措施，它具有准确率高、速度快及无损伤等优点，已成为颅脑损伤诊断的常规方法，对于选择治疗方案有重要意义；急性硬脑膜外血肿：主要表现为颅骨下方梭形高密度影，常伴有颅骨骨折或颅内积气；急性硬膜下血肿：常表现为颅骨下方新月形高密度影，伴有点状或片状脑挫裂伤灶；急性脑内血肿表现为脑高密度区，周围常伴有点状、片状高密度出血灶以及低密度水肿区；亚急性颅内血肿：常表现为等密度或混合密度影；慢性颅内血肿：通常表现为低密度影。

（6）MRI 扫描：对于急性颅内血肿诊断价值不如 CT 扫描。对亚急性和慢性颅内血肿特别是高密度血肿诊断价值较大。

4. 治疗

（1）非手术治疗：适应证主要包括：无意识进行性恶化；无新的神经系统阳性体征出现或原有神经系统阳性体征无进行性加重；无进行性加重的颅内压增高征；CT 扫描显示：除颞区外大脑凸面血肿量＜30 mL，无明显占位效应（中线结构移位＜5 mm），环池和侧裂池＞4 mm，颅后窝血肿量＜10 mL，颅腔容积压力反应良好。非手术治疗基本同脑挫裂伤，但需特别注意观察患者意识、瞳孔和生命体征变化，动态做头颅 CT 扫描观察。若病情恶化或血肿增大，应立即行手术治疗。

（2）手术治疗：适应证主要包括：有明显临床症状和体征的颅内血肿；CT 扫描提示明显脑受压的颅内血肿；幕上血肿量＞30 mL，颞区血肿＞20 mL，幕下血肿＞10 mL；患者意识障碍进行性加重或出现再昏迷；颅内血肿诊断一旦明确应即尽快手术，解除脑受压，并彻底止血；脑水肿严重者，可同时进行减压手术或去除骨瓣。

五、颅脑损伤的分型

目前国际上通用的是 Glasgow comascale，简称 GCS 方法，是英国 Glasgow 市一些学者设计的一种脑外伤昏迷评分法，经改进后被推广，现成为国际上公认评判脑外伤严重程度的准绳，统一了对脑外伤严重程度的目标标准。根据 GCS 对昏迷患者检查睁眼、言语和运动反应进行综合评分。正常总分为 15 分，病情越重，积分越低，最低 3 分。总分越低表明意识障碍越重，伤情越重。总分在 8 分以下表明已达昏迷阶段。

我国的颅脑损伤分型大致划分为：轻型、中型、重型，（其中包括特重型）。轻型 13～15 分，意识障碍时间在 30 min 内；中型 9～12 分，意识模糊至浅昏迷状态，意识障碍时间在 12 h 以内；重型 5～8 分，意识呈昏迷状态，意识障碍时间大于 12 h；特重型 3～5 分，伤后持续深昏迷。

（一）轻型（单纯脑震荡）

（1）原发意识障碍时间在 30 min 以内。

（2）只有轻度头痛、头晕等自觉症状。

（3）神经系统和脑脊液检查无明显改变。

（4）可无或有颅骨骨折。

（二）中型（轻的脑挫裂伤）

（1）原发意识障碍时间不超过 12 h。

（2）生命体征可有轻度改变。

（3）有轻度神经系统阳性体征，可有或无颅骨骨折。

（三）重型（广泛脑挫伤和颅内血肿）

（1）昏迷时间在 12 h 以上，意识障碍逐渐加重或有再昏迷的表现。

（2）生命体征有明显变化，即出现急性颅内压增高症状。

（3）有明显神经系统阳性体征。

（4）可有广泛颅骨骨折。

（四）特重型（有严重脑干损伤和脑干衰竭现象者）

（1）伤后持续深昏迷。

（2）生命体征严重紊乱或呼吸已停止者。

（3）出现去大脑强直，双侧瞳孔散大等体征者。

六、重型颅脑损伤的急救和治疗原则

(一) 急救

及时有效的急救，不仅使当时的某些致命威胁得到缓解，而且是抢救颅脑损伤患者是否能取得效果的关键。急救处置须视患者所在地点，所需救治器材及伤情而定。

1. 维持呼吸道通畅

如患者受伤即来就诊或在现场急救，在重点了解受伤过程后，即刻观察呼吸情况，清除呼吸道梗阻，使呼吸道畅通，对颅脑伤严重者，在救治时应早做气管切开。

2. 抗休克

在清理呼吸道同时，测量脉搏和血压，观察有无休克情况，如出现休克，应立即检查头部有无创伤、胸腹脏器及四肢有无大出血，及时静脉补液。

3. 止血

对活动性出血能及时止血者如头皮软组织出血，表浅可见，可即刻钳夹缝扎。

4. 早期诊断治疗

患者昏迷加深，脉搏慢而有力，血压升高，则提示有颅内压增高，应尽早脱水治疗，限制摄入液量每日 1 500～2 000 mL，以葡萄糖水和半张（0.5%）盐水为主，不可过多，以免脑水肿加重。有 CT 的医院宜即行 CT 扫描，确定有无颅内血肿，如有颅内血肿，应尽早手术治疗。

5. 正确及时记录

正确记录内容包括受伤经过，初步检查所见，急救处理以及伤员的意识、瞳孔、生命体征、肢体活动等，为进一步抢救治疗提供依据。意识状态记录分为：①清醒。回答问题正确，判断力和定向力正确。②模糊，意识蒙胧，可回答简单话但不一定确切，判断和定向力差。③浅昏迷，意识丧失，对痛刺激尚有反应，角膜、吞咽反射和病理反射均尚存在。④深昏迷，对痛的刺激已无反应，生理反射和病理反射均消失，可出现去脑强直，尿潴留或充溢性尿失禁。

如发现伤者由清醒转为嗜睡或躁动不安，或有进行性意识障碍加重时，应考虑可能有颅内血肿形成，要及时采取措施。

（二）治疗原则

1. 最初阶段

（1）急救必需争分夺秒。

（2）解除呼吸道梗阻。

（3）及早清创，紧急开颅清除血肿。

（4）及早防治急性脑水肿。

（5）及时纠正水电解质平衡紊乱，防治感染。

2. 第2阶段

即过渡期，经过血肿清除，减压术与脱水疗法等治疗，脑部伤情初步趋向稳定，这个阶段，多数患者可能仍处于昏迷状态：①加强支持疗法，如鼻饲营养，包括多种维生素及高蛋白食品；酌用促进神经营养与代谢的药物如脑活素等及中医中药。②积极防治并发症，如：肺炎、胃肠道出血、水与电解质平衡失调、肾衰等。③在过渡期患者出现谵妄、躁动，精神症状明显者，酌情用冬眠、镇静药，保持患者安静。

3. 第3阶段

即恢复阶段，患者可能遗留精神障碍，神经功能缺损如失语、瘫痪等或处于长期昏睡状态，可采用体疗、理疗、新针、中西医药等综合治疗，以促进康复。

七、重型颅脑损伤的护理

（一）卧位

依患者伤情取不同卧位。

（1）低颅压患者适取平卧，如头高位时则头痛加重。

（2）颅内压增高时，宜取头高位，以利颈静脉回流，减轻颅内压。

（3）脑脊液漏时，取平卧位或头高位。

（4）重伤昏迷患者取平卧、侧卧与侧俯卧位，以利口腔与呼吸道分泌物向外引流，保持呼吸道通畅。

（5）休克时取平卧或头低卧位，时间不宜过长，避免增加颅内瘀血。

（二）营养的维持与补液

重型颅脑损伤的患者由于创伤修复、感染和高热等原因，机体消耗量增加，维持营养及水电解质平衡极为重要。

（1）伤后 2～3 d 内一般予以禁食，每日静脉输液量 1 500～2 000 mL，不宜过多或过快，以免加重脑水肿与肺水肿。

（2）应用脱水剂甘露醇时应快速输入。

（3）出血性休克的患者宜先输血。严重脑水肿患者先用脱水剂后酌情输液，补液须缓慢限制入液量，以免脑水肿加重。

（4）脑损伤患者输浓缩人血白蛋白与血浆，既能增高血浆蛋白，也有利于减轻脑水肿。

（5）长期昏迷，营养与水分摄入不足，可输氨基酸、脂肪乳剂、间断小量输血。

（6）准确记录出入量。

（7）颅脑伤可致消化吸收功能减退，肠鸣音恢复后，可用鼻饲给予高蛋白、高热量、高维生素和易于消化的流质，常用混合奶（每 1 000 mL 所含热量约 4.6 kJ）或要素饮食用输液泵维持。

（8）患者吞咽反射恢复后，即可试行喂食，开始少量饮水，确定吞咽功能正常后，可喂少量流质饮食，逐渐增加，使胃肠功能逐渐适应，防止发生消化不良或腹泻。

（三）呼吸系统护理

（1）保持呼吸道通畅，防止缺氧、窒息及预防肺部感染。

（2）氧疗：术后（或入监护室后）常规持续吸氧 3～7 d，中等浓度吸氧（氧流量 2～4 L/min）。

（3）观察呼吸音和呼吸频率、节律并准确描述记录。

（4）深昏迷或长期昏迷、舌后坠影响呼吸道通畅者，早期行气管切开术。

（5）做好切开后护理，监护室做好空气消毒隔离，保持一定温度和湿度（温度 22～25 ℃左右，相对湿度约 60％）。

（6）吸痰要及时，按无菌操作，吸痰要充分和有效，动作要轻，防止损伤支气管黏膜，一次性吸痰管可防止交叉感染。一人一盘，每吸一次戴无菌手套，气管内滴入稀释的糜蛋白酶＋生理盐水＋庆大霉素有利于黏稠痰液的排出。

（7）做好给氧，辅助呼吸：呼吸异常，可给氧或进行辅助呼吸，呼吸频率每分钟少于 9 次或超过 30 次，血气分析氧分压过低，二氧化碳分压过高，呼吸无力，及呼吸不整等都是呼吸异常之征象。通过吸氧及浓度调整，使 PaO_2 维持在 1.3 kPa 以上，$PaCO_2$ 保持在 3.3～4 kPa 之间。代谢性酸中毒者静脉补充碳酸氢钠，代谢性碱中毒者可用静脉补生理盐水给予纠正。

（四）颅内伤情监护

重点是防治继发病理变化，在颅内血肿清除后脑水肿是颅脑损伤后最突出的继发变化，伤后 48～72 h 达到高峰，采用甘露醇或速尿＋白蛋白 1/6 h 交替使用。

（1）意识的判断：①清醒：回答问题正确，判断力和定向力正确。②模糊：意识蒙眬，可回答简单话但不一定确切，判断力和定向力差，伤员呈嗜睡状。③浅昏迷：意识丧失，对痛刺激尚有反应、角膜、吞咽反射和病理反射均尚存在。④深昏迷：对痛的刺激已无反应，生理反射和病理反射均消失，可出现去脑强直、尿潴留或充溢性失禁。如发现伤员由清醒转为嗜睡或躁动不安，或有进行性意识障碍重时，可考虑有颅内压增高表现，可能有颅内血肿形成，要及时采取措施。应早行 CT 扫描确定是否颅内血肿。对原发损伤的程度和继发性损伤的发生、发展均是最可靠的指标。避免过度刺激和连续护理操作，以免引起颅内压持续升高。

（2）严密观察瞳孔（大小、对称、对光反射）变化，病情变化往往在瞳孔细微变化中发现：如瞳孔对称性缩小并有颈项强直、头剧痛等脑膜刺激征，常为伤后出现的蛛网膜下隙出血，可做腰椎穿刺放出 1～2 mL 脑脊液证实。如双侧瞳孔针尖样缩小、光反应迟钝，伴有中枢性高热，深昏迷则多为脑桥损害。如瞳孔光反应消失、眼球固定，伴深昏迷和颈项强直，多为原发性脑干伤。伤后伤侧瞳孔先短暂缩小继之散大，伴对侧肢体运动障碍，则往往提示伤侧颅内血肿。如一侧瞳孔进行性散大，光反射逐渐消失，伴意识障碍加重、生命体征紊乱和对侧肢体瘫痪，是脑疝的典型改变。如瞳孔对称性扩大、对光反射消失则伤员已濒危。

（3）生命体征对颅内继发伤的反映，以呼吸变化最为敏感和多变。颅脑损伤对呼吸功能的影响主要有：①脑损伤直接导致中枢性呼吸障碍。②间接影响呼吸道发生支气管黏膜下水肿出血、意识障碍者，呼吸道分泌物不能主动排出、咳嗽和吞咽功能降低，引起呼吸道梗阻性通气障碍。③可引起肺部充血、瘀血、水肿和神经源性肺水肿致换气障碍，伤后脑细胞脆弱，血氧供给不足将加重脑细胞损害，呼吸功能障碍是颅脑外伤最常见的死亡原因，加强呼吸功能的监护对脑保护是至关重要的。

（4）护理操作时避免引起颅内压变化，头部抬高 30°，保持中立位，避免前屈、过伸、侧转（均影响脑部静脉回流），避免胸腹腔压升高，如咳嗽、吸痰、抽搐（胸腹腔内压增高可致脑血流量增高）。

（5）掌握和准确执行脱水治疗，颅脑外伤的病员在抢救治疗中，常用的脱水剂有甘露醇，该药静脉快速注射后，血中浓度迅速增高，产生一时性血中高渗压，将组织间隙中水分吸入血管中，由于脱水剂在体内不易代谢，仍以原形经肾脏排泄而利尿能使组织脱水。颅脑外伤使用脱水剂后，可明显降低颅内压力，一般注射后 10 min 可产生利尿，2～3 h 血中达到高峰，维持 4～6 h。甘露醇脱水静脉滴注时要求 15～30 min 内滴完，必要时进行静脉推注，及时准确收集记录尿量。

（五）消化系统护理

重型颅脑损伤对消化系统的影响，一般认为可能有两个方面：

一是由于交感神经麻痹使胃肠血管扩张、瘀血，同时又由于迷走神经兴奋使胃酸分泌增加，损害胃黏膜屏障，导致黏膜缺血，局部糜烂。二是重型颅脑损伤均有不同程度缺氧，胃肠道黏膜也受累，缺氧水肿，影响胃肠道正常消化功能。对消化道功能监护主要是观察和防治胃肠道出血和腹泻，尤其是亚低温状态下，伤员胃肠道蠕动恢复慢。伤后几日内应放置胃管，待肠鸣音恢复后给予胃肠道营养。

重型颅脑损伤，特别是丘脑下部损伤的患者，可并发神经原性应激性胃肠道出血。出血之前患者多有呼吸异常、缺氧或并发肺炎、呃逆，随之出现咖啡色胃液及柏油样便。多次大量柏油便，可导致休克和衰竭。在处理上，要改善缺氧，稳定生命体征，记录出血情况，禁食，药物止血，如给予甲氰咪呱、止血敏、止血芳酸、云南白药等。必要时胃内注入少量肾上腺素稀释液，对止血有帮助。同时采取抗休克措施、输血或血浆，注意水电解质平衡，对于便秘 3 d 以上者可给缓泻剂，润肠剂或开塞露，必要时戴手套掏出干结大便块。

（六）五官护理

（1）注意保护角膜，由于外伤造成眼睑闭合不全，故要防止角膜干燥坏死。一般可戴眼罩，眼部涂眼药膏，必要时暂时缝合上下眼睑。

（2）鼻漏及耳漏，宜将鼻、耳血迹擦尽，禁用水冲洗，禁加纱条、棉球填塞。患者取半卧位或平卧位多能自愈。

（3）及时做好口腔护理，清除鼻咽与口腔内分泌物与血液。用 3% 过氧化氢或生理盐水或 0.1% 呋喃西林清洗口腔 4 次/d，长期应用多种抗生素者，可并发口腔真菌，发现后宜用制真菌素液每天清洗 3～4 次。

（七）皮肤护理

昏迷及长期卧床，尤其是衰竭患者易发生褥疮，预防要点主要有以下几点。

（1）勤翻身，至少1次/2 h翻身，避免皮肤连续受压，采用气垫床、海绵垫床。

（2）保持皮肤清洁干燥，床单平整，大小便浸湿后随时更换。

（3）交接班时，要检查患者皮肤，如发现皮肤发红，只要避免再受压即可消退。

（4）昏迷患者如需应用热水袋，一定按常规温度50 ℃，避免烫伤。

（八）泌尿系统护理

（1）留置导尿，每天冲洗膀胱1～2次，每周更换导尿管。

（2）注意会阴护理，防止泌尿系统感染，观察有无尿液含血，重型颅脑伤者每日记尿量。

（九）血糖监测

高血糖在脑损伤24 h后发生较为常见，它可进一步破坏脑细胞功能，因此对高血糖的监测防治也是必需的。监测方法应每日采血查血糖，应用床边血糖监测仪和尿糖试纸监测血糖和尿糖4/d，脑外伤术后预防性应用胰岛素12～24 U静脉滴注，每日1次。

护理要点是：①正确掌握血糖、尿糖测量方法。②掌握胰岛素静脉点滴的浓度，每500 mL液体中不超过12 U，滴速＜60滴/min。

（十）伤口观察与护理

（1）开放伤或开颅术后，观察敷料有无血性浸透情况，及时更换，头下垫无菌巾。

（2）注意是否有脑脊液漏。

（3）避免伤口患侧受压。

（十一）躁动护理

颅脑伤急性期因颅内出血，血肿形成，颅内压急剧增高，常引起躁动。此外，缺氧、休克兴奋期、尿潴留、膀胱过度膨胀、脑外伤恢复期也可有躁动。对患者躁动应适当将四肢加以约束，防止自伤、防止坠床，分析躁动原因针对原因加以处理。

（十二）高热护理

颅脑损伤患者出现高热时，急性期体温可达 38～39 ℃，经过 5～7 d 逐渐下降。

（1）如体温持续不退或下降后又高热，要考虑伤口、颅内、肺部或泌尿系统并发感染。

（2）颅内出血，尤其脑室出血也常引起高热。

（3）因丘脑下部损伤发生的高热可以持续较长时间，体温可高达 41 ℃以上，部分患者因高热不退而死亡。

高热处理：①一般头部枕冰袋或冰帽，酌用冬眠药。②小儿及老年人应着重预防肺部并发症。③长期高热要注意补液。④冬眠低温是治疗重型颅脑伤、防治脑水肿的措施，也用于高热时。⑤目前我们采用亚低温，使患者体温降至 34 ℃左右，一般 3～5 d 可自然复温。⑥冰袋降温时要外加包布，避免发生局部冻伤。⑦在降温时，观察患者需注意区别药物的作用与伤情变化引起的昏迷。

（十三）癫痫护理

颅骨凹陷骨折、急性脑水肿、蛛网膜下隙出血、颅内血肿、颅内压增高、高热等均可引起癫痫发作，应注意：

（1）防止误吸与窒息，有专人守护，将患者头转向一侧，上下牙之间加牙垫防舌咬伤。

（2）自动呼吸停止时，应即行辅助呼吸。

（3）大发作频繁，连续不止，称为癫痫持续状态，可造成脑缺氧而加重脑损伤，一旦发现应及时通知医生做有效的处理。

（4）详细记录癫痫发作的形式与频度以及用药剂量。

（5）癫痫持续状态用药，常用安定、冬眠药、苯妥英钠。

（6）癫痫发作和发作后不安的患者，要倍加防范，避免坠床而发生意外。

（十四）亚低温治疗的护理

亚低温治疗重型颅脑伤是近几年临床开展的有效新方法。大量动物实验研究和临床应用结果都表明，亚低温对脑缺血和脑外伤具有肯定的治疗效果，但亚低温保护的确切机制尚不十分清楚，可能包括以下几个方面：①降低脑组织氧耗量，减少脑组织乳酸堆积。②保护血脑屏障，减轻脑水肿。③抑制内源性毒性产物对脑细胞的损害作用。④减少钙离子内流，阻断钙对神经元的毒性作用。⑤减少脑细胞结构蛋白破坏，促进脑细胞结构和功能修复。⑥减轻弥漫性轴索损伤，弥漫性轴索损伤是导致颅脑伤死残的主要病理基础，尤其是脑干网状上行激活系统轴索损伤是导致长期昏迷的确切因素。

亚低温能显著地控制脑水肿，降低颅内压，减少脑组织细胞耗能，减轻神经毒性产物过度释放等。目前临床常用半导体冰毯制冷与药物降温相结合方法，使患者肛温一般维持在 30～34 ℃，持续3～10 d。

亚低温治疗状态下护理要点主要有以下几点。

（1）生命体征监测：亚低温状态下会引起血压降低和心率缓慢，护理工作中应该严密观察伤员心率、心律、血压等，尤其是儿童和老年患者以及心脏病、高血压伤员应该重视，采用床边监护仪连续监测。

（2）降温毯置于患者躯干部，背部和臀部皮肤温度较低，血循环减慢，容易发生褥疮，每小时翻身一次，避免长时间压迫，血运减慢而发生褥疮。

（3）防治肺部感染。亚低温状态下，伤员自身抵抗力降低，气管切开后较易发生肺部感染。加强翻身叩背、吸痰，呼吸道冲洗时将冲洗液吸净是关键护理措施。

（十五）精神与心理护理

不论伤情轻重，患者都可能对脑损伤存在一定的忧虑，担心今后的工作能否适应、生活是否受影响。护士对患者从机体的代偿功能和可逆性多作解释，给患者安慰和鼓励，以增强自信心。对饮食、看书、学习等不宜过分限制，早期锻炼有利康复。因器质性损伤引起失语、瘫痪者，宜早期进行训练与功能锻炼。

（十六）康复催醒治疗的护理

目前认为颅脑伤患者伤后持续昏迷 1 个月以上为长期昏迷。长期昏迷催醒治疗应包括：预防各种并发症、使用催醒药物，减少或停用苯妥英钠和巴比妥类药物，交通性脑积水外科治疗等。

高压氧是目前用于长期昏迷患者催醒的行之有效的方法之一，颅脑伤昏迷患者一旦伤情平稳，应该尽早接受高压氧治疗，疗程通常过 30 d 左右。对于高热、高血压、心脏病和活动性出血的昏迷患者应该慎用此类治疗以防发生意外。

长期昏迷的正规康复治疗包括早期和后期康复治疗。早期康复治疗是指患者在伤后住院期间由医护人员所进行的康复治疗；后期康复治疗指是患者出院后转至康复中心，在康复体疗、心理等方面的医护人员指导下进行的康复训练和治疗。康复治疗的原则包括以下几点。

（1）从简单基本功能训练开始循序渐进。

（2）放大效应：例如收录机音量适当放大，选用大屏幕电视机、放大康复训练器材和生活用具，选择患者喜爱的音像带等。

（3）反馈效应：在整个训练康复过程中，医护人员要经常给患者鼓励、称赞和指导性批评。有条件时将患者整个康复治疗过程进行录像定期放给患者看，使其感到康复的过程中，神经功能较前逐渐恢复，增强自信心。

（4）替代方法：若患者不能行走则教会患者如何使用各种辅助工具行走。

（5）重复训练，是在相当长的康复训练过程中，既要让患者反复训练以促进运动功能重建，又要不断改进训练方法和器材，才能不使患者产生厌倦情绪。迄今已经有大量随机双盲前瞻性临床观察结果表明，正规康复治疗对重型颅脑伤患者运动神经功能恢复较未接受正规康复治疗患者明显。早期（<35 d）较晚期（>35 d）开始正规康复治疗的患者神经功能恢复快一倍以上。对正规康复治疗伤后 7 d 内开始与 7 d 以上开始者进行评分，前者明显高于后者。一般情况下，早期康复治疗疗程约 1～3 个月，重残颅脑伤患者需要1~2年。

目前临床治疗颅脑伤患者智能障碍的主要药物包括三大类：儿茶酚胺类、胆碱能类和智能增强剂。近年来发现神经节苷脂和促甲状腺释放激素对颅脑伤患者智能的恢复也有促进作用。

颅脑伤患者伤后智能障碍主要临床表现为：记忆力障碍、语言障碍和计数能力障碍。记忆力障碍主要包括：视觉记忆力障碍、听觉记忆力障碍、空间记忆力障碍和颞叶定向障碍，语言障碍主要包括：阅读理解障碍、失认症、失写症、语言理解障碍、发音和拼音障碍等。近年来采用智能训练和药物结合治疗颅脑伤患者智能障碍已受到人们重视。智能康复训练加药物治疗有助于颅脑伤患者的智能恢复。然而，智能康复训练应与体能康复训练同期进行。目前我们的智能康复训练主要包括：仪器工具训练、反复操作程度训练以及帮助记忆力的技巧训练等。

康复期伤病员需加强心理护理：对于轻型伤员应鼓励尽早自理生活、防止过度依赖医务人员。要鼓励他们树立战胜伤病的信心，清除"脑外伤后综合征"的顾虑。脑外伤后综合征是指脑外伤后患者所出现的临床精神神经症或主诉，主要包括头痛、眩晕、记忆力减退、软弱无力、四肢麻木、恶心、复视和听力障碍等。应该向伤员作适当解释，让伤员知道有些症状属于功能性的，可以恢复。对于遗留神经功能残疾伤员的今后生活工作问题，偏瘫失语的锻炼等问题，应该积极向伤员及家属提出合理建议和正确指导，帮助伤员恢复，鼓励伤员面对现实、树立争取完全康复的信心。

第四节　脑脓肿

脑脓肿是指化脓菌侵入脑内引起化脓性炎症和局限性脓肿，可发生于任何年龄，以青中年占多数。脑脓肿多为单发，也有多发，可发生在脑内任何部位。

一、病因及发病机制

（一）耳源性与鼻源性脑脓肿

耳源性脑脓肿最多见，约占脑脓肿的2/3。常继发于慢性化脓性中耳炎、乳突炎。鼻源性脑脓肿由邻近鼻旁窦（副鼻窦）化脓性感染侵入颅内所致。如额窦炎、上颌窦炎。

（二）血源性脑脓肿

约占脑脓肿的1/4，多由于身体其他部位感染，细菌栓子经动脉血行播散到脑内而形成脑脓肿。原发感染灶常见于肺、胸膜、支气管化脓性感染、先天性心脏病、细菌性心内膜炎、皮肤疖痈、骨髓炎、腹腔及盆腔脏器感染等。

（三）外伤性脑脓肿

继发于开放性脑损伤。致病菌经创口直接侵入或异物、碎骨片进入颅内形成。

（四）隐源性脑脓肿

原发感染灶不明显或隐蔽，抵抗力弱时，脑实质内隐伏的细菌发展为脑脓肿。

脓肿的形成是一个连续过程，可分为三期。①急性脑膜炎、脑炎期：化脓菌侵入脑实质，病灶中心部逐渐软化、坏死，出现很多小液化区，周围脑组织水肿。②化脓期：脑炎软化灶坏死、液化，融合形成脓肿，并逐渐增大。③包膜形成期：一般经1～2周，脓肿外围的肉芽组织由纤维组织及神经胶质细胞的增生而初步形成脓肿包膜，3～4周或更久脓肿包膜完全形成。

二、临床表现

（一）全身及颅内感染症状

患者除有原发感染灶症状外，病变初期表现发热、头痛、呕吐、困倦、全身无力及颈部抵抗等全身及颅内感染症状。

（二）颅内压增高症状

临床急性脑膜炎的症状逐渐消退，而随着脑脓肿包膜形成和脓肿增大，颅内压再度增高且加剧，甚至可导致脑疝形成或脓肿破溃，使病情迅速恶化。

（三）局灶症状

根据脑脓肿性质和部位出现不同的局灶定位症状。额叶脓肿表现昏睡、记忆力减退、性格改变等精神症状。颞叶脓肿出现视野缺损、同侧瞳孔散大、对侧偏瘫等。小脑半球脓肿常伴有眼球震颤、小脑性共济失调等。

三、辅助检查

（一）X 线检查

可显示颅骨与鼻旁窦、乳突的感染灶。偶见脓肿壁的钙化或钙化松果体向对侧移位。外伤性脑脓肿可见颅内碎骨片和金属异物。

（二）超声波检查

幕上脓肿可有中线波向对侧移位，幕下脓肿常可测得脑室波扩大。

（三）脑血管造影

颈动脉造影对幕上脓肿定位诊断价值较大。根据脑血管的移位及脓肿区的无血管或少血管来判断脓肿部位。

（四）颅脑 CT 及 MRI 检查

CT 可示脑脓肿周围高密度环形带和中心部的低密度改变。MRI 对脓肿部位、大小、形态显示的图像信号更准确。

四、治疗

依据患者原发化脓感染病史，开放性颅脑损伤史，随后出现急性化脓性脑膜炎、脑炎症状及定位症状，伴头痛、呕吐或视盘水肿，应考虑脑脓肿的存在。其处理原则如下。

（一）非手术治疗

1. 抗感染

选择细菌敏感的抗生素。但对原发灶细菌培养尚未检出或培养阴性者，则依据病情选用抗菌谱较广又易通过血脑屏障的抗生素，常用青霉素、氯霉素及庆大霉素等。

2. 降颅压治疗

常采用甘露醇快速静脉滴注。

（二）手术治疗

1. 穿刺抽脓术

此法适用于脓肿较大，脓肿壁较薄，脓肿深在或位于脑重要功能区，婴儿、年老或体衰难以忍受手术者以及病情危急，穿刺抽脓作为紧急救治措施者。

2. 导管持续引流术

为避免重复穿刺或炎症扩散，于首次穿刺脓肿时，脓腔内留置一内径为 3～4 mm 软橡胶管，定时抽脓、冲洗、注入抗生素或造影剂，一般留管 7～10 d。

3. 切开引流术

外伤性脑脓肿，伤道感染，脓肿切除困难或颅内有异物存留，常于引流脓肿同时摘除异物。

4. 脓肿切除术

是最有效的手术方法。对脓肿包膜完好，位于非重要功能区者；多房或多发性脑脓肿；外伤性脑脓肿含有异物或碎骨片者，均适于手术切除。

五、护理诊断及医护合作性问题

（1）疼痛：与颅内压增高有关。

（2）体温升高：与颅内感染有关。

（3）体液不足的危险：与颅内压增高引起剧烈呕吐及应用脱水药有关。

（4）潜在并发症：脑疝。

六、护理措施

（一）密切观察病情变化

监测生命体征、意识、瞳孔的变化，及时发现脑疝的先兆症状；监测术后病情变化，留置引流管者观察引流液量、性质。

（二）降低颅内压

遵医嘱甘露醇等高渗溶液快速、静脉滴注。

（三）抗感染

选择对细菌敏感的抗生素静脉输入。同时采取物理降温和药物降温。

（四）营养与补液

可行全胃肠外营养及时、有效补充能量和蛋白质。

（五）基础护理

加强皮肤护理、口腔护理、排尿排便等生活护理。

第五节　肋骨骨折

一、概述

肋骨共有 12 对，肋骨骨折常为闭合性损伤，以 4～7 肋为多见。第 1～3 肋有锁骨及肩胛骨保护；第 7～10 肋不连接于胸骨弹力较大；第 11～12 肋为浮动肋，故骨折少见。

肋骨骨折（图 5-1）多由于胸部钝性创伤所引起，少数情况也可以是胸部穿透伤。胸部在受撞击时，折断的肋骨可以移位而导致邻近结构如胸膜、肺等的损伤。肋骨骨折的结果，除骨折部位特别是在受压或深呼吸时的疼痛外，常常表现为局部或广泛的皮下气肿、气胸、血胸、血气胸和（或）呼吸困难。根据骨折的数目、程度及病理生理的改变，临床上分为单纯性肋骨骨折和多根多处肋骨骨折（包括连枷胸）。

二、护理评估

（一）临床症状的评估与观察

1．询问病史及骨折原因

常因外来暴力引起，有直接或间接暴力。

2．评估患者的疼痛

肋骨骨折主要的临床表现为胸骨疼痛在呼吸和咳嗽时加重；局部压痛有骨摩擦感是主要体征。

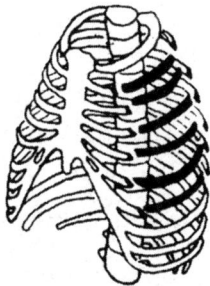

图 5-1　肋骨骨折（侧壁型）

3．评估患者的呼吸运动

患侧呼吸音减弱，可能由于疼痛限制呼吸运动而引起。如多根多处肋骨骨折，该处胸壁软化浮动，呼吸运动时与其他部分胸壁活动相反；呼气时向外凸出，严重影响呼吸功能，称反常呼吸运动。

4．评估患者皮下气肿的情形

触诊时皮下气肿的组织有捻发感，定时在该处皮肤上做记号并评估后期消退情况。

（二）辅助检查

体检发现骨折部有压痛或挤压痛。做 X 线检查是最直接、最可靠的诊断方法，可显示骨折部位、数量、程度及血气胸。

三、护理问题

(一) 疼痛

与骨折引起的不舒服有关。

(二) 低效性呼吸形态

与疼痛、胸壁完全受损及可能合并有肺实质损伤有关。

(三) 气体交换障碍

与肺实质损伤及怕痛有关。

(四) 有感染的危险

与怕痛致分泌物淤积在肺内有关。

四、护理措施

(一) 缓解疼痛

移动患者要小心,以减少不必要的疼痛。咳嗽时协助按压胸部,减少胸部张力,减轻疼痛。保守疗法:非必要时并不采取粘性胶布条、弹性绷带或胸带来固定肋骨,以免影响肺的扩张,尤其应重视止痛药物的应用,如果口服止痛药效果不佳,可加用肌内注射或使用镇痛泵以及肋间神经封闭法,从而缓解疼痛、预防肺部并发症。

(二) 维持正常的呼吸功能

1. 半卧位,卧床休息

膈肌下降利于肺复张、减轻疼痛及非必要的氧气需要量。

2. 吸氧

根据缺氧状态给予鼻导管及面罩吸氧,并及时发现患者有无胸闷、气短、烦躁、发绀等缺氧症状以及皮肤、黏膜的情况。

3. 协助患者翻身,鼓励深呼吸及咳痰

及时排出痰液可给予雾化吸入及化痰药,必要时吸痰排出呼吸道分泌物,预防肺不张及肺炎的发生。

（三）病情观察

（1）观察患者呼吸频率深浅及形态变化，随时询问有无胸闷、气短、呼吸困难等不适主诉。如发现患者有浮动胸壁，要用大棉垫胸外固定该部胸壁，以减轻反常呼吸运动。

（2）定时监测生命体征，定期胸部 X 线检查，以观察有无血气胸等合并证。

（3）皮下气肿的处理：皮下气肿在胸腔闭式引流第 3～7 d 可自行吸收，也可用粗针头做局部皮下穿刺，挤压放气。纵隔气肿加重时，要在胸骨柄切迹上作一 2 cm 横行小切口。

（四）预防感染

（1）保持伤口清洁干燥，更换伤口敷料时严格遵守无菌操作。保持胸腔引流管通畅，防止发生逆行感染。

（2）防止肺部感染：及时有效清除呼吸道分泌物，以及观察分泌物的性状，评估是否有感染的症状及征象，若有立刻通知医生处理。

（3）遵医嘱应用抗生素，并了解抗生素的不良反应。

（五）心理护理

（1）减轻焦虑：适时地给予解释及心理支持。

（2）教会患者腹式呼吸和有效咳嗽、排痰。

（六）危重患者的护理

（1）严密监测病情变化，必要时做好急救准备。如患者窒息，应立即清除呼吸道分泌物及异物。如心跳停止，应立即行心肺复苏术。

（2）做好气管插管、气管切开、呼吸机使用的配合及护理。

（3）协助医师尽快明确有否复合性损伤及其性质，再排除食管或腹部脏器损伤之前，禁忌给患者饮水。

第六节　气　胸

一、概述

胸膜腔内积气称为气胸（图 5-2）。气胸是由于利器或肋骨断端刺破胸膜、肺、支气管或食管后，空气进入胸腔所造成。气胸分三种。

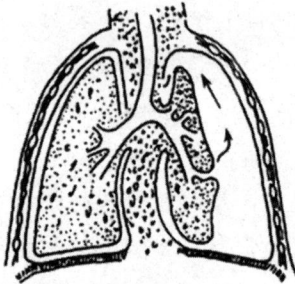

图 5-2　气胸示意图

（一）闭合性气胸

伤口伤道已闭，胸膜腔与大气不相通。

（二）开放性气胸

胸膜腔与大气相通，可造成纵隔扑动。吸气时，健侧胸膜腔负压升高，与伤侧压力差增大，纵隔向健侧移位；呼气时，两侧胸膜腔压力差减少，纵隔移向正常位置，这样纵隔随呼吸来回摆动的现象，称为纵隔扑动。

（三）张力性气胸

有受伤的组织起活瓣作用，空气只能入不能出，胸膜腔内压不断增高，如抢救不及时，可因急性呼吸衰竭而死亡。

二、护理评估

（一）临床症状评估与观察

1. 闭合性气胸

小的气胸多无症状。超过 30％的气胸，可有胸闷及呼吸困难，气管及心脏向健侧偏移，患侧叩诊呈鼓音，呼吸渐弱，严重者有皮下气肿及纵隔气肿。

2. 开放性气胸

患者有明显的呼吸困难及发绀，空气进入伤口发出"嘶嘶"的响声。

3. 张力性气胸

重度呼吸困难、发绀，常有休克，颈部及纵隔皮下气肿明显。

（二）辅助检查

根据上述指征，结合 X 线胸片即可确诊，必要时做患侧第 2 肋间穿刺，常能确诊。

三、护理诊断

（一）低效性呼吸形态

低效性呼吸形态与胸壁完全受损及可能合并有肺实质损伤有关。

（二）疼痛

疼痛与胸部伤口及胸腔引流管刺激有关。

（三）恐惧

恐惧与呼吸窘迫有关。

（四）有感染的危险

感染与污染伤口有关。

四、护理措施

（一）维持或恢复正常的呼吸功能

（1）半卧位，卧床休息：膈肌下降利于肺复张、疼痛减轻及增加非必要的氧气需要量。

（2）吸氧：根据缺氧状态给予鼻导管及面罩吸氧，并及时发现患者有无胸闷、气短、烦躁、发绀等缺氧症状以及皮肤、黏膜的情况。

（3）协助患者翻身，鼓励其深呼吸及咳痰，及时排出痰液，可给予雾化吸入及化痰药，必要时吸痰，排出呼吸道分泌物，预防肺不张及肺炎的发生。

（二）皮下气肿的护理

皮下气肿在胸腔闭式引流第 3～7 d 可自行吸收，也可用粗针头做局部皮下穿刺，挤压放气。纵隔气肿加重时，要在胸骨柄切迹上做一 2 cm 的横行小切口。

（三）胸腔引流管的护理

1. 体位

半卧位，利于呼吸和引流。鼓励患者进行有效的咳嗽和深呼吸运动，利于积液排出，恢复胸膜腔负压，使肺复张。

2. 妥善固定

下床活动时，引流瓶位置应低于膝关节，运送患者时双钳夹管。引流管末端应在水平线下 2～3 cm，保持密封（图 5-3）。

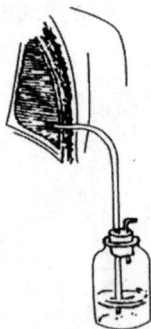

图 5-3　胸腔闭式引流

3. 保持引流通畅

闭式引流主要靠重力引流，水封瓶液面应低于引流管胸腔出口平面60 cm，任何情况下不得高于胸腔，以免引流液逆流造成感染；高于胸腔时，引流管要夹闭；定时挤压引流管以免阻塞；水柱波动反应残腔的大小与胸腔内负压的大小，其正常时上下可波动 4～6 cm。如无波动，患者出现胸闷气促，气管向健侧移位等肺受压的症状，应疑为引流管被血块堵塞，应挤捏或用负压间断抽吸引流瓶短玻璃管，促使其通畅，并通知医生。

4. 观察记录

观察引流液的量、性状、颜色、水柱波动范围，并准确记录。若引流量多≥200 m/h，并持续 2～3 h，颜色为鲜红色或红色，性质较黏稠、易凝血则疑为胸腔内有活动性出血，应立即报告医生，必要时开胸止血。每天更换水封瓶并记录引流量。

5. 保持管道的密闭和无菌

使用前注意引流装置是否密封，胸壁伤口、管口周围用油纱布包裹严密，更换引流瓶时双钳夹管，严格执行无菌操作。

6. 脱管处理

如引流管从胸腔滑脱，立即用手捏闭伤口处皮肤，消毒后油纱封闭伤口协助医生做进一步处理。

7. 拔管护理

24 h引流液＜50 mL，脓液＜10 mL，X线胸片示肺膨胀良好、无漏气，患者无呼吸困难即可拔管。拔管后严密观察患者有无胸闷、憋气、呼吸困难、切口漏气、渗液、出血、皮下气肿等症状。

(四) 急救处理

1. 积气较多的闭合性气胸

经锁骨中线第 2 肋间行胸膜腔穿刺，或行胸膜腔闭式引流术，迅速抽尽积气，同时应用抗生素预防感染。

2. 开放性气胸

用无菌凡士林纱布加厚敷料封闭伤口，再用宽胶布或胸带包扎固定，使其转变成闭合性气胸，然后穿刺胸膜腔抽气减压，解除呼吸困难。

3. 张力性气胸

立即减压排气。在危急情况下可用一粗针头在伤侧第 2 肋间锁骨中线处刺入胸膜腔，尾部扎一橡胶手指套，将指套顶端剪一约 1 cm 开口起活瓣作用（图 5-4）。

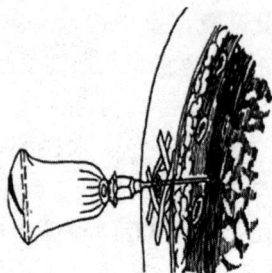

图 5-4　气胸急救处理

（五）预防感染

（1）密切观察体温变化，每 4 h 测体温一次。

（2）有开放性气胸者，应配合医生及时清创缝合。更换伤口及引流瓶应严格无菌操作。

（3）遵医嘱合理应用化痰药及抗生素。

（六）健康指导

（1）教会或指导患者腹式呼吸及有效排痰。

（2）加强体育锻炼，增加肺活量和机体抵抗力。

第七节　血　胸

一、概述

胸部穿透性或非穿透性创伤，由于损伤了肋间或乳内血管、肺实质、心脏或大血管而形成血胸。成人胸腔内积血量在 0.5 L 以下，称为少量血胸；积血 0.5～1 L 为中量血胸；胸积血 1 L 以上，称为大量血胸。内出血的速度和量取决于出血伤口的部位及大小。肺实质的出血常常能自行停止，但心脏或其他动脉出血需要外科修补。根据出血的量分为少量血胸、中量血胸、大量血胸，见图 5-5。

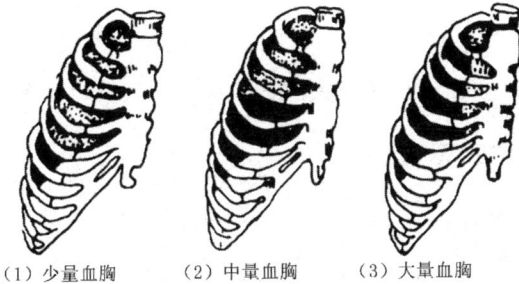

(1) 少量血胸　　　(2) 中量血胸　　　(3) 大量血胸

图 5-5　血胸示意图

二、护理评估

(一) 临床症状的评估与观察

患者多因失血过多处于休克状态；胸膜腔内积血压迫肺及纵隔，导致呼吸系统循环障碍；患者严重缺氧。血胸还可能继发感染引起中毒性休克，如合并气胸，则伤胸部叩诊鼓音、下胸部叩诊浊音、呼吸音下降或消失。

(二) 辅助检查

根据病史体征可做胸穿，如抽出血液即可确诊，行 X 线胸片检查可进一步证实。

三、护理诊断

(一) 低效性呼吸形态

其与胸壁完全受损及可能合并有肺实质损伤有关。

(二) 气体交换障碍

这与肺实质损伤及有关。

（三）恐惧

恐惧与呼吸窘迫有关。

（四）有感染的危险

感染与污染伤口有关。

（五）有休克的危险

休克与有效循环血量缺失及其他应激生理反应有关。

四、护理措施

（一）维持有效呼吸

（1）半卧位，卧床休息：膈肌下降利于肺复张，减轻疼痛及非必要的氧气需要量。如有休克应采取中凹卧位。

（2）吸氧：根据缺氧状态给予鼻导管及面罩吸氧，并及时发现患者有无胸闷、气短、烦躁、发绀等缺氧症状以及皮肤、黏膜的情况。

（3）协助患者翻身，鼓励深呼吸及咳痰：为及时排出痰液可给予雾化吸入及化痰药，必要时吸痰以排出呼吸道分泌物，预防肺不张及肺炎的发生。

（二）维持正常心排血量

（1）迅速建立静脉通路，保证通畅。

（2）在监测中心静脉压的前提下，遵医嘱快速输液、输血、给予血管活性药物等综合抗休克治疗。

（3）严密观察胸腔内出血征象：脉搏增快，血压下降；补液后血压虽短暂上升，又迅速下降；胸腔闭式引流量＞200 mL/h，并持续2～3 h。必要时开胸止血。

（三）病情观察

（1）严密监测生命体征，注意神志、瞳孔、呼吸的变化。

（2）抗休克：观察是否有休克的征象及症状，如皮肤苍白、湿冷、不安、血压过低、脉搏浅快等情形。若有立即通知医生并安置一条以上的静脉通路输血、补液，并严密监测病情变化。

（3）如出现心脏压塞（呼吸困难、心前区疼痛、面色苍白、心音遥远）应立即抢救。

（四）胸腔引流管的护理

严密观察失血量，补足失血及预防感染。如有进行性失血、生命体征恶化，应做开胸止血手术，清除血块以减少日后黏连。

（五）心理护理

（1）提供安静舒适的环境。

（2）活动与休息：保证充足睡眠，劳逸结合，逐渐增加活动量。

（3）保持排便通畅，不宜下蹲过久。

第八节　先天性心脏病

先天性心脏病是指先天发育异常而未能自愈的一组心脏病，临床上将先天性心脏病分为发绀型和非发绀型两大类。

发绀型先天性心脏病是静脉血液通过心腔内异常通道，从右心向左心分流，未经氧合的静脉血与动脉血相混，使体循环血液中氧含量减少。临床上出现发绀症状以法洛四联征（TOF）最常见，其次有：法洛三联征、大动脉转位（TGA）、三尖瓣闭锁、肺静脉异位引流、右室双出口（DORV）、Eisenmenger综合征等。

非发绀型先天性心脏病较常见，心内外无明显分流或合并，左向右分流即左心的氧合血通过心脏异常通路流入右心。常见的有动脉导管未闭、房间隔缺损、室间隔缺损、肺动脉瓣狭窄、主动脉瓣狭窄、主动脉缩窄等。

一、动脉导管未闭（PDA）

PDA是指出生后动脉导管未闭合形成的主动脉和肺动脉之间

的异常通道，是最常见的先天性心脏病之一，约占先心病总数的 15%。

（一）病因与发病机制

动脉导管在胎儿发育时期是胎儿血液循环的主要通道，一般在出生后数小时动脉导管即开始功能性关闭，多数婴儿在出生 4 周后导管逐渐闭合，12 周后才完全闭锁，逐步退化为动脉导管韧带。如不能闭合，则形成 PDA。

压力高的主动脉血流通过导管分流到压力低的肺动脉内，增加了肺循环血量。左心室为维持全身血液循环，需增加心排血量 2～4 倍，左心负荷增加，致左心室肥大，甚至左心力衰竭。而肺循环血容量的增加，导致肺小动脉反应性痉挛，后继发管壁增厚、纤维化，使肺动脉压力升高，当肺动脉等于或超过主动脉压时，左向右分流消失，逆转为右向左分流，临床上出现发绀，导致 Eisenmenger 综合征，因肺动脉高压、右心力衰竭而死亡。

（二）临床表现

（1）导管细小者症状常不明显，多在查体时发现。导管粗，分流量大者，可有反复呼吸道感染、肺炎、呼吸困难甚至心力衰竭。

（2）胸骨左缘第 2 肋间闻及连续性机械样杂音，向锁骨上及颈部传导，可触及震颤。多数患者脉压增宽，有水冲脉、股动脉枪击音，晚期重度肺动脉高压患者轻度活动即可出现气促和发绀。

（三）护理

（1）严密监测血压，预防反跳性高血压发生。

（2）手术并发症有喉返神经麻痹、乳糜胸、膈神经麻痹，故应注意观察胸腔引流的色、量，观察呼吸动度及有无声音嘶哑等症状。

二、房间隔缺损

胚胎发育过程中，房间隔发育不良或吸收过度导致两心房间存在通路，称房间隔缺损（ASD）。

（一）病因与发病机制

在胚胎时期原只有一个心房，约在第 4 周末，心房开始变成双叶状，在双叶之间有一新月形嵴由心房壁的后上方向前下方生长，为原发房间隔，如房间隔发育不全则形成两心房间的通路。

由于左心房压力高于右心房压力，故左心房血液通过缺损向右心房分流。婴幼儿期，左右心房压力接近，分流量小，临床症状不明显；随着年龄增长，房压差增大，左向右分流量逐渐增多，使右心房、右心室及肺动脉血流增加，致右心房、右心室肥大，甚至心力衰竭。合并肺动脉高压产生逆向分流时，临床上可出现发绀。

（二）临床表现

一般到青年期才出现明显症状。

（1）劳累后心悸、气促、心房颤动、易于疲劳。

（2）新生儿患者可出现发绀，多见于巨大房缺患者，啼哭时发绀加重。

（3）患者多无明显发育异常，叩诊可发现心浊音界扩大。

（4）肺动脉瓣区可闻及Ⅱ～Ⅲ级吹风样收缩期杂音。

（三）护理

严密观察心率、心律变化，预防房性心律失常的发生。

三、室间隔缺损

胚胎期室间隔发育不全，左右心室间形成异常通道，称室间隔缺损（VSD）。这是常见的先天性心脏病之一，通常分为干下型、嵴上型、膜周型及肌部型 4 型。VSD 可以是其他复杂畸形的一部分，如 TOF、TGA 及房室管畸形等。

（一）病因与发病机制

在胚胎发育过程中，心室原只有一个腔，约在第 4 周，心室两侧扩大，中有一嵴，即原始室间隔，由下向上生长和心内膜垫向心室生长的部分对合,成为心室间隔,如此隔发育不全,就成形左、右心室间的通路。

VSD 产生左向右分流,分流量取决于左、右心室压力阶差、缺损大小和肺血管阻力。分流量大,肺动脉压力和肺血管阻力逐渐上升,肺小动脉早期会发生痉挛,管壁内膜和中层增厚,阻力增大,形成阻塞性肺动脉高压,致左向右分流减少,甚至出现右向左逆向分流,即 Eisenmenger 综合征。

(二)临床表现

(1)缺损小可无临床症状,多在查体时发现心脏杂音而疑诊。

(2)缺损大者在出生后 2~3 个月开始出现症状,婴儿期反复发生呼吸道感染,甚至左心力衰竭。2 岁后症状好转,但活动后出现心悸、气促、生长发育滞后、心前区隆起等表现,易患肺炎。

(3)心前区可扪及收缩期震颤,胸骨左缘第 3~4 肋间可闻及收缩期喷射性杂音。

(4)当发生肺动脉高压时,杂音可由全收缩期而显著变短,甚至完全消失,可出现发绀和右心力衰竭。

(三)护理

(1)有肺动脉高压患者,术前宜做心导管检查,严格掌握手术适应证。控制肺动脉高压,可静脉持续小剂量应用硝普钠、前列腺素 E、芬太尼等药物。

(2)术前注意预防呼吸道感染。

(3)VSD 合并严重肺高压者并伴有肺小血管梗阻病变而导致气体弥散功能不全,肺顺应性下降,因此术后做好呼吸道护理是关键。①术后应用呼吸机采用同步间歇指令通气加压力支持通气(SIMV+PSV)模式,且加用 3~5 cmH_2O PEEP,可防止呼气末肺泡完全萎陷,维护一定通气/血流比率,能增进气体交换。②气道湿化和及时清除呼吸道分泌物是保持呼吸道通畅的重要手段。③吸痰前后均需用人工呼吸囊纯氧加压吸入 1~2 min,防止缺氧而引起心搏骤停。④拔除气管插管后加强肺部物理治疗,如翻身、拍背、咳痰、吹气球、呼吸治疗仪治疗等，鼓励患者及早活动。

四、法洛四联征

法洛四联征（TOF）为最常见的发绀型先天性心脏病，约占先天性心脏病的1/3，占发绀型先天性心脏病的50%，包括主动脉骑跨、右室流出道狭窄、室间隔缺损和右心室肥大联合心脏畸形。

（一）病因与发病机制

右室流出道狭窄使右心排血受阻，右心室压力上升（同时主动脉向右侧骑跨，右心室静脉血直接进入主动脉），产生右向左分流，致使动脉血氧饱和度下降，出现发绀、肺循环血流量减少的情况。为代偿缺氧，红细胞数和血红蛋白量都显著增多。

（二）临床表现

（1）患儿早期即出现发绀，尤其哭闹时显著，喂养困难，且逐年加重。

（2）喜蹲踞是TOF的特征姿态。蹲踞时体循环阻力增加，右向左分流量减少，同时因回心血量增加，肺循环血流量增加，低血氧得以缓解，缺氧症状减轻。

（3）口唇、甲床发绀，杵状指（趾）。

（4）发育迟缓。

（三）护理

（1）TOF患者由于术前血流动力学的改变，右向左分流，给体内各脏器造成缺氧现象，一般术前吸氧3～5 d，有助于改善各脏器缺氧状况。

（2）术前发绀严重或有晕厥史者应每日吸氧3～4次，每次15～30 min，必要时给予持续低流量吸氧，并防止患儿哭闹，喂奶、吃饭时勿过饱、过急，避免缺氧性发作的发生。

（3）TOF患者红细胞增多，血液浓缩，易产生血栓，故要鼓励患者多饮水，尤其是有发热、腹泻或天热多汗情况下，更需补充液体，以免引起血管栓塞。

（4）TOF 术后最常见的并发症即低心排综合征。临床上出现血压低、心率快、脉细弱、末梢皮肤湿冷、苍白、花纹、尿少、心排指数＜2 L/（min·m²）症状。术后严密监测生命体征，保证血管活性药物准确输入。

（5）有些 TOF 患者由于侧支循环丰富，易并发肺部感染，且体外循环灌注后，易出现肺水肿等肺部并发症，故加强肺部护理很重要。

第九节　肾衰竭

一、急性肾衰竭

急性肾衰竭（ARF）是由各种原因导致的双肾排泄功能在短期内（数小时至数日）突然急剧进行性下降，从而引起氮质潴留，水、电解质紊乱及酸碱平衡失调的临床综合征。常伴有少尿或无尿。

（一）病因分类

根据引起急性肾衰竭原因常可分为肾前性、肾后性和肾实质性三种。

1. 肾前性

由于有效血容量或细胞外液减少导致肾灌注不足，初期为功能性肾功能不全，若不及时处理，可使有效肾灌流量进一步减少，易引起急性肾小管坏死。

2. 肾后性

肾后性是指尿路梗阻引起的肾功能损害，常见原因包括结石、肿瘤、前列腺肥大、血块等机械因素造成的尿路梗阻。

3. 肾实质性

（1）肾小管坏死是最常见的急性肾衰竭，主要病因为肾缺血及肾中毒。肾缺血病因如上述；肾中毒主要由药物毒物及重金属引起。

（2）急性或急进性肾小球肾炎。

（3）急性间质性肾炎。

（4）急性肾脏小血管或大血管疾患。

（二）诊断要点

1. 临床表现

典型的急性肾小管坏死（少尿型）临床上分少尿期、多尿期、恢复期三个阶段。

（1）少尿期：尿量突然减少，少尿期从数日到 3 周以上。大多数为 7～14 d。少尿是指 24h 尿量不足 400 mL；24h 的尿量小于 100 mL，则称为无尿。①水中毒：常可有面部和软组织水肿、体重增加、心力衰竭、肺水肿和脑水肿等。②高钾血症：在少尿的第 2～3 日，血清钾增高；4～5 日后可达危险高值。患者表现为烦躁、嗜睡、肌张力低下或肌肉颤动、恶心呕吐、心律失常，并有高钾心电图改变，血钾大于5.5 mmol/L为高钾血症。③低钠血症：血钠低于135 mmol/L时，临床表现为淡漠、头晕、肌痉挛、眼睑下垂。④低钙血症：偶有抽搐。⑤高镁血症（3 mmol/L）：反射消失。心动过速，传导阻滞，血压下降，肌肉瘫软等。⑥代谢性酸中毒：临床特点有嗜睡、疲乏、深大呼吸（Kussmaul 呼吸）。严重者甚至昏迷。⑦氮质血症：在少尿期中常有厌食、恶心、呕吐、烦躁、反射亢进、癫痫样发作、抽搐和昏迷等。BUN 和 Scr 逐日升高，需及时进行透析治疗。⑧高血压和心力衰竭：主要原因是水、钠过多。血压可达 18.67 ～ 24/12 ～ 14.67 kPa（140～180/90～110 mmHg）。严重者可并发左心力衰竭。

（2）多尿期：在不用利尿剂的情况下，每日尿量大于 2 500 mL，此期可维持 1～3 周。①进行性尿量增多是肾功能恢复的标志，多尿者每日尿量可达 3 000～5 000 mL。②早期仍然可有 BUN 及 Scr 的升高。③有出现高血钾的可能。④后期应注意低血钾的发生。

（3）恢复期：尿量逐渐恢复至正常，肾功能逐渐恢复。3～12个月肾功能可恢复正常，少数遗留永久性损害。非少尿型急性肾衰竭每日尿量超过 800 mL，发生率为 30%～60%，其临床表现较少尿型轻，但病死率仍达 26%。

2.辅助检查

（1）尿液检查：尿色深，混浊，尿蛋白（＋～＋＋）；镜下可见数量不等的红、白细胞，上皮细胞和管型。尿密度低（1.015～1.012）：1.010。

（2）血液检查：BUN 及 Scr 增高，Scr＞884 μmol/L，Ccr 1～2 mL/分。血钾多大于 5.5 mmol/L，部分可正常或偏低。血钠降低，但也可正常。血钙低，血磷高。血 pH 下降，HCO_3^- 下降。

（3）特殊检查：B超、CT 及 KUB 检查双肾体积增大。

3.诊断标准

（1）有引起肾小管坏死的病因。

（2）每日尿量少于 400 mL，尿蛋白（＋～＋＋）或以上。

（3）进行性氮质血症，Scr 每日上升 44.2～88.4 mmol/L，BUN 每日上升 3.6～10.7 mmol/L，Ccr 较正常下降 50%以上。

（4）B超检查显示双肾体积增大。

（5）肾脏活组织穿刺检查对急性肾衰竭有确诊意义。

（三）鉴别要点

1.慢性肾衰竭

慢性肾衰竭可根据病史、症状、实验室检查及 B超检查进行鉴别。但要注意在慢性肾衰竭基础上合并急性肾衰竭。

2.肾前性少尿

（1）化验检查，其中尿密度和尿沉渣镜检是最简单、最基本的检查。肾前性少尿尿沉渣为透明管型，尿密度大于 1.020，而肾性少尿则尿沉渣为棕色颗粒管型，尿密度小于 1.010。

（2）快速补液和利尿药物诊断性试验早期可试用，如尿量不增，则肾性少尿可能性大，急性肾小管坏死的诊断一旦确定，快速补液应属禁忌。

3. 肾后性急性肾衰竭

肾后性急性肾衰竭常由于急性尿路梗阻引起，比较少见。

4. 急进性肾炎

起病类似急性肾炎，在短期内发展至尿毒症，肾活检有大量新月体形成，预后较差。

5. 急性间质性肾炎

急性间质性肾炎有药物过敏史及临床表现，尿中嗜酸性粒细胞增多，肾活检间质病变较重，预后尚可。

（四）规范化治疗

1. 少尿期治疗

急性肾衰竭的治疗，主要是少尿期的治疗。

（1）病因治疗：对肾前性和肾后性肾衰竭的因素，尽可能予以纠正。凡是影响肾脏灌注或直接对肾脏毒性作用的药物应停用。同时，纠正低血压、低血容量和维持电解质平衡。肌肉挤压伤，早期广泛切开。要尽可能避免使用肾毒性药物。

（2）营养管理：急性肾衰竭患者必须摄取足够热量，主要有高渗葡萄糖、脂类乳剂及必需氨基酸、水溶性维生素。应严格限制蛋白质摄入。

（3）维持水钠平衡：少尿期严格限制液体摄入量，24h补液量＝显性失水＋不显性失水－内生水量，明显水肿可应用利尿剂。上述治疗不成功的患者，透析或超滤对于缓解容量超负荷是有效的。

（4）电解质的处理：血钾超过 5.5 mmol/L 即为高钾血症，若超过 6.5 mmol/L 则需紧急处理，可给：①5％碳酸氢钠溶液 100～200 mL 静脉滴注。②10％葡萄糖酸钙 10～20 mL 稀释后静脉注射。③50％葡萄糖液 50～100 mL＋普通胰岛素 6～12U 缓慢静脉注射。④紧急血液透析。少尿期低钠是由于稀释而引起，故限制液体摄入量、排出过多水分是防治低钠的有效措施。一般认为血清钠在 130～140 mmol/L 无须补充钠盐。

（5）代谢性酸中毒治疗：当血清 HCO_3^- 下降 15 mmol/L 以下

时，代谢性酸中毒需要治疗，口服或静脉给予碳酸氢钠。不能纠正者，需透析治疗。

（6）感染治疗：急性肾衰竭患者感染发生率为 $30\% \sim 75\%$。抗菌药物使用必须慎重，如无明显感染，一般避免应用预防性抗菌药物。

（7）透析疗法。①指征：少尿 2 日或无尿 1 日；血尿素氮高于 28.6 mmol/L，血肌酐高于 530 μmol/L，二氧化碳结合力低于 11 mmol/L；尿毒症引起精神症状及消化道症状明显；药物和生物毒素中毒等。②预防透析：也可称为早期透析，在高代谢型等重症急性肾衰竭如挤压综合征，在没有并发症前及早进行透析，可明显提高治愈率。

2. 多尿期治疗

多尿早期仍应按少尿期的原则处理。如尿素氮继续升高和病情明显恶化，应继续进行透析。补液量应以保持体重每日下降 0.5 kg 为宜。根据血钠、血钾的数据，酌情添补电解质，以口服补充电解质为宜。供给足够热量和维生素，蛋白质要逐日加量，以保证组织修复的需要。

3. 恢复期的治疗

此期约 3 个月，应增加营养，要避免使用对肾脏有损害的药物，定期复查肾功能。由于少数患者的肾脏不可逆性损害可转为慢性肾功能不全，应按慢性肾功能不全给予处理。

（五）护理措施

1. 观察病情

（1）监测患者的神志、生命体征、尿量、血钾、血钠的情况。

（2）观察有无心悸、胸闷、气促、头晕等高血压及急性左心衰竭的征象。

（3）注意有无头痛、意识障碍、抽搐等水中毒或稀释性低钠血症的症状。

2. 维持水平衡

（1）少尿期应严格记录 24 h 出入量。

（2）每天测体重一次，以了解水分潴留情况。

（3）严格限制水的摄入，每日的液体入量为前一日尿量加上 $500\sim800$ mL。

（4）观察呼吸状况，及时发现肺水肿或心力衰竭的发生。

（5）多尿期要防止脱水、低钠和低钾血症。

3. 饮食与休息

（1）急性期应卧床休息，保持环境安静，以降低新陈代谢率，使废物产生减少、肾脏负担减轻。

（2）尿量增加、病情好转时，可逐渐增加活动量。

（3）对能进食的患者，给予高生物效价的优质蛋白及含钠、钾较低的食物，蛋白质的摄入量：早期限制为 0.5 g/（kg·d），血液透析患者为 $1\sim1.2$ g/（kg·d）。同时给予高糖类、高脂肪，供给的热量一般为 $126\sim188$ kJ/（kg·d），以保持机体的正氮平衡。

4. 预防感染

感染是急性肾衰少尿期的主要死亡原因。尽量安置患者在单人房间，保持病室清洁，定期消毒。协助做好口腔、皮肤护理。

5. 做好心理疏导

将急性肾衰竭的疾病发展过程告诉患者，给予精神支持和安慰，减轻其焦虑不安的情绪，告诉患者及家属早期透析的重要性，以取得支持与配合。

（六）应急措施

当血钾超过 6.5 mmol/L，心电图表现异常变化时，最有效的方法为血液透析，准备透析治疗前应给予急诊处理，措施如下。

（1）10%葡萄糖酸钙 $10\sim20$ mL 稀释后缓慢静脉注射。

（2）静脉注射 11.2%乳酸钠 $40\sim200$ mL，伴有代谢性酸中毒时给予 5%碳酸氢钠 $100\sim200$ mL 静脉滴注。

（3）10%葡萄糖液 250 mL 加普通胰岛素 8 U 静脉滴注，使钾从细胞外回到细胞内。

（4）呋塞米 $20\sim200$ mg 肌内注射或用葡萄糖稀释后静脉注

入，使钾从尿中排除。

（七）健康教育

（1）应教育急性肾衰竭患者积极治疗原发病，增强抵抗力，减少感染的发生。

（2）指导合理休息，劳逸结合，防止劳累；严格遵守饮食计划，恢复期患者应加强营养，增强体质，适当锻炼；注意个人清洁卫生及保暖。

（3）学会自测体重、尿量；了解高血压脑病、左心力衰竭、高钾血症及代谢性酸中毒的表现；定期门诊随访，监测肾功能、电解质等。

（4）控制、调节自己的情绪，保持愉快的心境，遇到病情变化时不恐慌，能及时采取积极的应对措施。

（5）避免伤肾的食物、药物进入体内。

二、慢性肾衰竭

慢性肾衰竭（CRF）是指各种慢性肾脏病（CKD）进行性进展，引起肾单位和肾功能不可逆的丧失，导致氮质潴留，水、电解质紊乱和酸碱平衡失调及内分泌失调为特征的临床综合征，常常进展为终末期肾衰竭（ESRD）。慢性肾衰竭晚期称为尿毒症。

（一）病因

1. 各型原发性肾小球肾炎

膜增生性肾炎、急进性肾炎、膜性肾炎、局灶性肾小球硬化症等。

2. 继发于全身性疾病

如高血压及动脉硬化、系统性红斑狼疮、过敏性紫癜肾炎、糖尿病、痛风等。

3. 慢性肾脏感染性疾患

如慢性肾盂肾炎。

4. 慢性尿路梗阻

如肾结石、双侧输尿管结石、尿路狭窄、前列腺肥大、肿瘤等。

5. 先天性肾脏疾患

如多囊肾、遗传性肾炎及各种先天性肾小管功能障碍等。

（二）诊断要点

尿毒症患者的毒性症状是由于体内氮及其他代谢产物的潴留及平衡机制出现失调而出现的一系列症状。

1. 水、电解质紊乱和酸碱平衡失调

（1）水钠平衡失调。

（2）高钾血症。

（3）酸中毒。

（4）低钙血症和高磷血症。

（5）高镁血症。

2. 心血管和肺脏症状

（1）高血压。

（2）心力衰竭。

（3）心包炎。

（4）动脉粥样硬化。

（5）尿毒症肺炎及肺水肿。

3. 血液系统表现

（1）贫血。

（2）出血倾向。

（3）白细胞可减少。

4. 神经肌肉系统症状

早期注意力不集中，失眠，性格渐改变，记忆力下降。肌肉颤动、痉挛、呃逆，尿毒症时常有精神异常，如反应淡漠、谵忘，惊厥，昏迷，肌无力，肢体麻木、烧灼或疼痛。

5. 胃肠道症状

食欲缺乏是慢性肾衰竭常见的最早表现，尿毒症时多有恶心、呕吐、消化道出血。此外可有皮肤瘙痒及尿毒症面容（肤色深并萎黄，轻度水肿）、肾性骨病及内分泌失调等。

6. 辅助检查

（1）尿常规：尿密度降低，可见蛋白尿、管型尿等。

（2）肾功能检查及血电解质：血尿素氮、血肌酐升高；P^{3+} 升高，Na^+、Ca^{2+}、HCO_3^- 降低。

（3）血常规：红细胞及血红蛋白降低。

（4）影像学检查：B 超可见双肾同步缩小，皮质变薄，肾皮质回声增强，血流明显减少；核素肾动态显像示肾小球滤过率下降及肾脏排泄功能障碍；核素骨扫描示肾性骨营养不良征；胸部 X 线可见肺瘀血或肺水肿、心胸比例增大或心包积液、胸腔积液等。

（三）鉴别要点

当无明显肾脏病史、起病急骤者应与急性肾衰竭相鉴别。严重贫血者应与消化道肿瘤、血液系统疾病相鉴别。此外，还应重视对原发病及诱发因素的鉴别，判定肾功能损害的程度。

（四）规范化治疗

1. 一般治疗

积极治疗原发病，禁用损害肾脏药物，及时去除诱发因素（如感染、发热、出血、高血压等），常可使病情恢复到原有水平。同时注意纠正水、电解质紊乱。

2. 对症治疗

有高血压者，应限制钠盐摄入，并适当给予降压药物。伴有严重贫血者，应补充铁剂，皮下注射促红细胞生成素。并发肾性骨病者，应适量补充钙剂及维生素 D 或骨化三醇（罗钙全）。

3. 延缓慢性肾衰竭

（1）饮食疗法：一般采用高热量低蛋白饮食，应给予优质蛋白，如蛋类、乳类、鱼、瘦肉等，热量每日不少于 125.5 kJ/kg。尿量在每日 1 000 mL 以上，无水肿者不应限水，不必过分限制钠盐，少尿者应严格限制含磷、含钾的食物。

（2）必需氨基酸疗法：口服或静脉滴注必需氨基酸液。

（3）其他：口服氧化淀粉每日 20～40 g，可使肠道中尿素与氧化淀粉相结合而排出体外。中药大黄10 g，牡蛎 30 g，蒲公英20 g，水煎至 300 mL，高位保留灌肠，每日 1～2 次。控制患者大便在每日2～3 次，促进粪氮排出增加。

4. 透析疗法

可进行血液透析或腹膜透析。

5. 肾移植

必要时可进行肾移植。

（五）护理措施

1. 维持足够营养

（1）摄入适当的蛋白质，给予优质低蛋白，以动物蛋白为主。当患者尿少或血中尿素氮高于28.56 mmol/L，且每周透析 1 次，每日蛋白质摄入应限制在 20～25 g；若每周透析 2 次，限制在 40 g左右；若每周透析 3 次，则不必限制。

（2）摄取足够的热量，每日宜供给热量≥147 kJ/kg，糖类每日应在 150 g 以上，防止因热量不足发生体内蛋白质过度破坏，致代谢产物增加或发生酮症。

2. 维持体液平衡

（1）定期测量体重，每日应在同一时间、穿同样数量衣服、排空膀胱后、使用同一体重计测量。

（2）准确记录 24 h 出入水量，每日尿量大于 2 000 mL 时，如果无明显水肿、高血压、心功能不全者不限制饮水量；如尿量减少或无尿患者，应严格控制入液量（包括服药时的饮水量），入液量一般为 500～800 mL 加前一日的尿量。透析者每天体重变化以不超过1.0 kg为原则。

（3）注意液体量过多的症状，如短期内体重迅速增加、出现水肿或水肿加重、血压升高、心率加快、颈静脉怒张、意识改变、肺底湿啰音等。

3. 观察病情变化

生命体征有无心血管系统、血液系统、神经系统等并发症发生。

4. 保证患者安全

（1）保证休息，慢性肾衰竭患者应卧床休息，避免劳累、受凉。贫血严重、心功能不全、血压高等患者，应绝对卧床休息。

（2）评价活动的耐受情况，活动时有无疲劳感、胸痛、呼吸困难、头晕、血压的改变等；活动后心率的改变，如活动停止3 min后心率未恢复到活动前的水平，提示活动量过大。

（3）尿毒症末期，出现视力模糊，防止患者跌倒；对意识不清的患者，使用床档。

5. 预防感染

（1）保持皮肤黏膜的完整性，每天以温水洗澡，以除去皮肤上的尿毒霜，避免用肥皂和酒精，以免皮肤更干燥。皮肤瘙痒可涂炉甘石洗剂，女性阴部瘙痒应用温水洗涤，保持局部干燥。

（2）保持口腔清洁湿润，以减少口腔唾液中的尿素，预防口臭、口腔溃疡及感染等。

（3）慢性肾衰竭患者抵抗力差，易继发感染。严格执行无菌操作，血液透析患者应预防动静脉内瘘的感染，减少探视，保持床单位清洁。

（六）应急措施

急性左心衰竭时，行急诊透析前给予以下应急措施。

（1）嘱患者取坐位，两腿下垂。

（2）给予持续高流量吸氧或20%～30%酒精湿化吸氧。

（3）必要时给予吗啡镇静。

（4）静脉注射毛花苷丙或毒毛旋花子苷 K。

（5）静脉注射呋塞米 20～40 mg。

（6）急诊行血液透析治疗。

（七）健康教育

1. 生活指导

应劳逸结合，避免劳累和重体力活动。严格遵从饮食治疗原则，尤其是蛋白质的合理摄入及控制水、钠的摄入量。

2. 准确记录

准确记录每日的尿量、血压、体重。定期复查血常规、肾功能、血清电解质等。

3. 预防感染

皮肤瘙痒时切勿用力搔抓，以防皮肤破损。保持会阴部清洁，观察有无尿路刺激征的出现。注意保暖，避免受凉以防上呼吸道感染。

4. 透析后护理

血液透析患者应注意观察动静脉内瘘局部有无渗血，听诊血管杂音是否清晰。瘘侧肢体不可拎重物、打针、输液、测血压。腹膜透析患者保护好腹膜透析管道。

5. 遵医嘱用药

让患者了解药物不良反应并定期门诊复查。

6. 心理护理

护士应做好患者及家属的思想工作，解除患者的各种心理障碍，增强其战胜疾病的信心。

第六章 妇产科疾病护理

第一节 阴道炎

一、滴虫性阴道炎

（一）病因及传染途径

病原体是阴道毛滴虫，不仅感染阴道，还要感染尿道旁腺、尿道及膀胱，甚至肾盂，以及男方的包皮皱褶、尿道或前列腺。

传播方式有两种，一是间接传播，为主要传播方式，经由公共浴池、浴盆、游泳池、坐便器、衣物、医疗器械及敷料等途径传播；二是性交直接传播，男女双方有一方泌尿生殖道带有滴虫均可传染给对方。

（二）临床表现

其主要症状是稀薄的泡沫样白带增多及外阴瘙痒。间或有外阴灼热、疼痛或性交痛，如合并有尿道感染，可伴有尿频、尿急甚至血尿。检查发现阴道、宫颈黏膜充血，常有散在出血点或红色小丘疹；阴道内特别是后穹隆部可见到灰黄色、泡沫状、稀薄、腥臭味分泌物。有些妇女阴道内虽有滴虫存在，但无任何症状，检查时阴道黏膜亦可无异常，称带虫者。阴道毛滴虫能吞噬精子，阻碍乳酸生成，影响精子在阴道内存活，故可引起不孕。

（三）诊断

根据病史、临床表现及取阴道分泌物进行悬滴法查滴虫，即可确诊，必要时可进行滴虫培养。取阴道分泌物前 24～48h 避免性交、阴道灌洗或局部用药。取分泌物前不做双合诊，窥器不涂润滑剂。

阴道分泌物悬滴法比较简便，阳性率可达 80％～90％。于玻片上滴 1 滴生理盐水，自阴道后穹隆取少许分泌物混于玻片盐水中，立即在低倍显微镜下寻找滴虫。若有滴虫可见其波状运动移位，其周围的白细胞被推移。如遇天冷或放置时间过长，滴虫失去活动难以辨认，故要注意保持一定温度和立即检查。

（四）治疗

1. 全身用药

甲硝唑（灭滴灵）200 mg，口服，每日 3 次，7 日为 1 疗程；或单次 2g 口服，可收到同样效果。口服吸收好，疗效高，毒性小，应用方便。性伴侣应同时治疗。服药后个别患者可出现食欲不振、恶心、呕吐等胃肠道反应，偶见出现头痛、皮疹、白细胞减少等反应，可对症处理或停药。甲硝唑能通过胎盘进入胎儿及经乳汁排泄，目前不能排除其对胎儿的致畸作用，因此妊娠早期和哺乳期妇女不宜口服，以局部治疗为主。

2. 局部治疗

（1）清除阴道分泌物，改变阴道内环境，提高阴道防御功能。1％乳酸液或 0.1％～0.5％醋酸或 1∶5 000 高锰酸钾溶液，亦可于 500 mL 水中加食醋 1～2 汤匙灌洗阴道或坐浴，每日 1 次。

（2）阴道上药，在灌洗阴道或坐浴后，取甲硝唑 200 mg 放入阴道，每日 1 次，10 日为 1 疗程。

3. 治疗中注意事项

治疗期间禁性生活；内裤及洗涤用毛巾应煮沸 5～10min 并在阳光下晒干，以消灭病原体；服药期间应忌酒；未婚女性以口服甲硝唑治疗为主，如确需阴道上药应由医护人员放入；滴虫转阴后应于下次月经净后继续治疗一疗程，以巩固疗效。

4. 治愈标准

治疗后检查滴虫阴性时，每次月经净后复查白带，连续 3 次检查滴虫均为阴性，方为治愈。

二、念珠菌性阴道炎

此类阴道炎由白色念珠菌感染引起。念珠菌是条件致病菌，约10％的非孕期和30％的孕期妇女阴道中有此菌寄生，而不表现症状，当机体抵抗力降低、阴道内糖原增多、酸度增高适宜其繁殖而引起炎症。故多见于孕妇、糖尿病和用大剂量雌激素治疗的患者，长期接受抗生素治疗的患者因阴道内微生物失去相互制约而导致念珠菌生长，其他如维生素缺乏、慢性消耗性疾病、穿紧身化纤内裤、肥胖可使会阴局部的温度及湿度增加等均易发病。

(一) 传染方式

传播途径与滴虫性阴道炎相同。另外，人体口腔、肠道、阴道均可有念珠菌存在，三个部位的念珠菌可自身传染。

(二) 临床表现

其突出的症状是外阴奇痒，严重时，患者坐卧不宁，影响工作和睡眠。若有浅表溃疡可伴有外阴灼痛、尿痛尿频或性交痛。白带增多，白带特点为白色豆渣样或凝乳块样。检查见外阴有抓痕，阴道黏膜充血、水肿，有白色片状黏膜物时，擦去白膜可见白膜下红肿黏膜，有时可见黏膜糜烂或形成浅表溃疡。

(三) 诊断

根据典型的临床表现不难诊断。若在分泌物中找到白色念珠菌孢子和假菌丝，即可确诊。方法是加温10％氢氧化钾或生理盐水1小滴于玻片上，取少许阴道分泌物混合其中，立即在光镜下寻找孢子和假菌丝；必要时进行培养；或查尿糖、血糖及做糖耐量试验等，以便查找病因。

(四) 治疗

1. 消除诱因

如积极治疗糖尿病，停用广谱抗生素、雌激素、皮质类固醇。

2. 用2%～4%的碳酸氢钠溶液

以其冲洗外阴、阴道或坐浴，改变阴道酸碱度，以不利于念珠菌生存。

3. 阴道上药

其常用药物为制霉菌素栓或片，1粒或1片放入阴道深处，每晚1次，连用7～14d。其他还有克霉唑、硝酸咪康唑（达克宁）等栓剂或片剂。

4. 顽固病例的处理

久治不愈的患者应注意是否患有糖尿病或滴虫性阴道炎并存。必要时除局部治疗外，口服制霉菌素片以预防肠道念珠菌的交叉感染；亦可用伊曲康唑每次200 mg，每日1次，口服，连用3～5次；或氟康唑顿服，或服用酮康唑，每日400 mg，顿服（与用餐同时），5日为1疗程，孕妇禁用，急慢性肝炎患者禁用。

注意：孕妇患念珠菌性阴道炎应积极局部治疗，预产期前2周停止阴道上药。

三、老年性阴道炎

（一）病因

老年性阴道炎常见于自然或手术绝经后妇女，由于卵巢功能衰退，体内缺乏雌激素，阴道黏膜失去雌激素支持而萎缩，细胞内糖原含量减少，阴道pH上升，局部抵抗力下降，细菌易于入侵而引起炎症。长期哺乳妇女亦可发生。

（二）临床表现

阴道分泌物增多，黄水样，严重者为血性或脓血性；伴外阴瘙痒、灼热或尿痛或坠胀感。检查见阴道黏膜萎缩菲薄，充血，有散在小出血点或小血斑，有时有浅表溃疡；严重者与对侧黏连，甚至造成阴道狭窄、闭锁。

（三）诊断

根据年龄、病史和临床表现一般可做出诊断，但需排除其他疾病，如滴虫阴道炎、念珠菌阴道炎、宫颈癌、子宫内膜癌、阴道癌等。必要时作宫颈刮片细胞学检查和宫颈及宫内膜活检。

（四）治疗

治疗原则为增加阴道黏膜的抵抗力，抑制细菌的生长。

（1）选用 1％乳酸或 0.5％醋酸溶液冲洗外阴、阴道或坐浴，每日 1 次。

（2）甲硝唑或氧氟沙星 100 mg 放入阴道深部，每日 1 次，共 7～10 d。

（3）严重者，经冲洗或坐浴后给己烯雌酚（片剂或栓剂）0.125～0.25 mg 放入阴道，每晚 1 次，7 d 为 1 疗程；或用 0.5％己烯雌酚软膏涂布。

（4）全身用药可口服尼尔雌醇，首次 4 mg，以后每 2～4 周服 2 mg，持续 2～3 个月。

四、护理

（一）护理诊断

1. 知识缺乏

缺乏预防、治疗阴道炎的知识。

2. 舒适的改变

其与外阴、阴道瘙痒、分泌物增多有关。

3. 黏膜完整性受损

这与阴道炎症有关。

4. 有感染的危险

感染与局部分泌物增多、黏膜破溃有关。

（二）护理措施

（1）注意观察分泌物的量、性状。协助医生取分泌物检查，明确致病菌，对症治疗。

（2）嘱患者保持外阴部清洁干燥，勤换内裤（穿棉织品内衣），对外阴瘙痒者，嘱其勿使用刺激性药物或肥皂擦洗，不用开水烫，应按医嘱应用外用药物。

（3）进行知识宣教。耐心向患者解释致病原因及炎症的传染途径，增强自我保健意识，严格执行消毒隔离制度。①嘱患者在治疗期间应将所用盆具、浴巾、内裤等煮沸 5～10 min 或药物浸泡消毒，外阴用物应隔离，以避免交叉或重复感染。②指导患者正确用药，教会患者掌握药物配制浓度、阴道灌洗和坐浴方法。介绍阴道塞药具体方法及注意点：嘱患者治疗期间避免性交，经期停止坐浴、阴道灌洗及阴道上药，要坚持治疗达到规定的疗程。③指导患者注意性卫生，纠正不正当性行为。为患者严格保密，以解除其忧虑，积极接受检查和诊治。

（4）防治感染：①向患者讲解导致感染的诱因及预防措施，如发现有尿频、尿急、尿痛等征象应及时通知医生。②注意监测体温及感染倾向，遵医嘱应用抗生素。

（三）健康教育

（1）注意个人卫生，保持外阴清洁、干燥，尤其在经期、孕产期，每天清洗外阴，更换内裤。

（2）尽量避免搔抓外阴部致皮肤破溃。

（3）鼓励患者坚持用药，不随意中断疗程，讲明彻底治疗的必要性。

（4）告知患者取分泌物前 24～48 h 避免性交、阴道灌洗、局部用药。

（5）治疗后复查分泌物，滴虫性阴道炎在每次月经后复查白带，若连续 3 次检查均为阴性方为治愈。外阴阴道假丝酵母菌病容易在月经前复发，故治疗后应在月经前复查白带。

（6）已婚者应检查其配偶，如有感染需同时治疗。

第二节　宫颈炎

子宫颈炎症是妇科最常见的疾病，有急性和慢性两种。急性子宫颈炎症与急性子宫内膜炎症或急性阴道炎同时发生。临床以慢性子宫颈炎多见，本节仅叙述慢性子宫颈炎。

一、病因

其多见于分娩、流产或手术损伤宫颈后，病原体侵入引起感染，临床多无急性过程的表现。病原体主要为葡萄球菌、链球菌、大肠杆菌及厌氧菌。目前，沙眼衣原体及淋病奈瑟菌感染引起的慢性宫颈炎亦日益增多，已引起医务人员的注意。此外，单纯疱疹病毒也可能与慢性宫颈炎有关。病原体侵入宫颈黏膜，并在此处隐藏，由于宫颈黏膜皱襞多，感染不易彻底清除。

二、病理

根据病理组织形态结合临床，宫颈炎可有以下几种类型。

（1）宫颈糜烂：是慢性宫颈炎最常见的一种病理改变。

（2）宫颈肥大：由于慢性炎症的长期刺激，宫颈组织充血、水肿、腺体和间质增生，还可能在腺体深部有黏液潴留形成囊肿，使宫颈呈不同程度的肥大。

（3）宫颈息肉。

（4）宫颈腺囊肿。

（5）宫颈黏膜炎，又称宫颈管炎。

三、分度和分型

根据糜烂面积大小可分为 3 度。

（1）轻度：糜烂面积小于整个宫颈面积的 1/3。

（2）中度：糜烂面积占整个宫颈面积的 1/3～2/3。

（3）重度：糜烂面积占整个宫颈面积的 2/3 以上。

根据宫颈糜烂的深浅程度可分为单纯型、颗粒型和乳突型 3 型。

四、临床表现

（一）症状

其主要症状是白带增多，白带的性状依据病原体的种类、炎症的程度不同而不同，可呈乳白色黏液状，或呈淡黄色脓性，或血性白带。当炎症沿宫骶带扩散到盆腔时，可有腰骶部疼痛、盆腔部下坠痛等。宫颈黏稠脓性分泌物不利于精子穿过，可造成不孕。

（二）体证

妇科检查时可见宫颈有不同程度糜烂、肥大，有时较硬，有时可见息肉、裂伤、外翻及宫颈腺囊肿。

五、处理原则

进行治疗前先行宫颈刮片检查、碘试验或宫颈组织切片检查，排除早期宫颈癌。慢性宫颈炎以局部治疗为主，可采用物理治疗、药物治疗及手术治疗，以物理治疗最常用。

（一）物理治疗

过去常用的方法是龟烫法，近年新的治疗仪器不断问世，陆续用于临床的有激光治疗、冷冻治疗、红外线凝结疗法及微波疗法等。其原理都是将宫颈糜烂面破坏，结痂脱落后，新的鳞状上皮覆盖创面。恢复期3～4周；病变较深者，需6～8周宫颈恢复光滑外观。

（二）药物治疗

局部药物治疗适用于糜烂面积小和炎症浸润较浅的病例。过去局部涂硝酸银或铬酸腐蚀，现已少用。目前临床多用康妇特栓剂，简便易行，疗效满意。每天放入阴道一枚，连续7～10 d。中药有许多验方、配方，临床应用有一定疗效。对宫颈管内有脓性分泌物的患者，局部用药效果差，需全身治疗。治疗前取宫颈管分泌物做培养及药物试验，同时查找淋病奈氏菌及沙眼衣原体，根据检测结果采用相应的抗感染药物。

（三）手术治疗

有宫颈息肉者行息肉摘除术。对宫颈肥大、糜烂面较深广且累及宫颈管者，可考虑行宫颈椎切术。由于此术出血多，并且大多数慢性宫颈炎通过物理治疗和药物治疗可治愈，故此方法现已很少采用。

六、护理

（一）物理治疗术护理

受物理治疗的患者，应选择月经干净后 3～7d 内进行。有急性生殖器炎症者，暂时列为禁忌。术后应每天清洗外阴 2 次，保持外阴清洁，禁止性交和盆浴 2 个月。患者在宫颈创面痂皮脱落前，阴道有大量黄水流出，在术后 1～2 周脱痂时可有少量血水和少许流血，如出血量多者需急诊处理。局部用止血粉或压迫止血，必要时加用抗生素。一般于两次月经干净后 3～7d 复查，未痊愈者可择期再做第二次治疗。

（二）健康教育

指导妇女定期做妇科检查，发现宫颈炎症予以积极治疗。治疗前常规行宫颈刮片细胞学检查，以排除癌变可能。

（三）采取预防措施

避免分娩时或器械损伤宫颈，产后发现宫颈裂伤应及时缝合。

第三节　月经不调

月经失调为妇科常见病，是由于神经内分泌调节紊乱引起的异常子宫出血，而全身及内外生殖器官无器质性病变存在。往往由于精神紧张、过度劳累、环境和气候的改变、营养缺乏、代谢紊乱等诱因，通过大脑皮层的神经介质干扰下丘脑-垂体-卵巢轴的调节和制约机制，以致卵巢功能失调，性激素分泌失常，子宫内膜失去周期性改变，出现了一系列月经紊乱的表现。

一、功能失调性子宫出血

功能失调性子宫出血（简称功血），主要表现为反复的不正常的子宫出血，为妇科的常见病。它是由于调节生殖的神经内分泌机制紊乱引起的，而不是全身及内外生殖器官有器质性病变。功血可发生于月经初潮至绝经期的任何年龄，50％的患者发生于绝经前期，30％发生于育龄期，20％发生于青春期。其常表现为月经周期长短不一、经期延长、经量过多、甚至不规则阴道流血。功血可分为排卵性和无排卵性两类。

（一）常见病因

体内外任何因素都可影响下丘脑-垂体-卵巢轴的调节功能，常见的因素有精神紧张、恐惧、气候和环境骤变、过度劳累、营养不良及全身性疾病的影响，使卵巢功能失调、性激素分泌失常，致使子宫内膜失去正常的周期性变化，出现一系列月经紊乱的现象。

在整个月经周期中，上述任何干扰因素阻碍下丘脑对垂体GnRH的控制，在月经中期不能形成 FSH 与 LH 的峰状分泌，致使卵巢不能排卵，出现无排卵性功血。有时虽有排卵，但早期的FSH 水平不高，卵泡发育延迟，致使黄体期的 LH 水平相对不足，出现黄体功能不足的有排卵性功血；也有 FSH 水平正常，但 LH水平相对不足或持久分泌，出现内膜脱落不全的有排卵性功血。

（二）临床分类及表现

1. 无排卵性功血

约有 85％是无排卵性功血。多见于青春期与更年期，由于下丘脑-垂体-卵巢轴尚未发育成熟或衰退，卵巢虽能分泌雌激素，卵泡亦发育，但因不能形成正常月经周期时的 FSH 和 LH 高峰，使卵泡不能继续发育成熟，没有排卵，卵巢不能分泌孕激素，没有黄体形成，以致月经紊乱。

主要表现为月经周期或经期长短不一，出血量异常。有时先有数周或数月停经，然后有大量阴道流血，持续 2～3 周或更长时间，不易自止。也有长时间少量出血，但淋漓不净。经期无下腹痛，常伴有贫血，妇科检异常。

2. 有排卵性功血

其较无排卵性功血少见。多见于生育期，都有排卵功能，但黄体功能异常。常见的有两种类型。一种是黄体功能不足，因为黄体期孕激素分泌不足，或黄体过早衰退，使子宫内膜分泌反应不良；另一种是子宫内膜不规则脱落，虽然黄体发育良好，但萎缩过程延长，使子宫内膜脱落不全。

一般表现为月经周期正常或缩短，但经期延长。黄体功能不足时，月经周期可缩短至 3 周，且经期前点滴出血。子宫内膜不规则脱落时，月经周期正常，但经期延长达 9～10 d，且出血量较多。

（三）治疗

1. 无排卵性功血

青春期患者以止血、调整月经周期、促进排卵为主；更年期患者以止血和调整月经周期为主。

2. 有排卵性功血以调整黄体功能为主

（1）药物止血。①孕激素内膜脱落法：即药物刮宫法，适用于有一定雌激素水平而孕激素不足时。给足量的孕激素，常用黄体酮10～20 mg，每日肌内注射，连续 5d，用药后使增生过长的子宫内膜转化为分泌期，停药后内膜脱落出现撤药性出血。因撤药性出血时，出血量很多，故只适用于血红蛋白大于60 g/L的患者。②雌激素内膜生长法：适用于无排卵性的青春期或未婚者的功血，大剂量雌激素能快速升高体内雌激素水平，使子宫内膜生长，达到短期内修复创面、止血的目的。③雄激素：适用于更年期的功血，有拮抗雌激素的作用，能增强子宫平滑肌及子宫血管的张力，减轻盆腔充血，从而减少出血量。因雄激素不能立即改变子宫内膜脱落的过程，也不能迅速修复内膜，故单独应用效果不佳。

（2）诊断性刮宫：更年期功血的患者在用激素治疗前宜常规行诊刮术，以排除宫腔内器质性病变。刮出的子宫内膜送病理检查，可协助明确诊断和指导用药。但对未婚者不宜选用。

（3）调整月经周期：使用性激素人为地控制出血量，并形成有规律的月经周期，是治疗功血的一项过渡性措施，其方面目的为暂时抑制患者自身的下丘脑-垂体-卵巢轴，借以恢复正常月经的内分泌调节；另一方面直接作用于生殖器官，使子宫内膜发生周期性变化，能按预期时间脱落且出血量不多。在调整阶段，患者能摆脱因大出血带来的精神上的忧虑或恐惧，同时有机会改善患者的机体状况。一般连续用药3个周期，常用的调整月经周期的方法有：雌、孕激素序贯法（人工周期）：模拟自然月经周期中卵巢的内分泌变化，使子宫内膜发生相应变化，引起周期性脱落。适用于青春期功血的患者。一般连续使用2～3个周期后，即能自发排卵；雌、孕激素合并应用：雌激素使子宫内膜再生修复，孕激素可限制雌激素引起的内膜增生过长。适用于育龄期（计划生育者）与更年期功血的患者；孕、雄激素合并法：适用于更年期功血的患者。

（4）促进排卵。氯底酚胺（克罗米芬）：通过抑制内源性雌激素对下丘脑的负反馈，诱导促性腺激素释放激素的释放而诱发排卵。此药有较高的促排卵作用，适用于体内有一定雌激素水平的患者。一般连续用药3～4个周期。不宜长期连续用药，避免对垂体产生过度刺激，导致卵巢过度刺激综合征，或多发排卵引起多胎妊娠；人绒毛膜促性腺激素（HCG）：具有类似LH的作用而诱发排卵。适用于体内有一定水平FSH、并有中等水平雌激素的患者。用B型超声波监测卵泡发育到接近成熟时，或于月经周期第9～10 d，HCG 1 000 U 肌内注射，次日 2 000 U，第 3 日 5 000 U，可引起排卵；雌激素：适用于月经稀少，且雌激素水平低下的患者，以小剂量雌激素作周期疗法。于月经第 6 d 起，每晚口服己烯雌酚 0.125～0.25 mg，连续20 d为一周期。连续用3～6个周期。

（5）有排卵性功血的治疗：黄体功能不足。促进卵泡发育：针对发生的原因，调整性腺轴功能，促使卵泡发育和排卵，以利形成正常的黄体。首选氯底酚胺，适用于黄体功能不足的卵泡期过长的患者。黄体功能刺激疗法：常用 HCG 以促进和支持黄体功能。于基础体温上升后开始，HCG 2 000～3 000 U 隔天肌内注射，共 5 次。黄体功能替代疗法：于排卵后开始用黄体酮 10 mg，每日肌内注射1 次，共 10～14 d。以补充黄体分泌的孕酮不足，用药后月经周期正常，出血量减少。

（6）子宫内膜不规则脱落。孕激素：调节下丘脑-垂体-卵巢轴的反馈功能，使黄体及时萎缩，内膜较完整脱落。于下次月经前第 8～10 d 起，黄体酮 20 mg，每日肌内注射，或醋酸甲羟孕酮（安宫黄体酮）10～12 mg，共 5 d。HCG：HCG 有促进黄体功能的作用，用法同黄体功能不全。

（四）护理

1. 护理目标

（1）经过有关本病的医学知识和健康教育后，患者摆脱精神困扰，愿意参与治疗。

（2）经过积极的治疗，并保证营养的摄入，避免发生体液不足的现象。

（3）加强会阴护理，教会患者自我清洁卫生技能，避免发生生殖道感染。

2. 护理措施

（1）针对不同年龄期的患者讲解其发病的机制，国内外对此病的最新研究信息，正规治疗的整体方案，疗程的时间，写出书面的用药方法及时间表。尤其强调擅自停药，或不正规用药的不良反应。

（2）针对主动限制摄入量、正在减肥的患者，让其明白短期性激素治疗不同于长期。肾上腺皮质激素治疗，不会引起发胖，以及接受正规治疗与健康的辩证关系。并纠正有些人因偏食习惯而造成的营养不良，让其懂得长期营养不良是诱发本病的因素之一。

（3）针对角色转变障碍的患者，让其懂得住院能得到最快最好的治疗，因而能最有效地治愈功血，才能早日恢复健康。说服患者和家属主动寻找能帮助患者照顾家务的社会支持系统人员（亲朋好友、街坊邻居、领导同事、子女的教师等）。

（4）针对害怕误诊的患者，详细了解发病经过及症状，让其阅读实验室报告，讲解报告的临床意义，并帮助其排除恶变的症状，甚至可将有关书籍借给其仔细阅读理解，或请主治医生再次与患者讲解病情及诊断依据。

（5）记录出血量，嘱患者保留卫生巾、尿垫及内裤等便于准确估计失血量，为及时补充体液和血液提供依据。对严重出血的患者需按时观察血压、脉搏、呼吸、尿量，并督促其卧床休息和不单独起床，以防发生晕倒受伤。如给予静脉输液时，做好配血、输血的准备。如发生出血性休克时，积极配合医生抗休克治疗。

（6）正确给药，严格执行性激素给药的护理措施：①重点交班，治疗盘醒目标记。②按量按时给药，不得随意停药或漏药，让患者懂得维持血液内药物浓度的恒定，可避免造成意外的阴道出血。③必须按规定在血止后开始减量，每3 d减去原剂量的1/3量。④让患者懂得药物维持量是以停药后3～5 d发生撤药性出血，和上一次月经时间为参考依据而制定的，要坚持服完维持量。⑤告之患者及家属，若治疗期间有不规则阴道出血，应及时汇报值班护士或医生，必须立即做出处理。

（7）预防感染做好会阴护理，并教会患者使用消毒的卫生巾或会阴垫，保持内裤和床单的清洁，每晚用PP液（1：5 000高锰酸钾）清洁外阴，以防逆行感染。观察与生殖器感染有关的体征，如宫体压痛、卫生巾、外阴有臭味，及体温、脉搏、呼吸、白细胞计数和分类的报告，一旦有感染症状，及时与医生联系，加用抗生素治疗。

（8）补充营养，成人体内大约每100 mL血液含铁50 mg。因此每天应从食物中吸收0.7～2.0 mg铁，功血患者更应增加铁剂的摄入量。根据患者喜爱的食品，推荐富含铁剂的食谱，如青春期患者可多食猪肝、禽蛋类食品，更年期患者则可多食鱼虾、新鲜水果和蔬菜类等低胆固醇高铁剂的食品。下列食品中含铁剂量为：牛奶700～2 000 g，瘦猪肉29～83 g，猪肝3～8g，鸭蛋22～63 g，带鱼63～182 g，鲤鱼44～125 g，苋菜15～42 g，黄豆6～18 g，榨菜10～30 g，土豆77～222 g，黄瓜或西红柿175～500 g，同时再注意添加大量的维生素，补充锌剂，以促进患者尽可能地在短期内纠正贫血。

3. 健康指导

针对不同年龄期的患者讲解各期发病机制，国内外对此病的最新研究信息，正规治疗的整体方案，疗程的时间，写出书面的用药方法及时间表。尤其强调擅自停药或不正规用药的不良反应。

二、闭经

月经停止6个月称闭经，它是妇科疾病的一种常见症状，而不是疾病，通常把闭经分为原发性和继发性两类。前者是指女性年满18岁或第二性发育成熟2年以上，仍无月经来潮者；后者是指曾有规律的月经周期，后因某种病理性原因而月经停止6个月以上者。根据发生的原因，闭经又可分为生理性和病理性两类，凡青春期前、妊娠期、哺乳期和绝经期后的停经，均属生理性闭经；因下丘脑-垂体-卵巢性腺和靶器官子宫，任何一个环节发生问题，导致的闭经为病理性闭经。

（一）病因

正常月经周期的建立与维持依赖于下丘脑-垂体-卵巢轴的神经内分泌调节，和靶器官子宫内膜对卵巢性激素的周期性反应，如果其中一个环节的功能失调就会导致月经紊乱，严重时发生闭经。根据闭经的常见原因，按病变部位分为：影响下丘脑合成和分泌GnRH及生长激素，进而抑制促性腺激素、性腺功能下降所致的原发性或继发性闭经；下丘脑的生乳素抑制因子或多巴胺减少，和 GnRH 分泌不足所致的闭经溢乳综合征；下丘脑-垂体-卵巢轴的功能紊乱，LH/FSH比率偏高，卵巢产生的雄激素太多，而雌激素相对较少所致的无排卵性多囊卵巢综合征的闭经；剧烈运动后 GnRH 分泌减少，其次运动员的肌肉/脂肪比率增加或总体脂肪减少使月经异常，进而导致闭经；甲状腺功能减退，肾上腺皮质功能亢进，肾上腺皮质肿瘤等其他内分泌功能异常所致的闭经。

（二）闭经的分类

1. 子宫性闭经

其闭经的原因在子宫，即月经调节功能正常，卵巢亦正常，但子宫内膜对卵巢性激素不能产生正常的反应，也称子宫性闭经。因子宫发育不全或缺如，子宫内膜炎，子宫内膜损伤或黏连，和子宫切除后或宫腔内放射治疗后等所致的闭经。

2. 卵巢性闭经

此类闭经的原因在卵巢，因卵巢发育异常，或卵巢功能异常使卵巢的性激素水平低下，不能作用于子宫内膜发生周期性变化所致的闭经。如先天性卵巢未发育或仅呈条索状无功能的实体，卵巢功能早衰，卵巢切除后或放射治疗后组织破坏和卵巢功能性肿瘤等所致的闭经。

3. 垂体性闭经

其病变主要在垂体，垂体前叶器质性病变或功能失调都会影响促性腺激素的分泌，继而导致卵巢性闭经。如垂体梗死的希恩综合征、原发性垂体促性腺功能低下和垂体肿瘤等所致的闭经。

4. 下丘脑性闭经

这是最常见的一类闭经，因中枢神经系统-下丘脑功能失调而影响垂体，继而引起卵巢性闭经。如环境骤变、精神创伤等外界不良的精神或神经刺激因素，作用于下丘脑-垂体-卵巢轴，影响卵泡成熟导致闭经，神经性厌食和长期消耗性疾病的严重营养不良。

（三）临床表现

虽然闭经患者常无不适的症状，但精神压力较大，生殖器发育不良的青春期女性，忧虑今后不能成婚，或不能生育的自卑感；已婚育的妇女因发病而致的性欲下降，影响正常的性生活，害怕破坏夫妻感情而内疚；大多数患者都因病程较长或反复治疗效果不佳，甚至得不到亲人的理解而感到悲哀、沮丧，因而对治疗失去信心。严重的患者可影响食欲，睡眠等，诸多的不良心情反而加重了病情。

（四）护理

1. 护理措施

（1）建立护患关系：表现出医护人员应有的同情心，取得患者的信赖，鼓励患者逐渐地表露心声，如对治疗的看法，对自我的评价，对生活的期望，面临的困难等。

（2）查找外界因素：引导患者回忆发病前不良因素的刺激，指导患者调整工作、生活节奏，建立患者认可的锻炼计划，增强适应环境改变的体质，学会自我排泄心理抑郁和协调人际关系的方法。

（3）讲解医学知识：耐心讲述闭经发病原因的复杂性，诊断步骤的科学性，实施检查的阶段性，才能取得准确的检查效果，对查明病因是有利的。对有接受能力的患者，可用简图表示下丘脑-垂体-卵巢性腺轴产生月经的原理，用示意图说明诊断步骤、诊断意义和实验所需的时间，使患者理解诊治的全过程，能耐心地按时、按需接受有关的检查。

（4）指导合理用药：患者领到药后，说明每种药物的作用、服法、可能出现的不良反应等，并具体写清服药的时间、剂量和起始日期，最后评价患者的掌握程度，直到完全明白为止。

（5）关注全身健康状况：积极治疗慢性病。

2. 用药及注意事项

（1）小剂量雌激素周期治疗：促进垂体功能，分泌黄体生成素，使雌激素升高，促进排卵。

（2）雌、孕激素序贯疗法：抑制下丘脑-垂体轴的作用，停药后可能恢复月经并出现排卵。

（3）雌、孕激素合并治疗：抑制垂体分泌促性腺激素，停药后出现反跳作用，使月经恢复及排卵。

（4）诱发排卵：卵巢功能未衰竭，又希望生育的患者，可根据临床情况选用促排卵的药物。

（5）溴隐亭的应用：适用于溢乳闭经综合征，其作用是抑制促催乳激素以减少催乳激素。

3. 健康指导

（1）让患者懂得闭经的发生、治疗效果与本人的精神状态有较密切的关系，逐渐克服自卑感，最终能战胜自我、重塑自我。

（2）让患者家属理解闭经治疗的复杂性和患者的心情变化，学会更细微地体贴关心患者。

（3）让患者懂得营养不良与闭经的关系，放弃不合理的饮食，配合诊治方案。

三、更年期综合征

更年期是女性从性成熟期逐渐进入老年期的过渡阶段，包括绝经前期、绝经期和绝经后期。绝经是指月经完全停止一年以上。据统计，目前我国的平均绝经年龄，城市妇女为 49.5 岁，乡村妇女为 47.5 岁。约 1/3 的更年期妇女能以神经内分泌的自我调节适应新的生理状态，一般无特殊症状，2/3 的妇女会出现一系列性激素减少引起的自主神经功能失调和精神神经等症状，称为更年期综合征。

（一）临床表现

更年期综合征一般历时 2～5 年，甚者 10 余年。

1. 月经紊乱及闭经

绝经前 70% 妇女出现月经紊乱，从月经周期缩短或延长，经量增多或减少，逐渐演变为周期延长，经量减少至闭经。少数人直接转为闭经。

2. 血管舒缩症状

其常见为阵发性潮热、出汗、心悸、眩晕，是卵巢功能减退的信号。典型的表现为无诱因、不自主的、阵发性的潮热、出汗，起自胸部皮肤阵阵发红，继而涌向头颈部，伴烘热感，随之出汗。持续时间为几秒至数分钟不等，而后自行消退。

3. 精神、神经症状

其常表现为情绪不稳定，挑剔寻衅，抑郁多疑，注意力不集中，记忆力衰退，失眠，头痛等。少数人有精神病症状，不能自控，这种变化不能完全用雌激素水平下降来解释。

4. 泌尿、生殖道的变化

外阴萎缩，阴道变短、干燥、弹性减弱、黏膜变薄，致性交疼痛，甚者见点状出血，易发生感染，出现白带黄色或带血丝，外阴烧灼样痛；宫颈萎缩变平，宫体缩小，盆底松弛；尿道缩短，黏膜变薄，尿道括约肌松弛，常有尿失禁；膀胱黏膜变薄，易反复发作膀胱炎；乳房萎缩、下垂。

5. 心血管系统的变化

绝经后冠心病发生率增高，多认为与雌激素下降致血胆固醇、低密度脂蛋白、甘油三酯上升，高密度脂蛋白下降有关。也有出现心悸、心前区疼痛，但无器质性病变，称为"假性心绞痛"。

6. 骨质疏松

绝经后妇女骨质丢失变为疏松，骨小梁减少，最后可引起骨骼压缩，体格变小，甚者导致骨折，常发生于桡骨远端、股骨颈、椎体等部位。骨质疏松与雌激素分泌减少有关，因为雌激素可促进甲状腺分泌降钙素，它是一种强有力的骨质吸收抑制剂，一旦雌激素水平下降，致使骨质吸收增加。此外，甲状旁腺激素是刺激骨质吸收的主要激素，绝经后甲状旁腺功能亢进，或由于雌激素下降使骨骼对甲状旁腺激素的敏感性增强，也促使骨吸收加剧。

更年期综合征患者常因一系列不自主的血管舒缩症状和神经功能紊乱症状，而影响日常工作和生活，可用改良的 kupperman 的更年期综合征评分法评价其症状的程度。某些家庭、社会环境变化构成对围绝经期妇女心身的不良刺激，如丈夫工作变迁，自己工作负担加重或在竞争中力不从心，甚至下岗，自己容貌或健康的改变，家庭主要成员重病或遭遇天灾人祸等，这些都导致了患者情绪低落，抑郁多疑。少数患者曾有过精神状态不稳定史，在围绝经期更易激动、多虑、失眠等，甚至表现为喜怒无常，被周围的人们误认为精神病，更加重了患者的心理压力，因而也就更渴望得到理解和帮助。

（二）护理

1. 护理目标

（1）患者能识别精神困扰的起因，学会自我调节不稳定情绪。

（2）患者能掌握性激素替代治疗的具体方法，并懂得寻求性保健咨询。

（3）患者能再树老有所乐的生活观。

2. 护理措施

（1）自我调节：向患者介绍有关更年期综合征的医学常识，让患者了解这一生理过程，解除不必要的猜疑和烦恼。争取家庭成员和同事们的关心爱护，给患者创造一个良好的生活和工作的环境。同患者商讨调节有规律的生活和工作日程，保证充足的休息和睡眠。劝阻患者不要观看情节激动、刺激性强或忧伤的影视片。

（2）潮热的护理：记录发生潮热的情形，借以找出引发潮热的因素加以避免。尽量采用多件式纽扣的穿着方式，当潮热时可以脱下，即使没有隐蔽处也可解开纽扣散热，当感到冷时又能方便地再穿上。避免过于激动而引发潮热。少食调味重，辛辣食品，兴奋性食品，以免发生潮热。用电扇、空调、冷毛巾擦拭等方法，借以缓解潮热。

（3）指导用药：使患者懂得补充性激素的目的、用药后效果及可能出现少量阴道出血、乳房胀、恶心等症状，多能自行消失。一旦未见好转，到医院就诊，排除其他原因后，调整剂量以解除更年期综合征，用药症状消失后即可停药；为防治骨质疏松，则需长期用药。对长期用药的患者商讨定期随访的计划，并具体书写药名、服用剂量、服用次数和日期确认患者能掌握用法。

（4）预防阴道干燥：维持性生活或手淫的方式，有助于加强阴道的血液循环，并可维持组织的伸缩性。也可使用水溶性的润滑剂，以润滑阴道壁，必要时亦可试用雌激素软膏。

（5）预防骨质疏松：鼓励患者参加适量的户外活动，如去环境安静、空气新鲜的场地散步和锻炼，阳光直接照射皮肤；增加钙质食品（鱼虾、牛奶、深绿色和白色蔬菜、豆制品、坚果类等），最好每天喝牛奶500 mL，或服用保健钙。专家建议，围绝经期妇女每天从食品中摄取钙量应是 800～1 000 mg，保健钙应在饭后 1 小时或睡前服用；若饮用牛奶有腹胀、腹泻等不适的患者，可改饮酸奶；必要时服用降钙素，有助于防止骨质丢失和预防自主神经功能紊乱的症状。

3. 用药及注意事项

（1）一般治疗：更年期综合征可因精神、神经不稳定而加剧症状，故应先进行心理治疗。甚者必要时选用适量的镇静剂以利睡眠，如夜晚口服阿普唑仑（佳静安定）1 mg，和调节自主神经功能的谷维素每天30～60 mg。

（2）雌、孕激素替代治疗：适用于因雌激素缺乏引起的老年性阴道炎、泌尿道感染、精神神经症状及骨质疏松的变化。治疗时以剂量个体化，取最小有效量为佳。

如大剂量单用雌激素 5 年，增加子宫内膜癌的发病率。但小剂量雌激素配伍孕激素，则能降低子宫内膜癌的发生。如有严重肝胆疾病，深静脉血栓性疾病和雌激素依赖性肿瘤的患者禁用。①常用雌激素制剂：尼尔雌醇每次1～2 mg，半月1次；或戊酸雌二醇每天 1～4 mg；或利维爱每天1.25～2.5 mg；或炔雌醇每天5～25 mg，以上各均为口服给药。近年流行经皮给药，如皮肤贴剂，每天释放 E_2 0.05～0.1 mg，每周更换1～2 次；或爱斯妥霜剂，每天涂腹部2.5 mg；皮下埋植 E_2 胶丸25～100 mg，半年1 次。结合雌激素、戊酸雌二醇、己烯雌酚均可阴道给药。②配伍孕激素：有子宫的妇女必须配伍孕激素，以减少子宫内膜癌的发病危险。常用安宫黄体酮。服用尼尔雌醇时，每 3～6 个月加服安宫黄体酮 7～10 d，每天6～10 mg。配伍方案有三种。周期序贯治疗：每月服雌激素 23～26 d，在第11～14 d 起加用孕激素，共 10～14 d，两者同时停药 1 周，再开始下一周期的治疗。连续序贯治疗：连续每天服雌激素不停，每月周期性加用孕激素 14 d。连续联合治疗：每天同时服雌、孕激素连续不断，安宫黄体酮每天 2～2.5 mg。③单纯孕激素：有雌激素禁忌证的患者，可单独用孕激素。已证实，孕激素可缓解血管舒缩症状，延缓骨质丢失。如甲孕酮 150 mg 肌内注射，可减轻潮热出汗，能维持 2～3 个月。

4. 健康指导

（1）向围绝经期妇女及其家属介绍绝经是一个生理过程，绝经发生的原因及绝经前后身体将发生的变化，帮助患者消除绝经变化产生的恐惧心理，并对将发生的变化做好心理准备。

（2）介绍绝经前后减轻症状的方法，以及预防围绝经期综合征的措施。如适当地摄入钙质和维生素 D，将减少因雌激素降低使得骨质疏松；有规律地运动，如散步、骑自行车等可以促进血液循环，维持肌肉良好的张力，延缓老化的速度，还可以刺激骨细胞的活动，延缓骨质疏松症的发生；正确对待性生活等。

第四节　不孕症

凡婚后未避孕、有正常性生活、同居 2 年而未曾妊娠者，称不孕症（infertility）。婚后未避孕从未妊娠者称原发性不孕，曾有过妊娠而后未避孕连续 2 年不孕者，称为继发性不孕。

一、病因与发病机制

受孕是一个复杂的生理过程。卵巢要排出正常卵子；精液正常并有正常形态和数量的精子；精子和卵子要能够在输卵管内相遇结合成为受精卵，而后在宫腔着床发育。导致不孕的原因也很复杂。

（一）女性不孕的因素

约占 60%，以输卵管及卵巢因素为多。

1. 排卵障碍

常由于下丘脑-垂体-卵巢轴功能紊乱、全身性疾病、卵巢病变等导致无排卵。

2. 输卵管因素

输卵管因素是不孕症最常见的原因，如输卵管炎症、输卵管发育异常等。

3. 子宫因素

子宫发育不良、黏膜下肌瘤、特异性或非特异性子宫内膜炎症、宫腔黏连及内膜分泌反应不良等，可致孕卵不能着床或着床后早期流产。

4. 宫颈因素

体内雌激素水平低下或宫颈炎症时，子宫颈黏液的性质和量发生改变，影响精子的活力和进入宫腔的数量，宫颈息肉、宫颈口狭窄等均可导致精子穿过障碍而不孕。

5. 阴道因素

先天性无阴道、阴道横膈、处女膜闭锁、各种原因引起的阴道狭窄都可能影响精子进入，严重阴道炎症可缩短精子生存时间而致不孕。

6. 免疫因素

不孕妇女的宫颈黏液内产生抗精子抗体或血清中存在透明带自身抗体，都阻碍精子和卵子的正常结合。

（二）男性不孕因素

约占 40%，主要为生精障碍与输精障碍。

1. 精液异常

精液异常指无精子或精数过少，活动力减弱，形态异常。常见的原因有先天性发育异常、全身慢性消耗性疾病等。

2. 精子运送受阻

多因炎症致使输精管阻塞，阻碍精子通过。阳痿或早泄患者往往不能使精子进入阴道。

3. 免疫因素

男性体内产生对抗自身精子的抗体，或射出的精子产生自身凝集而不能穿过宫颈黏液。

4. 内分泌功能障碍

如甲亢、肾上腺皮质功能亢进、垂体功能减退等。

二、治疗原则

注意增强体质以增进健康，纠正贫血和营养不良状态，积极治疗各种内科疾病，针对检查结果作相应治疗。

(一) 排卵功能异常的治疗

如确定不孕的原因是无排卵，则需找出原因对症下药，如以甲状腺素治疗甲状腺功能低下，以性腺激素释放因子治疗性腺功能不足，以性腺激素释放因子的拮抗剂治疗男性激素分泌过多症，以刺激排卵的药物诱发排卵。

(二) 子宫、输卵管及盆腔因素的治疗

有些子宫解剖结构异常可用手术矫治，持续性子宫内膜炎可给予抗生素治疗，子宫内膜异常增生可用子宫扩张及刮除术去除异常增生的组织。子宫内膜异位症可以手术、药物或两者并用的方式治疗，输卵管阻塞可以输卵管通气试验治疗或显微手术矫治。子宫颈黏液分泌不佳可以小剂量雌激素改善分泌情形。

(三) 其他

根据具体检查结果及治疗情况分别采用人工授精、体外受精及胚泡植入、配子输卵管内移植及宫腔配子移植技术。

三、护理

(一) 护理目标

(1) 夫妇双方能陈述不孕的主要原因，并能配合进行各项检查。

（2）患者能以积极的态度配合并坚持治疗。

（3）绝对不孕者能面对现实，以坦然乐观的心态处之。

（二）护理措施

1. 提供相关知识

首先应详尽评估夫妇双方目前具有的不孕相关知识及错误观念，鼓励他们毫无保留地表达自己内心的看法、认识及顾虑，教会他们预测排卵的方法，让他们掌握性交的适当时期。指导夫妇双方注意生活规律，避免精神紧张等情绪改变，保持健康心态，用深入浅出的讲解使他们对生育与不孕有正确了解，纠正错误观念，正确而客观地认识生育与不孕，指出绝大部分不孕因素可以治疗，使他们满怀信心，配合检查。

2. 协助医师实行治疗方案

配合医师根据检查结果确定治疗方案，并向患者提供信心，鼓励他们坚持治疗，对绝对不孕者帮助他们度过悲伤期，面对现实，根据自身条件接受相应的治疗方案，如人工授精、体外受精胚泡植入等。

3. 提供心理支持

由于封建意识的影响，不孕夫妇承受着来自家庭及社会的巨大压力甚至家庭破裂的痛苦，常表现出自卑、无助或对生活的绝望。因此，要耐心听取他们的倾诉，取得她们的信任，给予心理疏导和支持，使她们能正确对待生活、生育，解除紧张情绪，以提高生活质量，或使大脑皮层功能紊乱所致的排卵异常得到纠正而受孕。

第五节　流　产

流产是指妊娠不足 28 孕周，胎儿体重不足 1 000 g 即终止者。流产分人工流产与自然流产：人工流产是指应用人工方法使妊娠终止者；自然流产：发生于妊娠 12 周以前者为早期流产，发生于妊娠 12 周至 27 孕周末者为晚期流产。

一、病因

（一）胚胎因素

由于卵子和精子本身的缺陷，胚胎染色体结构或数目异常，引起受精卵和胚胎发育异常或绒毛变性，是早期自然流产的最常见原因。

（二）母体因素

1. 内分泌失调

妊娠早期卵巢黄体功能不全，致孕激素产生不足；甲状腺功能异常、糖尿病等均可影响胚胎的正常发育，导致流产。

2. 全身性疾病

急性传染病、高热；孕早期病毒感染；慢性疾病如严重贫血、心力衰竭。

3. 子宫病变

子宫畸形、子宫发育不良、子宫肌瘤等可影响胚胎、胎盘生长发育导致流产；宫颈重度裂伤或宫颈内口松弛易致晚期流产。

4. 创伤及其他

外伤、妊娠早期腹部手术等易刺激子宫收缩而引起流产。免疫因素如母儿血型不合也可导致流产。

二、临床表现及各类型流产的鉴别诊断

流产的主要症状是停经后阴道流血和下腹痛。按流产发展过程分下列几种类型：

（一）先兆流产

停经后有少量阴道流血，伴轻微下腹胀痛、腰酸。妇科检查宫口未开，子宫大小与停经周数相符；尿妊娠试验阳性；B 型超声见胚囊大小、胎心、胎动情况与孕周相符。经保胎治疗后部分可

继续妊娠。

(二) 难免流产

由先兆流产发展而来，流产已不可避免。阴道流血量增多，常超过月经量，下腹痛呈阵发性加剧。妇科检查宫口已开大，有时可见胎膜或胚胎组织堵塞；子宫大小与妊娠周数相符或略小；尿妊娠试验阳性或阴性。

(三) 不全流产

指妊娠产物已部分排出体外，尚有部分残留在宫腔内。多发生于妊娠 8～12 周间。残留组织影响宫缩血窦不能关闭，可致持续性流血，甚至休克，若不及时处理可危及生命。妇科检查宫口开大或有胎盘组织堵塞；子宫较停经月份小。尿妊娠试验阴性。反复出血易发生感染。

(四) 完全流产

妊娠产物已全部排出。多发生于孕 8 周之前或孕 12 周以后。阴道流血逐渐停止，腹痛逐渐消失，妇科检查宫口已关闭，子宫接近正常大小。

(五) 稽留流产

指胚胎或胎儿在子宫内已死亡，尚未自然排出者。多数患者有过先兆流产症状，此后子宫不再增大反而缩小，可有少量咖啡色分泌物；妊娠试验阴性；妇科检查宫口闭，子宫明显小于停经周数；B 型超声提示无胎心。若胚胎死亡日久，胎盘组织机化与子宫黏连不易剥离，易感染；同时胎盘在自溶退变过程中，释放凝血活酶，消耗大量纤维蛋白原致凝血功能障碍，导致弥散性血管内凝血 (DIC) 的发生。

(六) 习惯性流产

指自然流产连续发生 3 次或 3 次以上者。常发生在妊娠的同一时期，发展过程与一般流产相同。习惯性流产的诊断并不困难，难的是明确病因，才能防治。

几种流产的鉴别诊断要点见表 6-1。

表 6-1　各种类型流产的鉴别诊断要点

流产类型	病史				妇科检查		辅助检查
	出血量	下腹痛	组织物排出	子宫颈口	子宫大小	妊娠试验	超声检查
先兆流产	少量	轻或无	无	闭	与孕周相符	阳性	有妊娠囊或胎心
难免流产	增多	加剧	无	扩张	与孕周相符或略小	阳性或阴性	有或无妊娠征象
不全流产	少量持续或大量、甚至休克	减轻	部分排出	有扩张或有组织堵塞	小于孕周	阴性	无胎心
完全流产	少量或已停止	消失	全部排出	闭	正常或略大于孕周	阴性	无胎心
稽留流产	少量色暗	轻或无	无	闭	明显小于孕周	阴性	无胎心

三、处理

（一）先兆流产

保胎治疗。若经 2 周治疗症状未见改善，或辅助检查提示胚胎已死亡，应及时终止妊娠。保胎期间应卧床休息，禁性生活，保持会阴清洁，避免不必要的阴道检查。黄体功能不全者黄体酮 20 mg 肌内注射，每日 1 次，至阴道流血停止，再减半量继续用药 1～2 周停药。维生素 E30～50 mg，每日 3 次，促进胚胎发育。甲状腺功能低下者每日口服甲状腺粉 0.03～0.06 g。解除孕妇思想负担，给予精神安慰，加强营养等。

（二）难免流产

应尽快清除宫腔内容物。早期流产时应行吸宫术，失血多时应输血，并肌内注射缩宫素 5～10 U；晚期流产时缩宫素 5 U 每半小时肌内注射 1 次，共 6 次，或缩宫素 5～10 U 加入 5％葡萄糖液

500 mL 内静脉滴注。

（三）不全流产

确诊后立即清宫。必要时补液、输血，术后给抗生素预防感染。刮出物送病检。

（四）完全流产

如无感染征象，一般不需特殊处理。

（五）稽留流产

确诊后尽早排空子宫，同时警惕可能发生的凝血功能障碍。子宫小于妊娠 12 周者，行吸宫或钳刮术，术前应先作凝血功能检查，无异常时，可口服己烯雌酚 5～10 mg，每天 3 次，共 5 d，以提高子宫对缩宫素的敏感性，术时配血备用，并肌内注射缩宫素。子宫大于妊娠 12 周者，可用缩宫素 10～20 U 加于 5％葡萄糖液 500 mL 静脉滴注引产，逐渐增加缩宫素剂量，直至出现宫缩。也可用前列腺素或用乳酸依沙吖啶（利凡诺）等引产。

（六）习惯性流产

针对病因进行治疗。

四、护理评估

（一）健康史

有无停经史、早孕反应、阴道流血、阴道的排出物、腹痛，既往有无流产史等，以此来判断是否流产以及识别流产的类型。

（二）身心状况

1. 躯体状况

（1）阴道流血：先兆流产出血量少，血液可呈鲜红色，粉红色或深褐色；难免流产出血量多，超过月经量，色鲜红；不全流产阴道流血伴有胚胎组织的排出；完全流产阴道流血伴有胚胎组织的全部排出。

（2）腹痛：先兆流产轻微下腹痛，伴有腰酸及下坠感；难免流产或不全流产时腹痛加剧；完全流产时腹痛减轻或消失。

（3）体检：观察全身情况，检测有无贫血，出血多时可表现为血压下降，脉率加速等休克症状，有感染可能时体温升高。

2. 心理状况

被诊断为先兆流产的患者可能会为妊娠能否继续而焦虑、恐惧；妊娠无法进行者，可因阴道出血、腹痛等症状及失去胎儿的现实而愤怒、沮丧、悲伤。评估家属对事件的看法、心理感受以及情绪反应，评估家庭成员对孕妇的心理支持是否有利。

3. 实验室及其他检查

妇科检查重点检查宫口有无扩张、有无组织物堵塞，子宫大小是否与停经月份相符，有无压痛，双侧附件有无块状物。

（1）人绒毛膜促性腺激素（HCG）：测定若 HCG 低于正常值，提示将要流产。

（2）B 超检测：可显示有无胎囊、胎动、胎心，从而可诊断并鉴别流产及其类型。

五、护理诊断

（一）预感性悲哀

与即将失去胎儿有关。

（二）舒适改变

与腹胀痛、腰酸、下坠感有关。

（三）有组织灌注量不足的危险

与阴道流血造成失血性休克有关。

（四）潜在并发症

感染。

六、预期目标

（1）患者能维持稳定的心态，配合治疗。

（2）缓解不适症状。

（3）出血得到控制，生命体征能维持正常。

（4）出院时患者无感染症状发生。

七、护理措施

（一）心理疏导

引导患者说出焦虑和心理感受，鼓励患者提出有关疾病及胎儿安危问题。让患者情绪稳定，告知其治愈可能性，应以良好的心态面对下一次妊娠，并建议患者作相关的检查，尽可能查明流产的原因，以便在下次妊娠前或妊娠时及时采取处理、护理措施。

（二）严密观察出血量和休克的早期征象

（1）对难免流产、不全流产的患者应积极采取措施及时做好终止妊娠的术前准备，术中的积极配合，促使胚胎组织及早完全排出，同时开放静脉，做好输液、输血的准备。

（2）对稽留流产者应重视和协助做好有关凝血功能的检查，遵医嘱按时按量地应用己烯雌酚，以增加子宫肌对缩宫素的敏感性，并做好手术前的一切准备工作。

（三）缓解不适，做好保胎的护理

先兆流产与习惯性流产患者，应绝对卧床休息，保持足够的营养。按医嘱给予适量对胎儿无害的镇静剂和黄体酮等。保持粪便通畅，防止腹胀与便秘的产生。严密观察病情，尤应注意腹痛、阴道流血及有无妊娠物的排出。协助做好辅助检查的测定，对于习惯性流产者，保胎时间应持续到超过每次流产的妊娠周数之后。

（四）预防感染

手术时应严格执行无菌操作规程，指导患者保持外阴清洁，并用消毒溶液擦洗外阴每天 2 次，使用消毒的卫生垫，对出血时间长者，按医嘱给予抗生素。对流产合并感染者，先给予足量的抗生素，感染控制后再行手术"刮宫"。并嘱半卧位，严密观察患者体温、血象及阴道分泌物。

八、健康教育

（1）先兆流产患者主要是卧床休息，减少对妊娠子宫的刺激，禁止性生活，注意营养。

（2）手术后患者如有阴道流血，腹痛应及时到医院就诊。

（3）有习惯性流产者，应在早期采取积极措施进行干预。

（4）保持外阴清洁，禁止盆浴2周，禁止性生活1个月，以防感染。

（5）指导避孕方法的实施，应告知若需再次妊娠者至少在流产6个月以后。

第六节　早　产

早产指妊娠在28孕周末至不足37周（196～258日）期间终止妊娠者。此时娩出的新生儿，出生体重多在2 500 g以下。早产占分娩总数的5％～15％。围产儿死亡中约有75％与早产有关，故如何防治早产，对降低围产儿死亡率有重要临床意义。

一、原因

常见的原因包括以下几方面。

（一）孕妇因素

1. 生殖器官异常

如子宫畸形鞍状子宫，双角子宫，宫颈内口松弛，子宫肌瘤等。

2. 感染

绒毛膜羊膜感染是早产的重要原因。感染的来源是宫颈及阴道的微生物（需氧菌、厌氧菌、沙眼衣原体、支原体等），部分来自宫内感染。有些学者认为早产是细菌内毒作用的结果。由于细菌炎症的作用，使前列腺素分泌增加而导致早产。

3. 孕妇合并急性或慢性疾病

如肝炎，急性肾盂肾炎，急性阑尾炎，有时医生根据以下疾病情况计划提早分娩，如妊娠高血压综合征，慢性肾炎，心脏病，母儿血型不合，妊娠期肝内胆汁淤积症等。

4. 其他

如外伤，长途旅行，盆腔肿瘤等。

（二）胎儿、胎盘因素

常见的有双胎、羊水过多、胎膜早破、胎儿畸形、前置胎盘及胎盘早剥、胎盘功能不全等。

二、临床表现及诊断

早产的临床表现主要是子宫收缩，最初是不规则宫缩，伴少量阴道血性分泌物，渐转变为规则宫缩，间隔 5～6 min，持续30 s以上，伴宫颈管消退≥75％及宫颈口扩张 2 cm 以上可诊断为早产临产。胎膜早破的发生较足月临产多。诊断早产应与生理性子宫收缩相区别，后者一般为不规则，无痛感，且不伴宫颈管消失等改变。

三、治疗

根据不同情况，采取不同措施。

（一）以下情况不宜继续维持妊娠

1. 严重的母亲疾病

子痫或先兆子痫的持续性高血压，严重的心血管疾病，中央性前置胎盘大出血，重型胎盘早剥，DIC 等危重情况。

2. 胎儿疾病

如胎儿窘迫，胎儿溶血症及严重的胎儿宫内发育迟缓等。

3. 胎膜已破或胎膜已向阴道膨出或宫口扩张 3 cm 以上

（二）如果没上述禁忌，治疗原则是设法抑制宫缩，尽可能
使妊娠继续维持

如早产已不能避免，则应尽力提高早产儿的存活率。

1. 卧床休息

一般取左侧卧位，必要时给予适量的镇静剂，如安定 2.5 mg，
每日 2～3 次，共 3～7 日。

2. 抑制宫缩药物

（1）β 肾上腺素受体激动剂：这类药物可激动子宫平滑肌的受
体，抑制子宫平滑肌收缩，使妊娠延续。但其有以下反应：心跳
加快，血压下降，血糖增高，恶心，出汗、头痛等。故有糖尿病，
心血管器质性病变，心动过速者禁用或慎用。目前临床常用药物
有：利君沙（安宝），150 mg 加于 5％葡萄糖液 500 mL 静脉滴注，
保持在 0.15～0.35 g/min 滴速，待宫缩抑制后至少滴注 12 h，再
改为口服 10 mg，每日 4 次。沙丁胺醇（舒喘灵），2.4～4.8 mg
口服，每 4～6 h 1 次，直至宫缩消失后，继续 2～3 d 药。

（2）硫酸镁：镁离子直接作用于子宫肌细胞，拮抗钙离子对
子宫收缩的活性，从而抑制子宫收缩。25％硫酸镁 16 mL 加于 5％
葡萄糖液 100～250 mL 中，30～60 min 内缓慢静脉滴注，然后用
25％硫酸镁 20～40 mL 加于 5％葡萄糖液 500 mL 中，以每小时 1～
2 g 速度静脉滴注，直至宫缩停止。用药中应注意呼吸（每分钟不
少于 16 次），膝反射存在及尿量（每小时不少于 25 mL）等。有条
件者可作血镁浓度的快速测定监护。

（3）前列腺素合成酶抑制剂：前列腺素合成酶抑制剂可抑制
前列腺素合成酶，减少前列腺素的合成或抑制前列腺素的释放以
抑制宫缩。常用有消炎痛、阿司匹林等。由于药物通过胎盘抑制
胎儿前列腺素的合成和释放，使胎儿体内前列腺素减少，缺乏前
列腺素可能使胎儿动脉导管过早关闭而致胎儿血循环障碍。另外
消炎痛有减少胎儿尿量而使羊水减少的作用。所以必要时仅短期
（不超过 1 周）服用，并以 B 超监测羊水量是否减少。

3. 钙拮抗剂

抑制钙离子进入子宫细胞膜，抑制缩宫素及前列腺素的释放，达到治疗效果。硝苯地平（心痛定）10 mg舌下含服，每日3～4次。

4. 镇静剂

仅在孕妇精神紧张时作为辅助用药。常用的有苯巴比妥及地西泮（安定），苯巴比妥有降低新生儿颅内出血的作用。因镇静剂能抑制新生儿呼吸，故临产后忌用。

5. 预防新生儿呼吸窘迫综合征

分娩前给孕妇地塞米松5 mg肌肉注射，每日3次，连用3日。时间紧迫时也可用静脉注射或羊膜腔内注入地塞米松10 mg。

6. 其他

产前给孕妇维生素 K_1 10 mg肌内注射，每日1次，连用3 d，减少新生儿颅内出血。产程中应给孕妇氧气吸入，慎用吗啡和哌替啶（杜冷丁）。产时适时作会阴切开，缩短第二产程。早产原因中感染已日渐受到重视，有主张早产前给孕妇加以抗生素，以期改善产妇及新生儿的预后。

四、护理措施

（1）卧床休息，观察宫缩、胎心等情况，避免滥用镇静药物。

（2）预防早产儿颅内出血，尽量避免手术助产（胎头吸引器、产钳），第二产程必要时行会阴切开术。

（3）为预防早产儿颅内出血，可在产前给产妇肌肉注射维生素 K 34 mg。

（4）胎儿娩出后，要等脐带搏动停止后再断脐。也可由助产者，用左手握住脐带近母体端，右手握住脐带，从胎盘端向婴儿端挤压，然后将左手松开后再握紧，右手再次将充血的脐带血推向婴儿体内，反复数次，可使早产儿多得些血液。

（5）早产儿应注意保暖、静卧，用抗感染药物，预防颅内出血。

（6）早产儿送入病房时，严格交班，避免发生意外。

第七节　正常妊娠

一、先兆临产

先兆临产又称分娩先兆，是指分娩开始之前，出现的一些预示临产的征象，是真正进入产程之前的预警，主要包括以下 3 个征象。

（1）上腹轻松感（胎儿下降感）：分娩前 2～3 周因胎先露衔接（入盆），使子宫底下降，多数初产妇出现上腹区轻松感，并且进食量增多，呼吸轻快。因膀胱受压可有尿频症状。

（2）假临产：分娩发动前，孕妇常出现不规律宫缩而引起耻区轻微胀痛，其特点是收缩力弱且不规律，持续时间短；不伴有宫颈管消失及宫颈口扩张；休息或给予镇静药能抑制其发生。

（3）见红：分娩发动前 24～48 h。由于宫颈内口附近的胎膜与该处子宫壁分离，毛细血管破裂，阴道流出血性分泌物，称见红。这是临产即将开始最可靠的征象。

二、临产的诊断

临产开始的重要标志为有规律的子宫收缩，持续 30～40 s 及以上，间歇 5～6 min，且逐渐增强，同时伴有进行性宫颈管消失、宫口扩张及胎先露下降。

三、总产程及产程分期

总产程即分娩全过程，是从规律宫缩开始至胎儿胎盘娩出。临床上一般分为 3 个阶段：

第一产程（宫颈扩张期）：从规律宫缩开始到宫口开全。初产妇需 11～12 h，经产妇需 6～8 h。

第二产程（胎儿娩出期）：从宫口开全到胎儿娩出。初产妇需 1～2 h，经产妇需数分钟至1 h。

第三产程（胎盘娩出期）：从胎儿娩出到胎盘、胎膜娩出。需 5～15 min，不超过 30 min。

四、第一产程的临床经过、处理及护理

（一）临床经过

1. 一般情况

临产后产妇因宫缩以及宫缩时宫颈扩张、子宫下段受到牵拉而感到耻区及腰骶区疼痛，即产痛。同时，产妇的脉搏、呼吸有所增快，宫缩时血压升高 0.7～1.3 kPa（5～10 mmHg），间歇期恢复。

2. 规律宫缩

临产开始时宫缩持续 30 s，间歇期 5～6 min。随着产程进展，子宫收缩时间逐渐延长，间歇期渐短，且强度不断增强。至宫口近开全时，子宫收缩持续可达 60 s 及以上，间歇期可短至 1～2 min。

3. 宫口扩张

在此期间随着规律性子宫收缩，宫颈管变软、缩短、消失，宫口逐渐扩张，当开大至 10 cm 时称宫口开全，随之进入第二产程。初产妇宫口扩张的规律是先慢后快，可分为两期。

（1）潜伏期：从规律性宫缩开始至宫口扩张至 3 cm，初产妇平均 2～3 h 扩张 1 cm，约需 8 h。此期特点为子宫颈口扩张及胎先露下降均较缓慢。

（2）活跃期：从宫口开大 3 cm 至宫口开全，初产妇约需 4 h。此期特点为宫口扩张迅速，胎先露下降亦明显加快。活跃期又分为：①加速阶段，宫口扩张 3～4 cm，约需 1.5 h。②最大加速阶段，宫口扩张 4～9 cm，约需 2 h。③减速阶段，宫口扩张 9～10 cm，约需0.5 h。

4. 胎头下降

伴随宫缩和宫颈口扩张，胎先露逐渐下降，坐骨棘水平是判断胎先露下降程度的标志。当胎头颅骨最低点平坐骨棘水平时，用"0"表示；在坐骨棘上 1 cm 时，用"−1"表示；在坐骨棘下 1 cm 时，用"+1"表示，以此类推。宫口扩张 4 cm 以内胎先露下降不明显，先露的高低约在平坐骨棘水平，即"0"位，宫口扩张4~10 cm期间胎先露下降加快，平均每小时下降 0.86 cm。

5. 胎膜破裂

简称破膜。胎先露入盆后将羊水阻断为前后两部分，胎先露前面的羊水约 100 mL，形成前羊水囊。宫缩时前羊水囊楔入宫颈管内，有助于宫颈口的扩张。随着产程进展，前羊膜囊内的压力进一步增高，囊壁逐渐变薄，胎膜自然破裂，羊水流出。胎膜破裂多发生在第一产程末、宫口近开全时。

6. 心理反应

住院待产使产妇生活环境暂时改变，感到陌生不适应，加之逐渐加重的"产痛"，使产妇在数小时待产过程中多有焦虑、恐惧和急躁的情绪，部分产妇会感到"痛不欲生"，甚至失去理智。家属也常产生紧张情绪。

（二）处理要点

正常情况下，分娩是一个自然进展的生理过程。在第一产程中，既要观察产程的进展，也要观察母儿安危，如果发现难产征兆或母儿的安危受到影响，应及早处理或根据情况改行剖宫产分娩。

（三）护理

1. 护理诊断及合作性问题

（1）疼痛：与子宫收缩及宫颈扩张有关。

（2）知识缺乏：缺乏和分娩相关的知识。

（3）潜在并发症：产力异常、胎儿窘迫。

2.护理措施

（1）产程观察：观察宫缩、宫颈扩张及胎先露下降、胎心音、胎膜破裂等。

子宫收缩：护理人员定时将手轻置于产妇腹壁上，感觉宫缩时宫体隆起变硬，间歇时宫体松弛变软的情况，观察并记录宫缩持续时间、间歇时间及其强度，注意动作轻柔。也可用胎儿监护仪描记宫腔压力曲线了解宫缩。

宫口扩张及胎先露下降：通过肛门指诊检查（肛查）进行观察。产妇两腿屈曲分开，检查者站于产妇右侧，用消毒纸遮盖阴道口以避免大便污染，右手戴手套蘸润滑剂后轻插入肛门，隔着直肠壁和阴道后壁进行肛查，可以了解到：宫颈软硬度、厚薄、扩张程度、是否破膜、骨盆腔大小、胎先露、胎方位及先露下降程度等（图6-1）。检查次数不宜过多，第一产程初期每2～4 h检查1次，宫口扩张大于4 cm应1～2 h检查1次，宫口近开全时应半小时检查1次，检查总次数不应超过10次。如果肛查不清、疑有脐带先露和脐带脱垂、产程进展缓慢时应在严密消毒下行阴道检查。

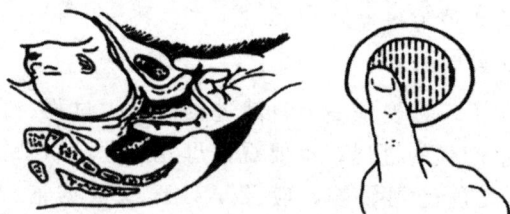

图6-1　肛门指诊检查

检查结果应及时记录，发现异常情况尽早处理，多采用产程图记录产程进展。产程图横坐标为进入产程时间（h），纵坐标左侧为宫颈扩张程度（cm），右侧为胎头下降程度，一般于临产后开始绘制。用红色"○"表示宫颈扩张，蓝色"×"表示胎先露的位置，将宫颈扩张和胎头下降情况的动态变化连成曲线即为产程图（图6-2）。

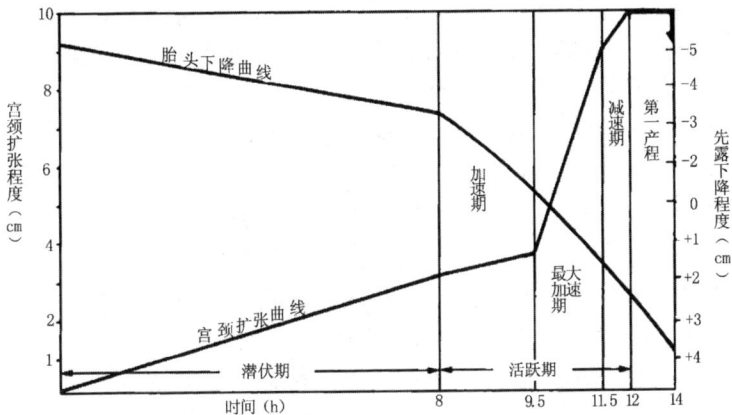

图 6-2 产程

观察胎心率：胎心率反映胎儿在宫内的情况。胎心率应在宫缩间歇期听诊，每次听 1 min 并计数。正常胎心率为 120 ～ 160/min，宫缩时由于子宫胎盘缺血缺氧、胎头受压等原因，胎心率暂时加快，宫缩间歇期迅即恢复正常。若胎心率不能恢复正常（低于 120/min 或超过 160/min）、胎心率强弱不均、节律不整等均提示胎儿宫内窘迫，应立即报告医生。胎儿监护仪既可以描记胎心率曲线，也可反映胎心率与宫缩的关系，能更早发现胎儿宫内缺氧的征象，目前在临床中被广泛应用。胎膜破裂：若羊水呈黄绿色，是混有胎粪，提示胎儿宫内窘迫，应给予紧急处理；若羊水清亮而胎头浮动未入骨盆者，需将产妇臀区抬高，预防脐带脱垂。

（2）母体的观察及护理：①生命体征：正常情况下测量体温每 8 h 1 次，若遇胎膜早破或有感染征象，应每 4 h 1 次并记录，在宫缩间歇期每隔 2 h 测量血压 1 次。若发现体温升高达 37.5 ℃以上、脉搏高于 100/min、血压升高等应及时报告医生给予相应处理。②一般护理：提供良好的待产环境，减少不良刺激。协助产妇擦汗、沐浴、更衣，保持外阴部清洁、干燥，剃去阴毛（备皮）。指导产妇在宫缩时深呼吸，或家属协助按摩其腰骶区，可缓解疼痛。在宫缩间歇期指导产妇放松休息，聆听音乐、谈话，以转移注意力，减轻其对疼痛的感觉。③合理进食：分娩消耗体力较大，鼓励产妇在宫缩间歇期少量多餐，进高热量、易消化、清淡饮食，注意补充足够水分，保持水、电解质平衡。不能进食者必要时静脉输液。④活动与休息：临产后胎膜未破、宫缩不强者，鼓励产妇在室内适当活动，以促进宫缩，利于宫口扩张和胎先露下降。若初产妇宫口开大 5 cm 以上，经产妇宫口开大 3 cm，应卧床待产。劝导产妇取左侧卧位睡眠和休息，有利于胎盘循环和保存体力。⑤排尿与排便：鼓励产妇 2~4 h 排尿 1 次，以免膀胱充盈影响宫缩及胎头下降，若小便不能自解必要时给予导尿。灌肠既能避免在分娩时排便污染，又能反射性地刺激宫缩，加速产程进展。灌肠溶液为 0.2% 肥皂水 500~1 000 mL，温度为 39~42 ℃，在两次宫缩间歇期插管。未灌肠者鼓励排便 1 次。⑥做好心理护理：加强与产妇的沟通，体贴产妇，建立良好的护患关系，及时提供分娩过程中的相关信息，提高产妇对疼痛的耐受能力，并促使其在分娩过程中密切配合，顺利完成分娩。

五、第二产程的临床经过、处理及护理

（一）临床经过

1. 子宫收缩增强

宫口开全后，宫缩频而强，持续 1 min 或更强，间歇 1~2 min，腹部、腰骶区疼痛加剧，产妇体力消耗较大，大汗淋漓，可有呕吐。

2. 产妇排便感

肛门松弛，先露部降至骨盆出口时压迫盆底组织及直肠，产妇产生排便感，宫缩时不自主地向下用力屏气，以增加腹压协助胎儿娩出，同时肛门括约肌逐渐松弛张开。

3. 胎儿娩出

随着产程进展，会阴膨隆变薄，阴唇张开，胎头先露部逐渐暴露于阴道口。

（1）拨露：宫缩时胎头露出阴道口，间歇时又缩回阴道内，称为胎头"拨露"。

（2）着冠：几次拨露后胎头双顶径已越过骨盆出口，宫缩间歇期不再回缩，称胎头"着冠"。胎头着冠后会阴已极度扩张，再经1～2次宫缩胎头枕骨抵达耻骨弓下方，并以耻骨弓下缘为支点仰伸，使胎头娩出，随即复位和外旋转，胎儿前肩、后肩、胎体相继娩出，之后羊水涌出，子宫迅速缩小，宫底降至平脐。

4. 心理反应

产妇经历了第一产程的漫长等待体力消耗过大而感到极度的疲劳，加之第二产程开始后进一步产痛加剧、胎先露对盆底和直肠的压迫症状明显，产妇的不适增加，会产生悲观、倦怠，甚至是恐惧和无助。家属也常有紧张不安的情绪。

（二）处理要点

进入第二产程后应该指导产妇正确使用腹压，加速产程进展，并密切观察胎心率及胎先露下降情况，及时发现异常并处理。产程进展良好者按程序接生。

（三）护理

1. 护理诊断及合作性问题

（1）焦虑：与缺乏顺利分娩的信心有关。

（2）知识缺乏：缺乏正确使用腹压的知识。

（3）有母儿受伤的危险：与保护会阴和接生手法不当所致的母体软产道损伤、新生儿产伤有关。

2. 护理措施

（1）观察胎心率及产程进展：初产妇宫口开全，经产妇宫口开大4 cm转入分娩室。此时应勤听胎心率，一般于宫缩间歇期每5～10 min听1次，直至胎儿娩出，有条件者可用胎儿监护仅动态监测胎心率和宫缩。了解宫缩的强度与频率，并观察胎先露下降情况。若出现胎心率异常、胎先露不降或下降缓慢等异常情况，应及时报告医生并配合采取相应措施，尽快结束分娩。

（2）指导产妇正确使用腹压：产妇在产床上取膀胱截石位，双手握住产床两侧的把手，双足蹬踏在产床上，在宫缩开始时深吸一口气后屏住，然后如排大便样向下用长力以增加腹压，宫缩间歇时呼气并使全身肌肉放松，指导产妇休息。宫缩再次出现时，重复屏气动作，以加速产程进展。

（3）提供心理支持：第二产程中护理人员要守护在产妇身边，有条件的医院也可让家属陪在身边，安慰和鼓励产妇，同时给予喂水、擦汗等护理。将产程进展情况随时告知产妇，以缓解其紧张、恐惧和焦虑的心理，建立分娩的信心。

（4）做好接产准备：①物品准备：包括高压灭菌产包，外阴冲洗和消毒所用的器械、消毒液、气门芯、新生儿吸痰管、吸痰器、常用药物等。②产妇外阴准备：产妇仰卧于产床上，取膀胱截石位，臀下放置一次性防水垫和便盆，按照外阴冲洗法进行外阴的清洗和消毒，范围是前起阴阜后至肛门，两侧至股内侧上1/3。具体操作方法：第1步用1把无菌卵圆钳夹消毒纱布1块蘸软皂液擦洗外阴部，顺序是小阴唇、大阴唇、阴阜、股内上1/3、会阴及肛周、最后肛门（图6-3）；第2步用纱布或棉球阻挡阴道口，防止液体进入阴道，用温开水800 mL冲洗外阴部的皂液，顺序是由上至下、由外向内；第3步用1:1 000的苯扎溴铵溶液冲洗消毒，或按擦洗顺序涂以0.5%聚维酮碘消毒。注意每一步均要更换无菌卵圆钳，不能重复使用。最后移去便盆和防水垫，臀下垫消毒巾。③接产人员准备：将产包放置在床尾，按外科刷手法进行常规刷手、穿手术衣、戴无菌手套后立于产床右侧。助手打开红外线辐射灯预热新生儿处理台，并准备好新生儿包被。④铺床：助手协助打开产包，接产者先将产包内大单两角展开，平铺在产妇臀下，大单上缘直达产妇腰区，分别套上右腿套、左腿套，然后铺上孔巾，露出外阴部。注意铺单时要有无菌意识，避免双手及手术衣的前胸部受到污染。

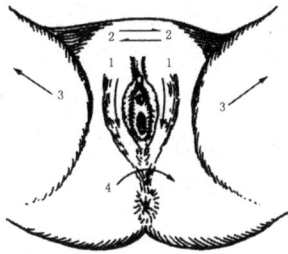

图 6-3　外阴部擦洗的顺序

（5）接产：①接产宣教：告诉产妇产程的进展，并告知其与助产人员配合的重要性，如在助产人员的指导下正确使用腹压，并能及时张口哈气，缓释腹压，这样可以使第二产程缩短并减少会阴裂伤的发生。②接产要领：保护会阴避免软产道撕裂伤，同时协助胎头俯屈，让胎头以最小径线（枕下前囟径）在宫缩间歇期缓慢通过阴道口，胎肩娩出时也要保护好会阴。③评估会阴条件：适时会阴切开，会阴体过长、过紧、缺乏弹性、会阴水肿、耻骨弓过低、胎儿过大等因素是导致会阴撕裂伤的主要原因，接产者如估计分娩时会阴撕裂不可避免，或母儿有病理情况急需结束分娩者，应及时行会阴切开术。④接产步骤：当胎头拨露会阴后联合较紧张时，开始保护会阴。保护会阴的方法是：在会阴部盖上一块消毒巾，接产者的右肘支撑在产床上，拇指与其余四指分开，利用手掌向上、向内托住会阴部以减少张力，同时左手应轻轻下压胎头枕区，协助胎头俯屈和缓慢下降。宫缩间歇期保护会阴的右手稍放松，以免压迫过久引起会阴水肿。当胎头枕骨在耻骨弓下露出时，左手应协助胎头仰伸。嘱产妇张口哈气缓释腹压，或在宫缩间歇期均匀向下屏气，使胎头缓慢娩出。胎头娩出后，先以左手自鼻根向下颏挤压，挤出口鼻内的黏液和羊水，然后协助胎头复位及外旋转，使胎儿双肩径与骨盆出口前后径相一致。左手将胎儿颈区向下轻压，使前肩自耻骨弓下先娩出，继之再向上托胎颈，使后肩从会阴前缘缓慢娩出（图 6-4）。双肩娩出后，保护会阴的右手方可离开会阴体，然后双手协助胎体娩出。

胎儿娩出后，将一弯盘置于阴道口下方，以估计阴道出血量，记录胎儿娩出时间。⑤脐带绕颈的处理：当胎头娩出后，若发现脐带绕颈一周且较松者，可用手将脐带顺肩上推或沿胎头下滑；若脐带绕颈较紧或绕两周以上者，可用两把止血钳夹住颈部脐带，在两钳之间剪断脐带，注意勿伤及胎颈（图6-5）。松解脐带后，再协助胎儿娩出。

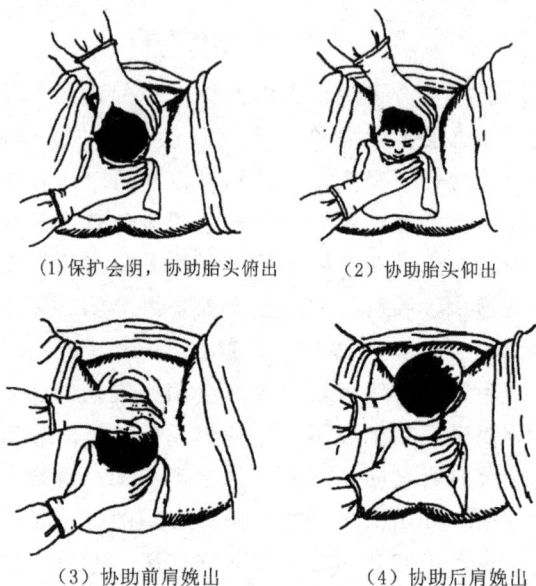

（1）保护会阴，协助胎头俯出　　（2）协助胎头仰出

（3）协助前肩娩出　　　　　　（4）协助后肩娩出

图 6-4　接产步骤

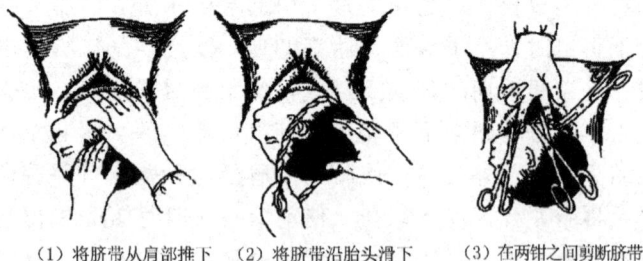

（1）将脐带从肩部推下　（2）将脐带沿胎头滑下　（3）在两钳之间剪断脐带

图 6-5　脐带绕颈的处理

六、第三产程的临床经过、治疗要点及护理

（一）临床经过

1. 胎盘剥离

胎儿娩出后，子宫腔容积迅速缩小，胎盘不能相应缩小而与子宫壁发生错位、剥离。子宫继续收缩，胎盘完全剥离游离在宫腔内，在接生人员的适时配合下排出体外。

2. 胎盘娩出

胎盘娩出方式有两种：①胎儿面娩出式，胎盘自中央部剥离形成胎盘后血肿，而后向周边剥离。其特点是先见胎儿面娩出，后见少量阴道出血，临床多见，约占 3/4。②母体面娩出式，胎盘从边缘开始剥离，血液沿剥离面流出，而后向中心剥离。其特点是先见较多量阴道出血，后见胎盘母体面娩出，临床少见，约占 1/4。

3. 心理反应

经过漫长的等待和忍耐，剧烈的产痛暂时停止，胎儿平安娩出，产妇有成就感和幸福感。如果新生儿有窒息或畸形等异常，产妇的精神会受到极大创伤，感到悲观、失落。

（二）处理要点

新生儿娩出后及时进行清理呼吸道、刺激啼哭、处理脐带、阿普加评分等，同时要预防产后出血。胎盘剥离后要助娩胎盘，检查软产道。以上措施同时或交叉进行，需要接产者、台下助手密切配合，必要时需要医生参与。

（三）护理

1. 护理诊断及合作性问题

（1）潜在并发症：新生儿窒息、产后出血的可能。

（2）预感性悲哀：与产后疲惫、会阴切口疼痛或新生儿性别不理想有关。

2. 护理措施

(1) 正确护理新生儿，预防新生儿窒息。

清理呼吸道，建立呼吸：是新生儿娩出后的首要任务。用洗耳球或吸痰管轻轻吸出新生儿口、鼻腔黏液及羊水，保持呼吸道通畅。当确认呼吸道黏液和羊水已经吸净时，可用手轻拍新生儿足底促其啼哭。新生儿大声啼哭，表示呼吸道已畅通，呼吸功能已建立。

新生儿阿普加评分（Apgar score）（表 6-2）：是判断新生儿有无窒息以及窒息严重程度的方法，包括出生后 1 min 内、5 min 以及 10 min 共 3 次评分。对于窒息新生儿，第 1 次评分反映宫内及出生当时情况，5 min 及以后评分反映复苏效果，与新生儿的预后关系密切。

表 6-2　新生儿阿普加评分法（Apgar score）

体征	应得分数		
	0分	1分	2分
每分钟心率	0	＜100	≥100
呼吸	0	浅慢且不规则	佳
肌张力	松弛	四肢稍屈	四肢活动
喉反射	无反射	有些动作	咳嗽、恶心
皮肤颜色	口唇发绀、全身苍白	躯干红，四肢发绀	全身红润

处理脐带：结扎脐带的方法有双重棉线结扎法、气门芯、脐带夹、血管钳等，其中以前两种方法较为常用。双重棉线结扎法，新生儿娩出，用两把血管钳在距脐轮 10～15 cm 处夹住脐带，于两钳之间剪断脐带。用 75％乙醇棉签消毒脐带根部及脐轮周围，用无菌粗棉线在距脐轮 0.5 cm 处结扎第 1 道，再在结扎线上 0.5 cm 处结扎第 2 道，结扎时既要扎紧防止脐带出血，又要避免用力过紧勒断脐带。在第 2 道结扎线上 0.5 cm 处剪断脐带，用无菌纱布包裹挤出残端脐带血。用 2.5％碘酒或 20％高锰酸钾溶液消毒脐带断面，用无菌纱布覆盖好，再用脐绷带包扎。气门芯法，

将气门芯胶管切成 0.3 cm 的胶圈，在胶圈上套栓约 5 cm 长的双丝线，置于 75％乙醇中浸泡 30 min 以上备用。断脐、消毒后用一止血钳套上气门芯，距脐根 0.5 cm 处钳夹脐带，在钳夹远端 0.5 cm 处剪去脐带，牵引气门芯上丝线使之套于止血钳下的脐带上，取下止血钳后消毒包扎脐带残端（图 6-6）。

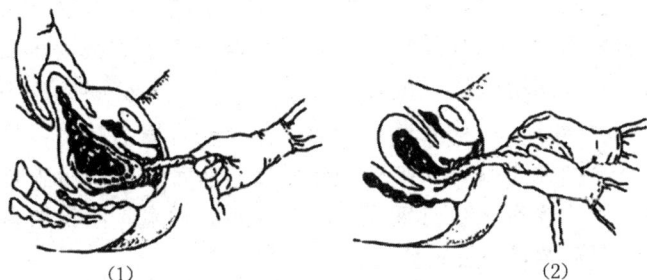

(1)　　　　　　　　　　　　　　　(2)

图 6-6　协助娩出胎盘

入母婴同室前护理：接产者擦干新生儿身上的羊水和血迹，检查体表有无畸形后用左手托住新生儿头部及背部，用右手握住新生儿双足，让产妇确认新生儿性别后，将新生儿放置在备好的处理台上交给台下助手完成下一步护理。台下人员擦净新生儿足底，在新生儿记录单摁上新生儿足印和母亲拇指印。进一步详细检查新生儿有无体表畸形，如兔唇、腭裂、手足多指症、尿道下裂、脑脊膜膨出等，并测量新生儿身长、体重。将标有母亲姓名、新生儿性别、体重、出生时间的腕带系在新生儿左手腕上。将新生儿穿好衣服、兜上尿布后包裹于襁褓之中，其外系上标有母亲姓名、床号、住院号，新生儿性别、体重、出生时间的小标牌。然后用抗生素眼药水滴眼以防结膜炎，将新生儿送至母亲身旁进行第 1 次母婴接触和首次哺乳。为防止新生儿散热，新生儿娩出后直至包裹前的操作均应在保暖台上进行。

（2）正确助娩胎盘：①助娩胎盘：接产者正确认识胎盘剥离征象，切忌在胎盘尚未完全剥离之前按压子宫底或牵拉脐带，以免引起胎盘部分剥离而出血或拉断脐带，甚至因强行牵拉脐带造成子宫内翻。当确定胎盘已完全剥离时，协助胎盘娩出。方法是：右手牵拉脐带，左手经产妇腹壁握持宫底并轻轻按揉，嘱产妇屏气用力加腹压，当胎盘娩出至阴道口时，接生者双手捧住胎盘，朝一个方向旋转并缓慢向外牵拉，协助胎盘胎膜完整娩出（图6-6）。若在胎膜娩出过程中发现胎膜有部分撕裂，可用血管钳夹住断裂上端的胎膜，再继续朝原方向旋转，直至胎膜完全娩出。胎盘胎膜娩出后，仍继续按揉宫底以刺激子宫收缩减少出血，同时用弯盘收集阴道流血并统计出血量。一般正常分娩总的失血量为100～300 mL。②检查胎盘胎膜完整性：将胎盘抚平，母体面向上，注意胎盘小叶有无缺损；然后提起脐带，检查胎膜是否完整以及胎膜边缘有无血管断端，及时发现副胎盘；测量胎盘大小与厚度；最后测量脐带长度。

（3）预防产后出血。①当胎儿双肩娩出后立即给产妇肌内注射缩宫素10 U，以加强宫缩促进胎盘剥离，减少子宫出血。②若胎儿已娩出30 min胎盘尚未娩出，或胎盘、胎膜娩出不全，阴道出血量多时，应该报告医生。③检查软产道：胎盘娩出后，应仔细检查会阴、小阴唇内侧、尿道口周围、阴道及宫颈有无裂伤，若有裂伤应立即缝合。

（4）心理支持：及时告知产妇产程的进展情况，不断给予心理安慰和支持。如果新生儿有畸形或窒息等异常情况，应把握好说话的分寸，以免产妇因精神刺激导致产后出血。

附：第四产程

胎盘娩出后2 h内容易发生产后出血、产后子痫、休克、新生儿窒息等并发症，应该将产妇留在产房继续观察。为了引起医护人员的重视，有学者建议把产后2 h称为第四产程。在第四产程内护理人员应做的工作包括：①观察生命体征，第三产程后应立即测血压、脉搏、呼吸，以后应每0.5～1 h测1次。②促进舒适，移去产妇臀下污染敷料，重新消毒外阴并换上消毒会阴垫，为产妇擦汗更衣，注意保暖，喂给温热红糖水或清淡、易消化流质饮食。③倾听产妇的不适主诉，如胸闷、呼吸困难、肛门下坠感等，并观察有无面色苍白、发绀、烦躁不安或表情淡漠、多汗、无力等。④按摩子宫并观察收缩情况,观察阴道出血量,协助产妇排空膀胱。⑤新生儿无异常,产后30 min内可将新生儿抱给母亲进行第1次母婴接触及哺乳。⑥观察2 h无异常后送回母婴同室休养。

第八节 异位妊娠

凡受精卵在子宫腔以外着床发育称异位妊娠,习惯称为宫外孕,包括输卵管妊娠、卵巢妊娠、腹腔妊娠及宫颈妊娠等。输卵管妊娠最多见,占95%~98%,是妇产科常见急腹症,起病急、病情重、引起腹腔内严重出血,如诊断抢救不及时,可危及生命。

一、病因和病理

(一) 病因

慢性输卵管炎是输卵管妊娠最常见的原因。淋菌性输卵管炎更易引起输卵管妊娠,结核性输卵管炎也较常见。其次输卵管发育或功能异常,如过长、黏膜纤毛缺如、蠕动减慢等;输卵管手术后,如结扎、粘堵等;盆腔子宫内膜异位输卵管黏连;肿瘤压迫;内分泌失调等也会引起输卵管妊娠。

(二) 病理

受精卵在输卵管内着床后,由于输卵管腔狭窄,管壁肌肉薄,不能适应胚胎的生长发育,当输卵管膨大到一定程度,可能发生的后果如下。

1. 输卵管妊娠流产

多发生在壶腹部或伞部。若胚囊与管壁完全分离落入管腔,经输卵管逆蠕动排至腹腔,形成输卵管完全流产,腹腔内出血不多;若胚囊剥离不完整,则为输卵管不全流产,反复出血,可形成盆腔血肿。

2. 输卵管妊娠破裂

胚囊生长时绒毛向输卵管壁侵蚀，最终将肌层、浆膜层穿破，由于肌层血管丰富，常发生大出血，严重者发生休克，若抢救不及时易危及生命。

3. 继发性腹腔妊娠

极少数输卵管妊娠破裂或流产后，胚囊进入腹腔，绒毛组织仍附着于原来着床处或重新种植于附近脏器（如肠系膜、大网膜等）继续发育，形成继发性腹腔妊娠。

4. 陈旧性宫外孕

胚胎已死亡，内出血渐停止，盆腔积血由于时间长形成机化变硬的包块与周围器官黏连，称陈旧性宫外孕。

此外，子宫受内分泌激素的影响，内膜呈蜕膜样变，若子宫内膜呈现过度分泌反应，称 A-S 反应，对诊断有一定意义。当胚胎死亡时，子宫蜕膜发生退行性变，有时呈碎片状剥脱，而致阴道流血；有时整块剥离排出，形似三角形蜕膜管型。如将排出的蜕膜置于清水中，肉眼见不到漂浮的绒毛，镜检也无滋养细胞，可与流产鉴别。

二、临床表现

输卵管妊娠流产或破裂前，症状和体征均不明显，除短期停经及妊娠表现外，有时可出现下腹胀痛。当输卵管妊娠破裂或流产时，可出现下列临床表现。

（一）停经

一般停经 6～8 周，少数可无明显停经史。间质部妊娠停经时间较长。

（二）不规则阴道流血

胚胎死亡后，常有不规则阴道流血，色深褐，量少，可淋漓不断，可随阴道流血排出蜕膜管型或碎片，需待病灶清除后流血方能完全停止。

（三）腹痛

腹痛为患者就诊时最主要的症状。腹痛系因输卵管膨大、破裂及血液刺激腹膜等多因素所致。破裂时患者突然下腹一侧撕裂样疼痛，常伴恶心、呕吐，出血多时刺激腹膜可致全腹剧痛；血液积聚直肠子宫陷凹，出现肛门坠胀感。

（四）晕厥与休克

由于腹腔急性内出血，血容量减少及剧烈腹痛，患者出现面色苍白、出冷汗、四肢冰冷、血压下降等症状。其严重程度与腹腔内出血速度及出血量呈正比。

（五）腹部检查

下腹部有明显压痛、反跳痛，尤以患侧为甚。出血多时叩诊有移动性浊音。若病程较长形成血凝块，下腹部可触及软性包块并有触痛。

（六）妇科检查

阴道后穹隆饱满、触痛；宫颈呈紫蓝色，抬举痛明显；子宫稍大而软，内出血多时，子宫有漂浮感，患侧附件压痛明显，有时可在子宫一侧或后方触及边界不清的肿块。

三、诊断与鉴别诊断

（一）诊断

典型病例根据病史、临床表现，诊断并不困难，但未破裂前或症状不典型者不易确诊，应做下列辅助检查。

1. 阴道后穹隆穿刺

适用于疑有腹腔内出血患者。抽出暗红色不凝固血液，便可确诊为腹腔内出血。若穿刺时误入静脉，则血色鲜红，滴在纱布上有一圈红晕，放置10min凝结。出血多时，也可行腹腔穿刺。

2. 妊娠试验

由于 HCG 测定技术的改进，目前已成为早期诊断异位妊娠的重要方法。选择血 β-HCG 放免法测定，灵敏度高，阳性率达 99%，故可用以早期诊断宫外孕，若 β-HCG 阴性可排除异位妊娠。

3. 超声检查

早期输卵管妊娠时，B 型超声显像可见子宫增大，但宫腔空虚，宫旁有一低回声区。若妊娠囊和胎心搏动位于宫外，则可确诊宫外妊娠，但需到停经 7 周时 B 型超声方能显示胎心搏动。

4. 腹腔镜检查

适用于未破裂病例或诊断有困难者。

5. 子宫内膜病理检查

诊断性刮宫仅适用于阴道流血较多的患者，目的是排除宫内妊娠流产。

（二）鉴别诊断

输卵管妊娠需与流产、黄体破裂、急性阑尾炎、急性盆腔及卵巢囊肿蒂扭转鉴别（表 6-3）。

表 6-3　输卵管妊娠的鉴别诊断表

	输卵管妊娠	流产	黄体破裂	急性阑尾炎	急性盆腔炎	卵巢囊肿蒂扭转
停经史	多有	有	多无	无	无	无
腹痛	突然撕裂样剧痛，下腹一侧至全腹	下腹阵发性坠痛	下腹一侧突发性疼痛	持续痛，转移性左下腹痛	两下腹持续性钝痛	突然一侧下腹绞痛
阴道流血	量少，暗红色，可见蜕膜管型	量由少到多，鲜红，有血块或绒毛	无或少量	无	无	无

续表

	输卵管妊娠	流产	黄体破裂	急性阑尾炎	急性盆腔炎	卵巢囊肿蒂扭转
休克	程度与外出血量不成正比	程度与外出血量呈正比	无或有轻度休克	无	无	无
体温	正常,有时稍高	正常	正常	升高	升高	升高
腹部检查	轻度腹肌紧张,深压痛及反跳痛	无异常	一侧压痛	腹肌紧张,麦氏点压痛及反跳痛	腹肌紧张,下腹两侧压痛、反跳痛	患侧触及包块、压痛
妇科检查	后穹隆饱满触痛、宫颈举痛、宫旁包块压痛	宫口稍开,子宫增大变软	一侧附件压痛,无肿块	子宫及附件正常,右侧压痛部位较高	双侧附件增厚、压痛	宫旁角及包块蒂部触痛明显
阴道后穹隆穿刺	可抽出陈旧不凝血液	无	可抽出血液	无	可抽出渗液或脓液	无
妊娠试验	多阳性	阳性或阴性	阴性	阴性	阴性	阴性
血象	红细胞和血红蛋白进行性下降	正常	正常	白细胞增多	白细胞增多	白细胞增多

四、治疗

输卵管妊娠的治疗原则是以手术为主,酌情应用保守治疗。

（一）手术治疗

如有休克，应在积极抢救休克的同时进行急症手术。休克患者，应取平卧位，及时输液、输血、吸氧、保暖等急救措施，做好手术前准备工作。开腹后迅速夹住出血部位止血，行患侧输卵管切除术。若腹腔内出血多、破裂不超过 24h、停经少于 12 周、胎膜未破且无感染者，可行自体输血。方法：每回收 100 mL 血液加 3.8％枸橼酸钠 10 mL 抗凝，最好经 6～8 层纱布过滤，立即输回体内。若为间质部妊娠可行患侧子宫角切除术或子宫次全切除术。腹腔镜治疗输卵管妊娠，适用于输卵管壶腹部妊娠尚未破裂者。

（二）药物治疗

适用于年轻患者要求保留生育能力、无内出血、输卵管妊娠直径＜3 cm，血 β-HCG＜3 000 U/L。常用甲氨蝶呤 20 mg，连用 5 d，肌内注射。

五、护理

（一）护理诊断

1. 潜在并发症

出血性休克、切口感染等。

2. 恐惧

恐惧与担心生命安危有关。

3. 疼痛

疼痛与疾病本身或手术创伤有关。

4. 自尊紊乱

自尊紊乱与担心未来受孕能力有关。

（二）护理措施

（1）做好心理护理及入院宣教。主动热情服务于患者，允许家属陪伴，提供心理安慰。

（2）对尚未确诊的患者，应配合做阴道后穹隆穿刺、尿妊娠试验及 B 超检查,以协助诊断。

(3)保守治疗:①嘱患者绝对卧床休息,避免腹部压力增大,从而减少异位妊娠破裂的机会。协助患者完成日常生活护理,减少其活动。②密切观察患者的生命体征和一般情况,并重视患者的主诉,若腹痛突然加重,或出现面色苍白、脉搏加快等变化应立即通知医师,做好抢救准备。③指导患者摄取足够的营养物质,尤其是富含铁蛋白的食物,如动物肝脏、豆类、绿色蔬菜等,增强患者的抵抗力。④协助医师正确留取血标本,以监测治疗效果。

(4)急性内出血患者的护理:①严密观察生命体征,每 10～15min 测量 1 次血压、脉搏、呼吸并记录。②配血,做好输血准备。③保持静脉通畅,按医嘱输液、输血、补充血容量。④吸氧。⑤按医嘱准确及时给药。⑥注意记录尿量,以协助判断组织灌注量。⑦复查血常规,观察血红蛋白及红细胞计数,判断贫血有无改善。⑧一旦决定手术,应在短时间内完成常规术前准备工作,如备皮、皮试、配血、留置尿管、更换病员服等。

(5)手术后护理:①体位:患者返回病室后,硬膜外麻醉者应去枕平卧 6～8h,头偏向一侧,防止唾液及呕吐物吸入气管造成吸入性肺炎或窒息,术后第 2 d 可采取半卧位。②生命体征的观察:手术后 24h 内病情变化快,也极易出现紧急情况,护理人员要密切观察生命体征的变化,及时测量生命体征并准确记录。若24h 内血压持续下降、脉搏快、患者躁动等情况出现,考虑为有内出血的可能,及时通知医师处理。每日测体温 4 次,直至正常后3 d。③尿管的观察:保持尿管通畅,勿折、勿压,注意观察尿色及尿量。④饮食护理:未排气前禁食奶制品及甜食,排气后进半流食,排便后进普食(增加蛋白质和维生素的摄入)。⑤伤口敷料的观察:保持伤口敷料干燥、整洁,有渗血、渗液及时更换。⑥疼痛:术后 24h 内疼痛最为明显,48h 后疼痛逐渐缓解,根据具体情况遵医嘱适当应用止痛药,间隔4～6h 可重复使用。

(三)应急措施

急性大量内出血及剧烈腹痛可引起患者晕厥和休克,患者表现为面色苍白、痛苦面容、出汗、脉细数、血压降低或测不到、伴恶心、呕吐和肛门坠胀。护士应立即将患者去枕平卧位，保暖、吸氧；迅速建立有效的静脉通道（快速静点乳酸林格液），补充血容量，纠正休克；交叉配血，做好输血准备；快速做好术前准备、心理护理，严密观察病情，做到"迅速、准确、及时、严密、严格"，这是取得抢救成功的关键所在。

（四）健康教育

（1）注意休息，可从事日常活动，注意劳逸结合，适当锻炼。

（2）加强营养，尤其是富含铁蛋白的食物，如动物肝脏、豆类、绿色蔬菜、木耳等；积极纠正贫血，提高机体抵抗力。忌食辛辣煎炸之品。

（3）注意保持外阴清洁，勤换清洁内衣裤，注意个人卫生。术后禁止性生活 1 个月，以免引起盆腔炎。

（4）生育过的患者，应采取避孕措施，防止再次发生宫外孕。

（5）未生育过的患者，避孕 6 个月，同时保持乐观情绪，不背思想包袱，有利于再次受孕。

（6）再次妊娠后，孕早期及时到医院检查，判断妊娠正常与否。

第七章　儿科疾病护理

第一节　新生儿黄疸

新生儿黄疸是由于新生儿时期体内胆红素（大多为未结合胆红素）的累积而引起皮肤巩膜等黄染的现象。病因复杂，可分为生理性黄疸及病理性黄疸两大类。病理性黄疸可导致胆红素脑病（核黄疸）而引起死亡或严重后遗症。

一、病因

（一）感染性

1. 新生儿肝炎

大多因病毒通过胎盘传给胎儿或胎儿通过产道时被感染，以巨细胞病毒、乙型肝炎病毒为常见。本病起病缓慢，一般生后2～3周出现黄疸，并逐渐加重，同时伴有厌食、呕吐、体重不增，大便色浅，尿色深黄，肝脏肿大。

2. 新生儿败血症及其他感染

由于细菌毒素的侵入加快红细胞破坏、损坏肝细胞所致，患儿除黄疸外，还伴有全身中毒症状，如精神萎靡、反应差、拒奶、体温升高或下降，有时可见感染灶。

（二）非感染性

（1）新生儿溶血。

（2）胆管闭锁：生后2周始现黄疸并进行性加重，皮肤呈黄绿色，大便为灰白色（有时外面发黄，里面为灰白），肝脏进行性增大、边硬且光滑，肝功改变以结合胆红素增加为主。多在 3～4 个月发展为胆汁性肝硬化。

（3）母乳性黄疸：一般于母乳喂养后 4～5 d 出现黄疸，2～3 周达高峰，4～12 周后降至正常。患儿一般状态良好，停止喂母乳24～72 h 后黄疸即下降。

（4）其他：遗传性疾病，如红细胞 6-磷酸葡萄糖脱氢酶（G6PD）缺陷，球型红细胞增多症、半乳糖血症、α_1-抗胰蛋白酶缺乏症等；药物性黄疸，由维生素 K_3、新生霉素等引起。

二、临床表现

黄疸持续过久，足月儿超过 2 周，早产儿超过 4 周；黄疸退而复现；血清结合胆红素高于26 μmol/L（1.5 mg/dL）。表现为：

（1）黄疸出现早，一般在生后 24 h 内出现。

（2）黄疸程度重，血清胆红素高于 205.2～256.5 μmol/L（12～15 mg/dL）。

（3）黄疸发展快，血清胆红素每日上升 85 μmol/L（5 mg/dL）以上。

（4）黄疸持续不退或退而复现，足月儿超过 2 周，早产儿超过4 周，并进行性加重。

（5）血清结合胆红素超过 26 mol/L（1.5 mg/dL）。

三、治疗

（一）光照疗法

1. 光疗指征

（1）凡以未结合胆红素增高为主的高胆，总胆红素值在 205～256 μmol/L 以上、结合胆红素在34.2～68.4 μmol/L 以下者均可进行光疗。

（2）早期（生后 36 h 内）出现的黄疸，且进展较快者，可不必等总胆红素达 205～256 μmol/L，对低出生体重儿伴黄疸者指征更应放宽。

（3）若产前已知胎儿为溶血症尤为 Rh 溶血者，生后黄疸一旦出现即可光疗。

（4）高胆儿在换血前作准备工作时应争取时间进行光疗，换血后仍应继续进行，以减少换血后胆红素的回升。对体温过高、有出血倾向，及以结合胆红素增高为主者，则不宜光疗。

2. 光疗方法

光疗以波长为 450～460 nm 的光线作用最强。通常多采用蓝光（波长主峰在 425～475 nm），包括单或双面蓝光箱、蓝光毯、蓝光被，还有发光二极管光疗（窄波长，高效率，避免 ZnPP 光敏效应）；其他光源如白光、绿光或蓝绿光也有效，有认为绿光（波长 510 nm）比较安全，可减轻对 DNA 的损伤；白光则利于保暖，且对医务人员眼睛刺激小。

3. 光疗照射时间和剂量

光疗总瓦数为 200～400 W，可按情况决定连续照射或间断照射。一般认为连续照射比间断照射好，连续照射一般要 48～72 h 或更长，可根据胆红素下降情况而定。间歇照射法有的采用 4 h 中照 1 h，也有的照射 6～12 h 后停止 2～4 h 后再照。

4. 光辐射的能量不同

皮肤黄疸消退的程度也不一致，通常躯干部位皮肤的黄疸消退较快。

5. 光疗的不良反应

（1）发热或低体温：以发热最为常见，同时出现心率及呼吸加快，天热更易产生此种现象，故要注意通风降温措施。相反在冬季或有些低出生体重儿，光疗时由于保暖不够，又可引起低体温，此时要注意保暖。

（2）腹泻：亦常见，大便稀薄呈绿色，每日 4～5 次左右。腹泻最早可出现于光疗 3～4 h 后，但光疗结束后不久即可停止。

（3）皮疹：有时于面部、躯干及下肢可见到红斑性皮疹或瘀点，光疗结束后消失。

(4) 青铜症：少见。当血清结合胆红素高于 68.4 μmol/L 且肝功能有损害者，光疗后可使皮肤呈青铜色，光疗停止后，青铜症可逐渐消退，但较慢。

(5) 其他：有时于光疗开始后半小时内可见到屏气现象；光疗可使红细胞破坏增加及血小板减少；对G-6-PD缺陷者，光疗偶可使溶血加重；强光对眼有危害（充血、角膜溃疡等）；光疗时水分丢失增加，易引起脱水；光疗时核黄素的分解增多而致体内核黄素减少；光疗亦可影响维生素 D 的合成而降低血钙；有研究认为光疗可使 DNA 损伤，其意义有待探讨。

6. 光疗的护理

(1) 保持合适的温度和湿度：光疗箱的温度应保持在 30 ℃左右，湿度为50％。

(2) 防止脱水：注意液体的供给，光疗时水分损失可比正常增加 2～3 倍，故液体量应增加每日20～30 mL/kg。可多喂糖水，脱水者则要静脉补液，并应监测尿量及尿比重。

(3) 定期监测灯管的光强度：记录灯管所使用的时间（h），定期测定荧光灯管的光强度，及时更换已衰退的灯管。

(4) 保护眼睛和生殖器：眼罩覆盖以保护眼睛；尿布覆盖会阴生殖器免受光照和防止大小便污染箱床。

(5) 及时发现不良反应并予处理：注意有无呕吐、腹泻、皮疹、青紫、呼吸暂停或抽搐等情况，一旦发生需及时处理；要给患儿剪短指甲，以防两手舞动抓损皮肤；对烦躁不安者，可肌内注射苯巴比妥钠；常规补充核黄素；光疗期间应定期检测血清胆红素的变化情况，光疗结束后仍需继续观察黄疸有无反跳现象。

(二) 换血疗法

换血疗法是治疗新生儿高胆红素血症最迅速而有效的方法。其主要用于重症母婴血型不合溶血病，也可用于严重的败血症、弥散性血管内凝血、新生儿红细胞增多症、严重的肺透明膜病、药物过量中毒、代谢产物引起的中毒以及各种经胎盘获得的抗体所引起的免疫性疾病等。溶血时换血可换出血中过多的胆红素及移去血中的抗体和致敏红细胞，并纠正贫血，但有一定的危险性，故必须正确掌握其适应证。

1. 换血指征

（1）产前疑有新生儿溶血病，出生时脐带血血红蛋白低于120 g/L，伴水肿、肝脾大及充血性心力衰竭者。

（2）脐血胆红素超过正常值，而血清未结合胆红素在 24 h 内上升速度超过 85 μmol/L，溶血进展迅速，周围血网织红细胞明显增高，有核红细胞占有核细胞的 15％以上者。

（3）早产儿及前一胎有严重黄疸者，血清胆红素＞342 μmol/L者，需适当放宽换血指征，如足月儿且一般情况良好，未结合胆红素＞427.5 μmol/L 才考虑换血。

（4）凡有早期核黄疸症状者，则不论血清胆红素浓度高低都应考虑换血。

2. 血液的选择

（1）在 Rh 血型不合时，应采用与母亲相同的 Rh 血型，而ABO 血型方面则用与新生儿同型或 O 型血。在 Rh（抗 D）溶血病无 Rh 阴性血时，亦可用无抗 D 抗体的 Rh 阳性血。

（2）在 ABO 血型不合溶血病者，采用 AB 型血浆加 O 型红细胞混合后的血液。

（3）对其他原因引起的高胆，可用与患儿血型相同的血或O 型血。

（4）对伴有明显贫血和心力衰竭的患儿，可用血浆减半的浓缩血来纠正贫血及心力衰竭。

（5）血液应选用新鲜血，库血储存时间不要超过 3 d，若储存较久，血中游离的钾离子增高，可引起致命的高钾血症。

3. 换血量及抗凝剂的选择

换血量约为新生儿血液总量新生儿血容量为 80 mL/kg 左右的1.5～2 倍，最好用肝素抗凝（每100 mL血加肝素 3～4 mg）。换血后用鱼精蛋白中和肝素（鱼精蛋白 1 mg 可以中和肝素 1 mg），用量相当于进入体内的肝素量的一半（因另一半的肝素已随血换出或被肝脏代谢）。肝素血的血糖水平很低，每换 100 mL 血可通过脐静脉给予 50％葡萄糖 5～10 mL，防止发生低血糖症。如无肝素血可用枸橼酸右旋葡萄糖保养液（ACD）血，但须注意：①ACD占血量的 1/5，使血液稀释。②可能致低血钙。③低血糖的发生。

（三）药物治疗

1. 降低血胆红素

（1）酶诱导剂：需用药 2～3 d 才呈现疗效，故应及早用药。常用的有苯巴比妥 5 mg/（kg·d），口服，分 2～3 次；或可拉明 100 mg/（kg·d），口服，分 3 次；两药同服可增加疗效。

（2）减少胆红素的吸收：活性炭 1 g/次，少量水调，每日 3 次口服；琼脂 125～250 mg/次，每日 3 次口服；蒙脱石制剂如 Smecta、肯特令 0.3 g/次，20～30 mL 水调和，每日 3 次口服。

（3）减少胆红素形成：国外报道应用锡原卟啉（SnPP）与锡中卟啉（SnMP）治疗高胆红素取得疗效。SnPP 是一种血红素氧合酶抑制剂，可减少胆红素的形成，SnMP 抑制血红素氧合酶能力是 SnPP 的 5～10 倍，不良反应 SnPP 的 1/10。方法为生后 5.5 小时用药 1 次，SnPP 0.5 μmol/kg（0.25 mL/kg），用第 1 次药后 24 小时再给 0.75 μmol/kg，如血清胆红素 > 171 μmol/kg（10 mL/kg）者，隔 24 h 再给 0.75 μmol/kg，可降低血清胆红素 20％。

2. 减少游离未结合胆红素

（1）清蛋白。结合游离胆红素而减轻毒性，1 g/kg，稀释到 5％滴注，心衰者禁用；或输血浆，10 mL/（kg·d）。

（2）纠正酸中毒。碳酸氢钠剂量可根据血气结果计算：剩余碱×kg（体重）×0.3＝所需碳酸氢钠毫当量数。保持足够的能量和液量，也可减轻酸中毒。

3. 其他

（1）青紫或呼吸困难者应供氧。

（2）若黄疸为感染所致应及时使用抗菌药物控制感染。

4.胆汁淤积

晚期出现，可用 25％硫酸镁 2～3 mL 稀释一倍喂服，每日 3 次；复方利胆片 1/3 片/次，每日 3 次。

四、护理措施

（一）密切观察病情，预防胆红素脑病

（1）密切观察病情，注意皮肤、巩膜、大小便的色泽变化和神经系统的表现，根据患儿皮肤黄染的部位和范围，估计血清胆红素的近似值，判断进展情况。如患儿出现拒食、嗜睡、肌张力减退等胆红素脑病的早期表现，立即通知医生，做好抢救准备。

（2）实施光照疗法和换血疗法。

（3）遵医嘱给予清蛋白和肝酶诱导剂；纠正酸中毒，以利于胆红素与清蛋白结合，减少胆红素脑病的发生。

（二）减轻心脑负担，防止心力衰竭

（1）保持室内安静，耐心喂养，减少不必要刺激，缺氧时给予吸氧；控制输液量及速度，切忌快速输入高渗性药物，以免血-脑脊液屏障暂时开放，使已与清蛋白联结的胆红素也可进入脑组织引起胆红素脑病。

（2）如有心衰表现，遵医嘱给予利尿剂和洋地黄类药物，并密切监测用药的反应，随时调整剂量，以防中毒。

（3）密切观察小儿面色及精神状态，监测体温、脉搏、呼吸、心率、尿量的变化及肝脾大等情况。注意保暖。

（三）健康教育

向患儿家长解释病情、治疗效果及预后，以取得家长配合；对于新生儿溶血症，做好产前咨询及孕妇预防性服药；对可能留有后遗症者，指导家长早期进行功能锻炼。

第二节　新生儿窒息

新生儿窒息是指生后 1min 内无自主呼吸或未能建立规律呼吸而导致低氧血症和混合性酸中毒。其发病率国内为 5%～10%，是目前新生儿死亡及小儿致残的主要疾病之一。

一、病因

凡能造成胎儿或新生儿缺氧的因素均可引起窒息。

（一）孕妇疾病

（1）缺氧：呼吸功能不全、严重贫血及 CO 中毒等。

（2）胎盘功能障碍：心力衰竭、血管收缩（如妊娠高血压综合征）、低血压等。

（3）年龄≥35 岁或＜16 岁及多胎妊娠等窒息发生率较高。

（二）胎盘异常

其包括前置胎盘、胎盘早剥和胎盘老化等。

（三）脐带异常

其有脐带受压、脱垂、绕颈、打结、过短和牵拉等。

（四）胎儿因素

（1）早产儿、小于胎龄儿、巨大儿等。

（2）某些畸形，如后鼻孔闭锁、肺膨胀不全、先天性心脏病及宫内感染所致神经系统受损等。

（3）胎粪吸入致使呼吸道阻塞等。

（五）分娩因素

这有难产，高位产钳、胎头吸引、臀位；产程中麻醉药、镇痛药及催产药使用不当等。

二、病理生理

正常新生儿应于生后 2 s 开始呼吸，5 s 后啼哭，10 s 到 1 min

出现规律呼吸。新生儿窒息多为胎儿窒息（宫内窘迫）的延续，其本质为缺氧。

（一）缺氧后的细胞损伤

1. 可逆性细胞损伤

缺氧首先是线粒体内氧化磷酸化发生障碍，ATP 产生减少甚至停止，从而使葡萄糖无氧酵解增强、细胞毒性水肿及细胞内钙超载发生。若此阶段能恢复血流灌注和供氧，上述变化可完全恢复，一般不留后遗症。

2. 不可逆性细胞损伤

长时间或严重缺氧导致线粒体形态和功能异常、细胞膜损伤及溶酶体破裂。此阶段即使恢复血流灌注和供氧，上述变化亦不可完全恢复，存活者多遗留后遗症。

3. 血流再灌注损伤

复苏后，由于血流再灌注可导致细胞内钙超载和氧自由基增加，从而引起细胞的进一步损伤。

（二）窒息的发展过程

1. 原发性呼吸暂停

缺氧初期的呼吸停止，即原发性呼吸暂停。此时肌张力存在，心率先增快后减慢，血压升高，伴有发绀。若病因解除，经清理呼吸道和物理刺激即可恢复自主呼吸。

2. 继发性呼吸暂停

若低氧血症持续存在，在原发性呼吸暂停后出现几次喘息样呼吸，继而出现呼吸停止，即继发性呼吸暂停。此时肌张力消失，苍白，心率和血压持续下降，此阶段已对清理呼吸道和物理刺激无反应，需正压通气方可恢复自主呼吸。

临床上有时难以区分原发性和继发性呼吸暂停，为不延误抢救，均可按继发性呼吸暂停处理。

三、临床表现

（一）胎儿缺氧表现

早期有胎动增加，胎心率≥160 次/min；晚期则胎动减少甚至消失，胎心率<100 次/min；羊水混有胎粪。

（二）窒息程度判定

Apgar 评分是临床评价出生窒息程度的经典而简易方法。

1. 时间

分别于生后 1 min、5 min 和 10 min 进行常规评分。

2. 内容

包括皮肤颜色、心率、对刺激的反应、肌张力和呼吸。

3. 评估标准

每项 0~2 分，总共 10 分。1 min Apgar 评分 8~10 为正常，4~7 分为轻度窒息，0~3 分为重度窒息。

4. 评估的意义

1 min 评分反映窒息严重程度，5 min 及 10 min 评分除反映窒息严重程度外，还可反映抢救效果及帮助判断预后。

5. 注意事项

应客观、快速及准确进行评估；胎龄小的早产儿成熟度低，虽无窒息，但评分较低。

（三）并发症

由于窒息程度不同，发生器官损害的种类及严重程度各异。常见的并发症有：

1. 中枢神经系统

其包括缺氧缺血性脑病和颅内出血。

2. 呼吸系统

此类有胎粪吸入综合征、呼吸窘迫综合征及肺出血等。

3. 心血管系统

心血管系统并发症有缺氧缺血性心肌损害等。

4.泌尿系统

这有肾功能不全及肾静脉血栓形成等。

5.代谢方面

代谢方面有低血糖、低钙及低钠血症等。

6.消化系统

消化系统并发症包括应激性溃疡和坏死性小肠结肠炎等。

表 7-1　新生儿 Apgar 评分标准

体征	0 分	1 分
皮肤颜色	青紫或苍白	躯干红四肢紫
心率（次/min）	无	<100
弹足底或插鼻管后反应	无反应	有皱眉动作
肌张力	松弛	四肢略屈曲
呼吸	无	慢，不规则

四、辅助检查

对宫内缺氧胎儿，可通过羊膜镜了解羊水混胎便程度或胎头露出宫口时取头皮血进行血气分析，以估计宫内缺氧程度；生后应检测动脉血气、血糖、电解质、血尿素氮和肌酐等生化指标。

五、治疗

复苏必须分秒必争，由产科、儿科医生合作进行。

（一）复苏方案

采用国际公认的 ABCDE 复苏方案。①A（airway）清理呼吸道。②B（breathing）建立呼吸。③C（circulation）恢复循环。④D（drugs）药物治疗。⑤E（evaluation and environment）评估和环境（保温）。其中评估和保温（E）贯穿于整个复苏过程中。

执行 ABCD 每一步骤的前后，应对评价指标，即呼吸、心率（计数 6 s 心率然后乘 10）和皮肤颜色进行评估。根据评估结果做出决定，执行下一步复苏措施。即应遵循：评估→决定→操作→再评估→再决定→再操作，如此循环往复，直到完成复苏。

严格按照 A→B→C→D 步骤进行复苏，其顺序不能颠倒。大多数经过 A 和 B 步骤即可复苏，少数则需要 A、B 及 C 步骤，仅极少数需要 A、B、C 及 D 步骤才可复苏。复苏过程中应用纯氧。

（二）复苏步骤

1. 清理呼吸道（A）

如羊水清或稍浑浊，应先吸口腔后吸鼻腔；如羊水混有胎粪，吸净口腔和鼻腔分泌物后心率低于100 次/min，无自主呼吸，肌张力低，应立即气管插管吸净气道内的胎粪。

2. 建立呼吸（B）

（1）触觉刺激：清理呼吸道后拍打或弹足底 1～2 次或沿长轴快速摩擦腰背皮肤 1～2 次，如出现正常呼吸，心率超过 100 次/min，肤色红润可继续观察。

（2）正压通气：触觉刺激后无规律呼吸建立或心率低于100 次/min，应用面罩和复苏气囊进行面罩正压通气。若通气 30 s 后，如无规律性呼吸或心率低于 100 次/min，需进行气管插管正压通气。

3. 恢复循环（C）

C 即胸外心脏按压。如气管插管正压通气 30 s 后，心率低于60 次/min 或心率在 60～80 次/min，应在继续正压通气的条件下，同时进行胸外心脏按压。

4. 药物治疗（D）

（1）肾上腺素：经过胸外心脏按压 30 s 后，心率仍然低于80 次/min或为 0，应立即给予1∶10 000肾上腺素 0.1～0.3 mL/kg，静推或气管内注入，5 min 后可重复一次。

（2）扩容剂：如有急性失血或伴有低有效血容量表现时，应给予扩容剂如全血、血浆、5％清蛋白和生理盐水等。剂量为每次10 mL/kg，于5～10 min 内静脉输注。

（3）碳酸氢钠：如疑似或血气分析证实代谢性酸中毒存在时，在保证通气的条件下，给予 5％碳酸氢钠3～5 mL/kg，加等量 5％葡萄糖液后缓慢静脉推注。

（4）多巴胺：应用上述药物后，仍有循环不良者可加用多巴胺，开始剂量为 $2\sim5\ \mu g/$（kg·min)静脉点滴，以后根据病情可增加剂量。

（5）纳洛酮：如窒息儿的母亲产前 4 h 内用过吗啡类麻醉或镇痛药，应给予纳洛酮，每次0.1 mg/kg，静脉或肌内注射，也可气管内注入。

六、护理目标

（1）新生儿呼吸道分泌物能清理干净，恢复自主呼吸，抢救成功。

（2）母亲恐惧消失，并配合医生、护理人员，护理好婴儿。

（3）新生儿出院时体温、血常规正常。

（4）母亲没有发生并发症。

七、护理措施

（1）凡估计胎儿出生后可能发生新生儿窒息者，分娩前做好抢救准备工作，氧气、保暖、急救药品及器械等。抢救必须及时、迅速、轻巧、避免发生损伤。

（2）胎头娩出后及时用吸引管或手挤压法清除鼻咽部分泌物、羊水等，胎儿娩出后，取头低位，在抢救台继续用吸痰管清理呼吸道的黏痰和羊水。如效果不佳，可配合医生采取气管内插管吸取。动作轻柔，避免负压过大损伤咽部黏膜不良反应。

（3）保暖，吸氧，必要时行人工呼吸。

（4）卧位姿势按具体情况而定，若无产伤，新生儿娩出后以右侧卧位为主。

（5）按医嘱纠正酸中毒，给 5％碳酸氢钠 $3\sim5$ mL/kg 加 25％葡萄糖 10 mL 脐静脉缓慢注入。必要时重复给药。

（6）体外心脏按压方法是新生儿仰卧，用食、中两指有节奏地按压胸骨中段，每分钟 100 次左右，每次按压后放松，使胸骨变位，心脏扩张，按压与放松时间大致相同。

（7）复苏注意保暖，保持呼吸道通畅，吸氧，注意患儿面色、呼吸、心率、体温、出入量变化。

（8）适当延迟哺乳，必要时遵医嘱给予静脉补液以维持营养及抗生素预防感染等。

（9）产妇做好心理护理，在适当的时间告诉产妇新生儿的情况，争取产妇合作。

第三节　小儿急性支气管炎

急性支气管炎是小儿常见的一种呼吸道疾病。本病常继发于上呼吸道感染之后，也常为肺炎的早期表现。也有的是小儿急性传染病如麻疹、百日咳、伤寒、猩红热等疾病的早期症状或并发症。

急性支气管炎，由各种病毒和细菌或二者混合感染所引起。另外，小儿年龄小，体格弱，气温变化冷热不均，公共场所或居室空气污浊，都可诱发本病。

疾病开始时表现为上呼吸道感染症状，发热、流鼻涕、咳嗽，咳嗽逐渐加重并且有痰，起初是白色黏痰，几天后变为黄色脓痰。有的小儿嗓子呼噜呼噜作响，早晚咳嗽较重，经常因咳嗽将食物吐出。还常伴有头痛、食欲不振、疲乏无力、睡眠不安、腹泻等症状。

另外，有一种特殊型的支气管炎，称为急性毛细支气管炎也叫哮喘性支气管炎。主要表现为下呼吸道梗阻症状，似支气管哮喘样发作，患儿鼻翼扇动。呈喘憋状呼吸，很快出现呼吸困难，缺氧发绀。这种类型多见于2岁以内虚胖小儿，往往有湿疹或其他过敏史。

一、护理要点

（1）发热时要注意卧床休息，选用物理降温或药物降温。

（2）室内保持空气新鲜，适当通风换气，但避免对流风，以免患儿再次受凉。

（3）须经常协助患儿变换体位，轻轻拍打背部，使痰液易于排出。

二、注意事项

（1）急性支气管炎一般1周左右可治愈。有部分患儿咳嗽的时间要长些，逐渐会减轻、消失，适当的服些止咳剂即可。不过在患病的早期，对于痰多的患儿，不主张用止咳剂，以免影响排痰。痰稠咳重者可服用祛痰药。

（2）也有部分患儿发展为肺炎，就按护理肺炎患儿的方法精心护理。如果急性支气管炎发作时缺氧、发绀，必须住院治疗，若缺氧得不到及时纠正，会发生脑缺氧等并发症。其他最常见的并发症就是心力衰竭。

（3）对于哮喘重的患儿，请参考本节支气管哮喘的护理方法。在使用氨茶碱等缓解支气管痉挛的药物时，应在医生指导下用药，家长不可乱用。中药麻杏石甘汤或小青龙汤加减治疗急性支气管炎有一定效果，也可采取中西医结合治疗。

第四节　小儿急性呼吸道感染

急性上呼吸道感染是小儿最常见的疾病，主要侵犯鼻、鼻咽和咽部，常诊断为"急性鼻咽炎（普通感冒）""急性咽炎""急性扁桃体炎"等，也可统称为上呼吸道感染，或简称"上感"。

一、病因

各种病毒和细菌都可引起上呼吸道感染，尤以病毒为多见，约占"上感"发病病原体的60%甚至90%以上，常见有鼻病毒、腺病毒、副流感病毒、流感病毒、呼吸道合胞病毒等，其他病毒如冠状病毒、肠道病毒、单纯疱疹病毒、EB病毒等也可引起。细菌感染常继发于病毒感染之后，其中溶血性链球菌占重要地位，其次为肺炎链球菌、葡萄球菌、嗜血流感杆菌，偶尔也有革兰氏阴性杆菌。亦有报告肺炎支原体菌亦可引起上呼吸道感染。

二、病理改变

病变部位早期表现为毛细血管和淋巴管扩张，黏膜充血水肿、腺体及杯状细胞分泌增加及单核细胞和吞噬细胞浸润、以后转为中性粒细胞浸润，上皮细胞和纤毛上细胞坏死脱落。恢复期上皮细胞新生、黏膜修复、恢复正常。

三、临床表现

本病多为散发，偶然亦见流行。婴幼儿患病症状较重，年长儿较轻。婴幼儿患病时可有或无流涕、鼻塞、喷嚏等呼吸道症状，常突发高热、呕吐、腹泻，甚至因高热而引起惊厥。年长儿患者常有流涕、鼻塞、喷嚏、咽部不适、发热等症状，可伴有轻度咳嗽与声嘶。部分患儿发病早期可出现脐周围阵痛、咽炎、咽痛等症状，咽黏膜充血，若咽侧索也受累，则在咽两外侧壁上各见一纵行条索状肿块突出。疱疹性咽峡炎，在咽弓、软腭、悬雍垂黏膜上可见数个或数十个灰白色小疱疹，直径 1～3 mm，周围有红晕，1～2 d 破溃成溃疡。咽结合膜热患者，临床特点为发热 39 ℃左右，咽炎及结膜炎同时存在，而有别于其他类型的上呼吸道感染。急性扁桃体炎除了发热咽痛外，扁桃体可见明显红肿，表面有黄白色脓点，可融合成假膜状。

四、实验室检查

病毒感染时白细胞计数多偏低或正常，粒细胞不增高。病因诊断除病毒分离与血清反应外，近年来广泛利用免疫荧光、酶联免疫等方法开展病毒学的早期诊断，对初步鉴别诊断有一定帮助。细菌感染时白细胞计数及中性粒细胞可增高；由链球菌引起者血清抗链球菌溶血素"O"滴度增高，咽拭子培养可有致病菌生长。

五、诊断

急性上呼吸道感染具有典型症状，如发热、鼻塞、咽痛、扁桃体肿大等全身和局部症状，结合季节、流行病学特点等，临床诊断并不困难，但对病原学的诊断则需依靠病毒学和细菌学检查。

六、鉴别诊断

（1）症状中以高热惊厥和腹痛严重者，须与中枢神经系统感染和急腹症等疾病相鉴别。

（2）很多急性传染病早期，也有上呼吸道感染的症状，虽然现在预防接种比较普遍及传染病发病率明显下降，但在传染病流行季节要仔细询问麻疹、猩红热、腮腺炎、百日咳、流感以及脊髓灰质炎的流行接触史。当夏季时尤要注意和中毒性疾病的早期相鉴别。

（3）如有高热、流涎、拒食、咽后壁及扁桃体周围有小疱疹及小溃疡者，可诊断为疱疹性咽峡炎；如高热、咽红伴眼结膜充血，可诊为咽结膜热；扁桃体红肿且有渗出者为急性扁桃体炎或化脓性扁桃体炎；如有明显流行史、高热、四肢酸痛、头痛等全身症状而较鼻咽部症状更重时，要考虑为流行性感冒。

七、治疗

（一）一般治疗

充分休息，多饮水，注意隔离，预防并发症。WHO在急性呼吸道感染的防治纲要中指出，关于感冒的治疗主要是家庭护理和对症处理。

（二）对症治疗

1. 高热

高热时口服阿司匹林类，剂量为 10 mg/（kg·次），持续高热可每 4 h 口服 1 次；亦可用扑热息痛，剂量为 5～10 mg/（kg·次），市场上多为糖浆剂，便于小儿服用。高热时还可用赖氨匹林或安痛定等肌内注射，同时亦可用冷敷、温湿敷、酒精擦浴等物理方法降温。

2. 高热惊厥

出现高热惊厥可针刺人中、十宣等穴位或肌内注射苯巴比妥钠 4～6 mg/（kg·次），有高热惊厥史的小儿可在服退热剂同时服用苯巴比妥等镇静剂。

3. 鼻塞

乳儿鼻塞妨碍喂奶时，可在喂奶前用 0.5％麻黄碱 1～2 滴滴鼻，年长儿亦可加用扑尔敏等脱敏剂。

4. 咽痛

疱疹性咽峡炎时可用冰硼酸、锡类散、金霉素鱼肝油或碘甘油涂抹口腔内疱疹或溃疡处；年长儿可口含碘喉片及其他中药利咽喉片，如华素片、度美芬、四季润喉片、草珊瑚、西瓜霜润喉片等。

（三）病因治疗

如诊断为病毒感染，目前常用 1％病毒唑滴鼻，每 2～3 h 双鼻孔各滴 2～3 滴，或口服三氮唑核苷口服液（威乐星），或用三氮唑核苷口含片。亦有用口服金刚烷胶、病毒灵（吗啉双呱片），但疗效不肯定。如明确腺病毒或单纯性溃疡病毒感染亦有用疱疹净（碘苷）、阿糖胞苷。近年来有报道用干扰素治疗重症病毒性感染取得较好疗效。如诊断为细菌感染，大多合并有中耳炎、鼻窦炎、化脓性扁桃体炎、淋巴结炎以及下呼吸道炎症时，可选用复方新诺明、氨苄西林、羟氨苄青霉素或其他抗生素。但多数上呼吸道感染病例不应滥用抗生素。

（四）风热两型

风热两型治法以清热解表为主，常用中成药有银翘解毒片、桑菊感冒片、感冒退热冲剂、板蓝根冲剂以及双黄连口服液等。

八、预防

减少上呼吸道感染的根本办法在于预防。平时要多户外活动，增强体质，要避免交叉感染，特别是在感冒流行季节要少去公共场所或串门；注意气候骤变，及时添减衣服；对体弱儿及反复呼吸道感染儿可服玉屏风散或左旋咪唑，0.25～3 mg/（kg·d），每周服 2 d 停 5 d，3 个月为一疗程，亦可口服卡慢舒。这些治疗目的多是增强机体抵抗力，预防呼吸道感染复发。

九、并发症

正常 5 岁以下小儿平均每年患急性呼吸道感染 4～6 次。但有的患儿患呼吸道感染的次数过于频繁，可称为反复呼吸道感染，简称复感儿。

（一）影响因素

由于小儿正处在生长发育之中，身体的免疫系统还未发育完善，缺乏抵御微生物侵入的能力，故很容易患急性呼吸道感染，但有的患儿由于环境或机体本身条件比一般小儿更易患急性呼吸道感染，影响因素有：

1. 机体条件

如患儿长期营养不良，婴儿母乳不足又未及时添加辅食，体内缺乏必需的蛋白质、脂肪及热量不足，影响器官组织的正常发育致抵抗力低下；也有的家庭经济条件并不差，但父母缺乏科学育儿知识，偏食或喂养不合理，特别是只喝牛奶、巧克力，缺乏多种维生素和微量元素如铁、锌等，也会对免疫系统造成损害，抗病能力下降而易患病。

2. 环境因素

环境因素特别是大气污染或被动吸烟。如冬天屋内生炉子，空气中大量烟雾、粉尘以及有害物质进入小儿呼吸道；同样被动吸烟也是。这些有害物质不但损伤呼吸道正常黏膜，而且还可降低抵抗力，诱发呼吸道感染。有报道在吸烟家庭中生长的婴儿比无吸烟家庭的小儿患急性呼吸道感染的机会大数倍至近 10 倍。

3. 先天因素

小儿患有先天的免疫缺陷病或暂时性免疫低下也可造成反复呼吸道感染。

（二）诊断

根据 1987 年全国小儿呼吸道疾病学术会议讨论标准做出诊断（表 7-2）。

（三）治疗

急性感染可参照上述方法外，还要针对引起反复上感的原因，如增加营养、改善环境因素。应该指出患先天性免疫缺陷的小儿是极少数，大部分还是护理问题，因此，增强患儿体质是治疗及预防之根本。加强体育锻炼及注意户外活动，使患儿增强适应外界环境及气候变化的能力；同时注意对反复呼吸道感染患儿的生活护理，随气候变化增减衣服，切忌过捂过饱，这些都是治疗反复呼吸道感染的关键。

表 7-2　小儿反复呼吸道疾病诊断标准

年龄（岁）	上呼吸道感染（次/年）	下呼吸道感染（次/年）
0～2	7	3
3～5	5	2
6～12	5	2

十、护理评估

（一）健康史

询问发病情况，注意有无受凉史，或当地有无类似疾病的流行，患儿发热开始时间、程度，伴随症状及用药情况；了解患儿有无营养不良、贫血等病史。

（二）身体状况

观察患儿精神状态，注意有无鼻塞、呼吸困难，测量体温，检查咽部有无充血和疱疹，扁桃体及颈部淋巴结是否肿大，结合咽喉膜有无充血，皮肤有无皮疹，腹痛及支气管、肺受累的表现。了解血常规等实验室检查结果。

（三）心理社会状况

了解患儿及家长的心理状态和对该病因、预防及护理知识的认识程度；评估患儿家庭环境及经济情况，注意疾病流行趋势。

十一、常见护理诊断与合作性问题

（一）体温过高

体温过高与上呼吸道感染有关。

（二）潜在并发症（惊厥）

其与高热有关。

（三）有外伤的危险

发生外伤与发生高热惊厥时抽搐有关。

（四）有窒息的危险

窒息与发生高热惊厥时胃内容物反流或痰液阻塞有关。

（五）有体液不足的危险

其与高热大汗及摄入减少有关。

（六）低效性呼吸形态

这与呼吸道炎症有关。

（七）舒适的改变

此与咽痛、鼻塞等有关。

十二、护理目标

（1）患儿体温降至正常范围（36～37.5 ℃）。

（2）患儿不发生惊厥或惊厥时能被及时发现。

（3）患儿维持于舒适状态无自伤及外伤发生。

（4）患儿呼吸道通畅无误吸及窒息发生。

（5）患儿体温正常，能接受该年龄组的液体入量。

（6）患儿呼吸在正常范围，呼吸道通畅。

（7）患儿感到舒适，不再哭闹。

十三、护理措施

（1）保持室内空气新鲜，每日通风换气 2～4 次，保持室温 18～22 ℃，湿度 50%～60%，空气每日用过氧乙酸或含氯制剂喷雾消毒 2 次。有患儿居住的房间最好用空气消毒机，消毒净化空气。

（2）密切观察体温变化，体温超过 38.5 ℃时给予物理降温，如头部冷敷、腋下及腹股沟处置冰袋，温水或乙醇擦浴。冷盐水灌肠，必要时给予药物降温：扑热息痛、安乃近、柴胡、肌内注射安痛定。

（3）发热者卧床休息直到退热 1 d 以上可适当活动，做好心理护理，提供玩具、画册等有利于减轻焦虑，不安情绪。

（4）防止发生交叉感染，患儿与正常小儿分开，接触者戴口罩，防止继发细菌感染。

（5）保持口腔清洁，每天用生理盐水漱口 1～2 次，婴幼儿可经常喂少量温开水以清洗口腔，防止口腔炎的发生。

（6）保持鼻咽部通畅，鼻腔分泌物和干痂及时清除，鼻孔周围应保持清洁，避免增加鼻腔压力，使炎症经咽管向中耳发展引起中耳炎。鼻腔严重时于清洁鼻腔分泌部后用 0.5% 麻黄碱液滴鼻，每次 1～2 滴；对鼻塞而妨碍吸吮的婴幼儿，宜在哺乳前 10～15 min 滴鼻，使鼻腔通畅，保持吸吮。

（7）多饮温开水，以加速毒物排泄和降低体温，患儿衣着、被子不宜过多，出汗后及时给患儿用温水擦干汗液，更换衣服。

（8）每 4 h 测体温 1 次，体温骤升或骤降时要随时测量并记录，如患儿病情加重，体温持续不退，应考虑并发症的可能，需要及时报告医生并及时处理，如病程中出现皮疹，应区别是否为某种传染病的早期征象，以便及时采取措施。

（9）注意观察咽部充血、水肿等情况，咽部不适时给予润喉含片或雾化吸入（雾化吸入药物可用利巴韦林、糜蛋白酶、地塞米松加 20～40 mL 注射用水 2 次/d）。

（10）室内安静减少刺激，发生高热惊厥时按惊厥护理常规。

（11）给予易消化和富含维生素的清淡饮食，必要时静脉补充营养和水分。

（12）病儿安置在有氧气、吸痰器的病室内。

（13）平卧、头偏向一侧，注意防止舌咬伤。防止呕吐物误吸，防止舌后倒引起窒息，应托起病儿下颌同时解开衣物及松开腰带，以减轻呼吸道阻力。

（14）密切观察病情变化，防止发生意外，如坠床或摔伤等。

（15）抽搐时上、下牙之间放牙垫，防止舌及口唇咬伤，病儿持续发作时，可按照医嘱给予对症处理。

（16）按医嘱用止惊药物，如地西泮、苯巴比妥等，观察患儿用药后的反应，并记录。

（17）治疗、护理等集中进行，保持安静，减少刺激。

（18）保持呼吸道通畅，及时吸痰，发绀者给予吸氧，窒息者给人工呼吸，注射呼吸兴奋剂。

（19）高热者给予物理降温或退热剂降温，在严重感染并伴有循环衰竭，抽搐、高热者，可行冬眠疗法，冬眠期间不能搬动病儿或突然竖起，防止直立性休克。

（20）详细记录发作时间，抽动的姿势、次数及特点，因有的病儿抽搐时间相当短暂，虽有几秒钟，抽搐姿势也不同，有的像眨眼一样，有的口角微动，有的肢体像无意乱动一样等，因此需仔细注视才能发现。

（21）密切观察血压、呼吸、脉搏、瞳孔的变化，并做好记录。

十四、健康教育

（1）指导家庭护理。因上呼吸道感染患儿多不住院，要帮助患儿家长掌握上呼吸道感染的护理要点：让患儿多饮水，促进代谢及体内毒素的排泄；饮食要清淡，少食多餐，给高蛋白、高热量、高维生素的流质或半流质饮食；要注意休息，避免剧烈活动，防止咳嗽加重。患儿鼻塞时呼吸不畅可在哺乳及临睡前用0.5％的麻黄碱溶液滴鼻，每次1～2滴，可使鼻腔通畅。但不能用药过频，以免引起心悸等表现。

（2）指导预防并发症的方法，以免引起中耳炎、鼻窦炎，介绍如何观察并发症的早期表现，如高热持续不退而复升，淋巴结肿大，耳痛或外耳道流脓、咳嗽加重、呼吸困难等，应及时与医护人员联系并及时处理。

（3）介绍上呼吸道感染的预防重点，增加营养和体格锻炼，避免受凉；在上呼吸道感染流行季节避免到人多的公共场所；有流行趋势时给易感儿服用板蓝根、金银花、连翘等中药汤剂预防，对反复发生上呼吸道感染的小儿应积极治疗原发病，改善机体健康状况。鼓励母乳喂养，积极防治各种慢性病，如维生素 D 缺乏性佝偻病、营养不良及贫血等，在集体儿童机构中，有如上感流行趋势，应早期隔离患儿，室内用食醋熏蒸法消毒。

（4）用药指导。指导患儿家长不要给患儿滥服感冒药，如成人速效伤风胶囊以及其他市场流行各种感冒药、消炎药、抗病毒药，必须在医生指导下服药，服药时不要与奶粉、糖水同服，两种药物必须间隔半小时以上再服用。

第五节　小儿肺炎

肺炎系指不同病原体或其他因素所致的肺部炎症，以发热、咳嗽、气促、呼吸困难和肺部固定湿啰音为共同临床表现，该病是儿科常见疾病中能威胁生命的疾病之一。据联合国儿童基金会统计，全世界每年约有 350 万左右＜5 岁儿童死于肺炎，占＜5 岁儿童总死亡率的 28％；我国每年＜5 岁儿童因肺炎死亡者约 35 万，占全世界儿童肺炎死亡数的 10％。因此积极采取措施，降低小儿肺炎的死亡率，是 21 世纪世界儿童生存、保护和发展纲要规定的重要任务。

目前，小儿肺炎的分类尚未统一，常用方法有四种，各种肺炎可单独存在，也可两种同时存在。①病理分类：可分为支气管肺炎、大叶性肺炎、间质性肺炎等。②病因分类：感染性肺炎，如病毒性肺炎、细菌性肺炎、支原体肺炎、衣原体肺炎、真菌性肺炎、原虫性肺炎；非感染性肺炎，如吸入性肺炎、坠积性肺炎等。③病程分类：急性肺炎（病程＜1 个月），迁延性肺炎（病程 1~3 个月），慢性肺炎（病程＞3 个月）。④病情分类：轻症肺炎（主要为呼吸系统表现）、重症肺炎（除呼吸系统受累外，其他系统也受累，且全身中毒症状明显）。

临床上若病因明确，则按病因分类，否则按病理分类。

一、病因与发病机制

引起肺炎的主要病原体为病毒和细菌，病毒中最常见的为呼吸道合胞病毒，其次为腺病毒、流感病毒等；细菌中以肺炎链球菌多见，其他有葡萄球菌、链球菌、革兰氏阴性杆菌等。低出生体重、营养不良、维生素 D 缺乏性佝偻病、先天性心脏病等患儿易患本病，且病情严重，容易迁延不愈，病死率也较高。

病原体多由呼吸道入侵，也可经血行入肺，引起支气管、肺泡、肺间质炎症，支气管因黏膜水肿而管腔变窄，肺泡壁因充血水肿而增厚，肺泡腔内充满炎症渗出物，影响了通气和气体交换；同时由于小儿呼吸系统的特点，当炎症进一步加重时，可使支气管管腔更加狭窄，甚至阻塞，造成通气和换气功能障碍，导致低氧血症及高碳酸血症。为代偿缺氧，患儿呼吸与心率加快，出现鼻翼扇动和三凹征，严重时可产生呼吸衰竭。由于病原体作用，重症常伴有毒血症，引起不同程度的感染中毒症状。缺氧、二氧化碳潴留及毒血症可导致循环系统、消化系统、神经系统的一系列症状以及水、电解质和酸碱平衡紊乱。

（一）循环系统

缺氧使肺小动脉反射性收缩，肺循环压力增高，形成肺动脉高压；同时病原体和毒素侵袭心肌，引起中毒性心肌炎。肺动脉高压和中毒性心肌炎均可诱发心力衰竭。重症患儿常出现微循环障碍、休克甚至弥散性血管内凝血。

（二）中枢神经系统

缺氧和高碳酸血症使脑血管扩张、血流减慢，血管通透性增加，致使颅内压增高。严重缺氧和脑供氧不足使脑细胞无氧代谢增加，造成乳酸堆积、ATP 生成减少和 Na-K 离子泵转运功能障碍，引起脑细胞内水、钠潴留，形成脑水肿。病原体毒素作用亦可引起脑水肿。

（三）消化系统

低氧血症和毒血症可引起胃黏膜糜烂、出血、上皮细胞坏死脱落等应激性反应，导致黏膜屏障功能破坏，使胃肠功能紊乱，严重者可引起中毒性肠麻痹和消化道出血。

（四）水、电解质和酸碱平衡紊乱

重症肺炎可出现混合性酸中毒，因为严重缺氧时体内需氧代谢障碍、酸性代谢产物增加，常可引起代谢性酸中毒；而 CO_2 潴留、H_2CO_3 增加又可导致呼吸性酸中毒。缺氧和 CO_2 潴留还可导致肾小动脉痉挛而引起水钠潴留，重症者可造成稀释性低钠血症。

二、临床表现

（一）支气管肺炎

支气管肺炎为小儿最常见的肺炎。多见于 3 岁以下婴幼儿。

1.轻症

以呼吸系统症状为主，大多起病较急。主要表现为发热、咳嗽和气促。

（1）发热：热型不定，多为不规则热，新生儿或重度营养不良儿可不发热，甚至体温不升。

（2）咳嗽：较频，早期为刺激性干咳，以后有痰，新生儿则表现为口吐白沫。

（3）气促：多发生在发热、咳嗽之后，呼吸频率加快，每分钟可达 40~80 次，可有鼻翼扇动、点头呼吸、三凹征、唇周发绀。肺部可听到较固定的中、细湿啰音，病灶较大者可出现肺实变体征。

2.重症

重症肺炎常有全身中毒症状及循环、神经、消化系统受累的临床表现。

（1）循环系统：常见心肌炎、心力衰竭及微循环障碍。心肌炎表现为面色苍白、心动过速、心音低钝、心律不齐，心电图显示 ST 段下移和 T 波低平、倒置；心力衰竭表现为呼吸突然加快，>60 次/min；极度烦躁不安，明显发绀，面色发灰；心率增快，>180 次/min，心音低钝有奔马率；颈静脉怒张，肝脏迅速增大，尿少或无尿，颜面或下肢水肿等。

（2）神经系统：表现为烦躁或嗜睡，脑水肿时出现意识障碍、反复惊厥、前囟膨隆、脑膜刺激征等。

（3）消化系统：常有纳差、腹胀、呕吐、腹泻等；重症可引起中毒性肠麻痹和消化道出血，表现为严重腹胀、肠鸣音消失、便血等。

若延误诊断或病原体致病力强，可引起脓胸、脓气胸、肺大泡等并发症，多表现为体温持续不退，或退而复升，中毒症状或呼吸困难突然加重。

（二）几种不同病原体所致肺炎的特点

1.呼吸道合胞病毒性肺炎

其由呼吸道合胞病毒感染所致，多见于 2 岁以内婴幼儿，尤以2~6个月婴儿多见。常于上呼吸道感染后 2~3 d 出现干咳、低~中度发热，喘憋为突出表现，2~3 d 后病情逐渐加重，出现呼吸困难和缺氧症状。肺部听诊可闻及多量哮鸣音、呼气性喘鸣，肺基底部可听到细湿啰音。喘憋严重时可合并心力衰竭、呼吸衰竭。

临床上有两种类型：

（1）毛细支气管炎：有上述临床表现，但中毒症状不严重，当毛细支气管接近完全阻塞时，呼吸音可明显减低，胸部 X 线常显示不同程度的梗阻性肺气肿和支气管周围炎，有时可见小点片状阴影或肺不张。

（2）间质性肺炎：全身中毒症状较重，呼吸困难明显，肺部体征出现较早，胸部 X 线呈线条状或单条状阴影增深，或互相交叉成网状阴影，多伴有小点状致密阴影。

2. 腺病毒性肺炎

此为腺病毒引起，在我国以 3、7 两型为主，11、12 型次之。本病多见于 6 个月~2 岁的婴幼儿。起病急骤，呈稽留高热，全身中毒症状明显，咳嗽较剧，可出现喘憋、呼吸困难、发绀等。肺部体征出现较晚，常在发热 4~5 d 后出现湿啰音，以后病变融合而呈现肺实变体征，少数患儿可并发渗出性胸膜炎。胸部 X 线改变的出现较肺部体征为早，可见大小不等的片状阴影或融合成大病灶，并多见肺气肿，病灶吸收较缓慢，需数周至数月。

3. 葡萄球菌肺炎

这主要包括金黄色葡萄球菌及白色葡萄球菌所致的肺炎，多见于新生儿及婴幼儿。临床起病急，病情重，进展迅速；多呈弛张高热，婴儿可呈稽留热；中毒症状明显，面色苍白、咳嗽、呻吟、呼吸困难，皮肤常见一过性猩红热样或荨麻疹样皮疹，有时可找到化脓灶，如疖肿等。肺部体征出现较早，双肺可闻及中、细湿啰音，易并发脓胸、脓气胸等，可合并循环、神经及胃肠功能障碍。胸部 X 线常见浸润阴影，易变性是其特征。

4. 流感嗜血杆菌肺炎

此类肺炎由流感嗜血杆菌引起。近年来，由于广泛使用广谱抗生素和免疫抑制剂，加上院内感染等因素，流感嗜血杆菌感染有上升趋势，多见于<4岁的小儿，常并发于流感病毒或葡萄球菌感染者。临床起病较缓，病情较重，全身中毒症状明显，有发热、痉挛性咳嗽、呼吸困难、鼻翼扇动、三凹征、发绀等。体检肺部有湿啰音或肺实变体征，易并发脓胸、脑膜炎、败血症、心包炎、中耳炎等。胸部X线表现多种多样。

5. 肺炎支原体肺炎

本型肺炎由肺炎支原体引起，多见于年长儿，婴幼儿发病率也较高。以刺激性咳嗽为突出表现，有的酷似百日咳样咳嗽，咯出黏稠痰，甚至带血丝；常有发热，热程1～3周。年长儿可伴有咽痛、胸闷、胸痛等症状，肺部体征不明显，常仅有呼吸音粗糙，少数闻及干湿啰音。婴幼儿起病急，呼吸困难、喘憋和双肺哮鸣音较突出。部分患儿出现全身多系统的临床表现，如心肌炎、心包炎、溶血性贫血、脑膜炎等。胸部X线检查可分为4种改变：①肺门阴影增浓。②支气管肺炎改变。③间质性肺炎改变。④均一的实变影。

6. 衣原体肺炎

沙眼衣原体肺炎多见于6个月以下的婴儿，可于产时或产后感染，起病缓，先有鼻塞、流涕，后出现气促、频繁咳嗽，有的酷似百日咳样阵咳，但无回声，偶有呼吸暂停或呼气喘鸣，一般无发热。可同时患有结合膜炎或有结合膜炎病史。胸部X线呈弥漫性间质性改变和过度充气。肺炎衣原体肺炎多见于5岁以上小儿，发病隐匿，体温不高，咳嗽逐渐加重，两肺可闻及干湿啰音。X线显示单侧肺下叶浸润，少数呈广泛单侧或双侧浸润。

三、治疗要点

采取综合措施，积极控制感染，改善肺的通气功能，防止并发症。

（一）控制感染

根据不同病原体选用敏感抗生素积极控制感染，使用原则为：早期、联合、足量、足疗程，重症宜静脉给药。

WHO推荐的4种第1线抗生素为：复方磺胺甲基异噁唑、青霉素、氨苄西林、阿莫西林，其中青霉素为首选药，复方磺胺甲基异噁唑不能用于新生儿。怀疑有金葡菌肺炎者，推荐用氨苄西林、氯霉素、苯唑西林或氯唑西林和庆大霉素。我国卫生部对轻症肺炎推荐使用头孢氨苄（先锋霉素Ⅳ）。大环内酯类抗生素如红霉素、交沙霉素、罗红霉、阿奇霉素素等对支原体肺炎、衣原体肺炎等均有效；除阿奇霉素外，用药时间应持续至体温正常后5～7 d，临床症状基本消失后3 d。支原体肺炎至少用药2～3周。应用阿奇霉素3～5 d一疗程，根据病情可再重复一疗程，以免复发。葡萄球菌肺炎比较顽固，疗程宜长，一般于体温正常后继续用药2周，总疗程6周。

病毒感染尚无特效药物，可用利巴韦林、干扰素、聚肌胞、乳清液等，中药治疗有一定疗效。

（二）对症治疗

止咳、止喘、保持呼吸道通畅；纠正低氧血症、水电解质与酸碱平衡紊乱；对于中毒性肠麻痹者，应禁食、胃肠减压，皮下注射新斯的明。对有心力衰竭、感染性休克、脑水肿、呼吸衰竭者，采取相应的治疗措施。

（三）肾上腺皮质激素的应用

若中毒症状明显，或严重喘憋，或伴有脑水肿、中毒性脑病、感染性休克、呼吸衰竭等以及胸膜有渗出者，可应用肾上腺皮质激素，常用地塞米松，每日2～3次，每次2～5 mg，疗程3～5 d。

（四）防治并发症

对并发脓胸、脓气胸者及时抽脓、抽气；对年龄小、中毒症状明显、脓液黏稠经反复穿刺抽脓不畅者，以及有张力气胸者进行胸腔闭式引流。

四、护理措施

（一）改善呼吸功能

（1）保持病室环境舒适，空气流通，温湿度适宜，尽量使患儿安静，以减少氧的消耗。不同病原体肺炎患儿应分室居住，以防交叉感染。

（2）置患儿于有利于肺扩张的体位并经常更换，或抱起患儿，以减少肺部瘀血和防止肺不张。

（3）给氧。凡有低氧血症，有呼吸困难、喘憋、口唇发绀、面色灰白等情况立即给氧；婴幼儿可用面罩法给氧，年长儿可用鼻导管法；若出现呼吸衰竭，则使用人工呼吸器。

（4）正确留取标本，以指导临床用药，遵医嘱使用抗生素治疗，以消除肺部炎症，促进气体交换；注意观察治疗效果。

（二）保持呼吸道通畅

（1）及时清除患儿口鼻分泌物，经常协助患儿转换体位，同时轻拍背部，边拍边鼓励患儿咳嗽，以促使肺泡及呼吸道的分泌物借助重力和震动易于排出；病情许可的情况下可进行体位引流。

（2）给予超声雾化吸入，以稀释痰液，利于咳出，必要时予以吸痰。

（3）遵医嘱给予祛痰剂，如复方甘草合剂等；对严重喘憋者，遵医嘱给予支气管解痉剂。

（4）给予易消化、营养丰富的流质、半流质饮食，少食多餐，避免过饱影响呼吸；哺喂时应耐心，防止呛咳引起窒息；重症不能进食者，给予静脉营养。保证液体的摄入量，以湿润呼吸道黏膜，防止分泌物干结，利于痰液排出；同时可以防止发热导致的脱水。

（三）加强体温监测

观察体温变化并警惕高热惊厥的发生，对高热者给予降温措施，保持口腔及皮肤清洁。

（四）密切观察病情

（1）如患儿出现烦躁不安、面色苍白、气喘加剧、心率加速（＞160～180 次/min）、肝脏在短时间内急剧增大等心力衰竭的表现，及时报告医生，给予氧气吸入并减慢输液速度，遵医嘱给予强心、利尿药物，以增强心肌收缩力，减慢心率，增加心搏出量，减轻体内水钠潴留，从而减轻心脏负荷。

（2）若患儿出现烦躁或嗜睡、惊厥、昏迷、呼吸不规则等，提示颅内压增高，立即报告医生并共同抢救。

（3）患儿腹胀明显伴低钾血症时，及时补钾；若有中毒性肠麻痹，应禁食，予以胃肠减压，遵医嘱皮下注射新斯的明，以促进肠蠕动，消除腹胀，缓解呼吸困难。

（4）如患儿病情突然加重，出现剧烈咳嗽、烦躁不安、呼吸困难、胸痛、面色发绀、患侧呼吸运动受限等，提示并发脓胸或脓气胸，应及时配合进行胸穿或胸腔闭式引流。

（五）健康教育

向患儿家长讲解疾病的有关知识和护理要点，指导家长合理喂养，加强体格锻炼，以改善小儿呼吸功能；对易患呼吸道感染的患儿，在寒冷季节或气候骤变外出时，应注意保暖，避免着凉；定期健康检查，按时预防接种；对年长儿说明住院和注射等对疾病痊愈的重要性，鼓励患儿克服暂时的痛苦，与医护人员合作；教育患儿咳嗽时用手帕或纸捂嘴，不随地吐痰，防止病原菌污染空气而传染给他人。

第六节　小儿惊厥

惊厥的病理生理基础是脑神经元的异常放电和过度兴奋，是由多种原因所致的大脑神经元暂时性功能紊乱的一种表现。发作时全身或局部肌群突然发生阵挛或强直性收缩，多伴有不同程度的意识障碍。惊厥是小儿最常见的急症，曾有 5%～6% 的小儿曾发生过高热惊厥。

一、病因

小儿惊厥（Convulsions in Children）可由众多因素引起，凡能造成脑神经元兴奋性功能紊乱的因素，如脑缺氧、缺血、低血糖、脑炎症、水肿、中毒变性、坏死等，均可导致惊厥的发生。将其病因归纳为以下几类：

（一）感染性疾病

1. 颅内感染性疾病

（1）细菌性脑膜炎、脑血管炎、颅内静脉窦炎。

（2）病毒性脑炎、脑膜脑炎。

（3）脑寄生虫病，如脑型肺吸虫病、脑型血吸虫病、脑囊虫病、脑包虫病、脑型疟疾等。

（4）各种真菌性脑膜炎。

2. 颅外感染性疾病

（1）呼吸系统感染性疾病。

（2）消化系统感染性疾病。

（3）泌尿系统感染性疾病。

（4）全身性感染性疾病以及某些传染病。

（5）感染性病毒性脑病，脑病合并内脏脂肪变性综合征。

（二）非感染性疾病

1. 颅内非感染性疾病

（1）癫痫。

（2）颅内创伤，出血。

（3）颅内占位性病变。

（4）中枢神经系统畸形。

（5）脑血管病。

（6）神经皮肤综合征。

（7）中枢神经系统脱髓鞘病和变性疾病。

2. 颅外非感染性疾病

（1）中毒：如有毒动植物，氰化钠、铅、汞中毒，急性酒精中毒及各种药物中毒等。

（2）缺氧：如新生儿窒息，溺水，麻醉意外，一氧化碳中毒，心源性脑缺血综合征等。

（3）先天性代谢异常疾病：如苯酮尿症、黏多糖病、半乳糖血症、肝豆状核变性、尼曼-匹克病等。

（4）水电解质紊乱及酸碱失衡：如低血钙、低血钠、高血钠及严重代谢性酸中毒等。

（5）全身及其他系统疾病并发症：如系统性红斑狼疮、风湿病、肾性高血压脑病、尿毒症、肝昏迷、糖尿病、低血糖、胆红素脑病等。

（6）维生素缺乏症：如维生素 B_6 缺乏症、维生素 B_6 依赖症、维生素 B_1 缺乏性脑型脚气病等。

二、临床表现

（一）惊厥发作形式

1. 强直-阵挛发作

其发作时突然意识丧失，摔倒，全身强直，呼吸暂停，角弓反张，牙关紧闭，面色青紫，持续10～20 s，转入阵挛期；不同肌群交替收缩，致肢体及躯干有节律地抽动，口吐白沫（若咬破舌头可吐血沫）；呼吸恢复，但不规则，数分钟后肌肉松弛而缓解，可有尿失禁，然后入睡，醒后可有头痛、疲乏，对发作不能回忆。

2. 肌阵挛发作

这是由肢体或躯干的某些肌群突然收缩（或称电击样抽动），表现为头、颈、躯干或某个肢体快速抽搐。

3. 强直发作

强直发作表现为肌肉突然强直性收缩，肢体可固定在某种不自然的位置持续数秒钟，躯干四肢姿势可不对称，面部强直表情，眼及头偏向一侧，睁眼或闭眼，瞳孔散大，可伴呼吸暂停，意识丧失，发作后意识较快恢复，不出现发作后嗜睡。

4. 阵挛性发作

其发作时全身性肌肉抽动，左右可不对称，肌张力可增高或减低，有短暂意识丧失。

5. 局限性运动性发作

此发作时无意识丧失，常表现为下列形式：

（1）某个肢体或面部抽搐：由于口、眼、手指在脑皮层运动区所代表的面积最大，因而这些部位最易受累。

（2）杰克逊（Jackson）癫痫发作：发作时大脑皮质运动区异常放电灶逐渐扩展到相邻的皮层区。抽搐也按皮层运动区对躯干支配的顺序扩展，如从面部抽搐开始→手→前臂→上肢→躯干→下肢；若进一步发展，可成为全身性抽搐，此时可有意识丧失；常提示颅内有器质性病变。

（3）旋转性发作：发作时头和眼转向一侧，躯干也随之强直性旋转，或一侧上肢上举，另一侧上肢伸直，躯干扭转等。

6. 新生儿轻微惊厥

这是新生儿期常见的一种惊厥形式，发作时呼吸暂停，两眼斜视，眼睑抽搐，频频的眨眼动作，伴流涎，吸吮或咀嚼样动作，有时还出现上下肢类似游泳或蹬自行车样的动作。

（二）惊厥的伴随症状及体征

1. 发热

发热为小儿惊厥最常见的伴随症状，如系单纯性或复杂性高热惊厥病儿，于惊厥发作前均有38.5 ℃，甚至 40 ℃以上高热。由上呼吸道感染引起者，还可有咳嗽、流涕、咽痛、咽部出血、扁桃体肿大等表现。如为其他器官或系统感染所致惊厥，绝大多数均有发热及其相关的症状和体征。

2. 头痛及呕吐

此为小儿惊厥常见的伴随症状之一，年长儿能正确叙述头痛的部位、性质和程度，婴儿常表现为烦躁、哭闹、摇头、抓耳或拍打头部。多伴有频繁喷射状呕吐，常见于颅内疾病及全身性疾病，如各种脑膜炎、脑炎、中毒性脑病、瑞氏综合征、颅内占位性病变等。同时还可出现程度不等的意识障碍，颈项抵抗，前囟饱满，颅神经麻痹，肌张力增高或减弱，克氏征、布氏征及巴宾斯基征阳性等体征。

3. 腹泻

如遇重度腹泻病，可致水电解质紊乱及酸碱失衡，出现严重低钠或高钠血症，低钙、低镁血症，以及由于补液不当，造成水中毒也可出现惊厥。

4. 黄疸

新生儿溶血症，当出现胆红素脑病时，不仅皮肤巩膜高度黄染，还可有频繁性惊厥；重症肝炎病儿，当肝功能衰竭，出现惊厥前即可见到明显黄疸；在瑞氏综合征、肝豆状核变性等病程中，均可出现不等的黄疸，此类疾病初期或中末期均能出现惊厥。

5. 水肿、少尿

水肿、少尿是各类肾炎或肾病为儿童时期常见多发病，水肿、少尿为该类疾病的首起表现，当其中部分病儿出现急、慢性肾衰竭，或肾性高血压脑病时，均可有惊厥。

6. 智力低下

智力低下常见于新生儿窒息所致缺氧、缺血性脑病，颅内出血病儿，病初即有频繁惊厥，其后有不同程度的智力低下。智力低下亦见于先天性代谢异常疾病，如苯酮尿症、糖尿症等氨基酸代谢异常病。

三、诊断依据

（一）病史

了解惊厥的发作形式，持续时间，有无意识丧失，伴随症状，诱发因素及有关的家族史。

（二）体检

全面的体格检查，尤其神经系统的检查，如神志、头颅、头围、囟门、颅缝、脑神经、瞳孔、眼底、颈抵抗、病理反射、肌力、肌张力、四肢活动等。

（三）实验室及其他检查

1. 血尿粪常规

血白细胞显著增高，通常提示细菌感染。红细胞血色素很低，网织红细胞增高，提示急性溶血。尿蛋白及细胞数增高，提示肾炎或肾盂肾炎。粪镜检，除外痢疾。

2. 血生化等检验

除常规查肝肾功能、电解质外，应根据病情选择有关检验。

3. 脑脊液检查

凡疑有颅内病变惊厥病儿，尤其是颅内感染时，均应做脑脊液常规、生化、培养或有关的特殊化验。

4. 脑电图

脑电图阳性率可达 $80\% \sim 90\%$，小儿惊厥，尤其无热惊厥，其中不少系小儿癫痫。脑电图上可表现为阵发性棘波、尖波、棘慢波、多棘慢波等多种波型。

5. CT 检查

疑有颅内器质性病变惊厥病儿，应做脑 CT 扫描，高密度影见于钙化、出血、血肿及某些肿瘤；低密度影常见于水肿，脑软化，脑脓肿，脱髓鞘病变及某些肿瘤。

6. MRI 检查

MRI 对脑、脊髓结构异常反映较 CT 更敏捷，能更准确反映脑内病灶。

7. 单光子反射计算机体层成像 SPECT

其可显示脑内不同断面的核素分布图像，对癫痫病灶、肿瘤定位及脑血管疾病提供诊断依据。

四、治疗

（一）止惊治疗

1. 地西泮

每次 $0.25 \sim 0.5$ mg/kg，最大剂量不大于 10 mg，缓慢静脉注

射，1 min 不大于 1 mg。必要时可在15～30 min后重复静脉注射一次，以后可口服维持。

2.苯巴比妥钠

新生儿首次剂量 15～20 mg 静脉注射，维持量 3～5 mg/（kg·d），婴儿、儿童首次剂量为 5～10 mg/kg，静脉注射或肌内注射，维持量 5～8 mg/（kg·d）。

3.水合氯醛

每次 50 mg/kg，加水稀释成 5%～10%溶液，保留灌肠。惊厥停止后改用其他镇静剂止惊药维持。

4.氯丙嗪

剂量为每次 1～2 mg/kg，静脉注射或肌内注射，2～3 h后可重复 1 次。

5.苯妥英钠

每次 5～10 mg/kg，肌内注射或静脉注射。遇有"癫痫持续状态"时可给予 15～20 mg/kg，速度不超过 1 mg/（kg·min）。

6.硫苯妥钠

催眠，大剂量有麻醉作用。每次 10～20 mg/kg，稀释成 2.5%溶液肌内注射；也可缓慢静脉注射，边注射边观察，惊止即停止注射。

（二）降温处理

1.物理降温

物理降温可用 30%～50%乙醇擦浴，头部、颈、腋下、腹股沟等处可放置冰袋，亦可用冷盐水灌肠，或用低于体温 3～4 ℃的温水擦浴。

2.药物降温

一般用安乃近 5～10 mg/（kg·次），肌内注射；亦可用其滴鼻，大于 3 岁病儿，每次 2～4 滴。

（三）降低颅内压

惊厥持续发作时，引起脑缺氧、缺血，易致脑水肿；如惊厥系颅内感染炎症引起，疾病本身即有脑组织充血水肿，颅内压增高，因而及时应用脱水降颅内压治疗。常用 20% 甘露醇溶液 5～10 mL/（kg·次），静脉注射或快速静脉滴注（10 mL/min），6～8 h 重复使用。

（四）纠正酸中毒

惊厥频繁，或持续发作过久，可致代谢性酸中毒，如血气分析发现血 pH<7.2，BE 为 15 mmol/L 时，可用 5% 碳酸氢钠 3～5 mL/kg，稀释成 1.4% 的等张液静脉滴注。

（五）病因治疗

对惊厥病儿应通过病史了解，全面体检及必要的化验检查，争取尽快地明确病因，给予相应治疗。对可能反复发作的病例，还应制订预防复发的防治措施。

五、护理

（一）护理诊断

（1）有窒息的危险。

（2）有受伤的危险。

（3）潜在并发症：脑水肿。

（4）潜在并发症：酸中毒。

（5）潜在并发症：呼吸、循环衰竭。

（6）知识缺乏。

（二）护理目标

（1）不发生误吸或窒息，适当加以保护防止受伤。

（2）保护呼吸功能，预防并发症。

（3）患儿家长情绪稳定，能掌握止痉、降温等应急措施。

（三）护理措施

1. 一般护理

（1）将患儿平放于床上，取头侧位。保持安静，治疗操作应尽量集中进行，动作轻柔敏捷，禁止一切不必要的刺激。

（2）保持呼吸道通畅：头侧向一边，及时清除呼吸道分泌物。有发绀者供给氧气，窒息时施行人工呼吸。

（3）控制高热：物理降温可用温水或冷水毛巾湿敷额头部，每5～10 min更换1次，必要时用冰袋放在额部或枕部。

（4）注意安全，预防损伤，清理好周围物品，防止坠床和碰伤。

（5）协助做好各项检查，及时明确病因。根据病情需要，于惊厥停止后，配合医生作血糖、血钙或腰椎穿刺、血气分析及血电解质等针对性检查。

（6）加强皮肤护理：保持皮肤清洁干燥，衣、被、床单清洁、干燥、平整，以防皮肤感染及褥疮的发生。

（7）心理护理：关心体贴患儿，处置操作熟练、准确，以取得患儿信任，消除其恐惧心理。说服患儿及家长主动配合各项检查及治疗，使诊疗工作顺利进行。

2. 临床观察内容

（1）惊厥发作时，观察惊厥患儿抽搐的时间和部位，有无其他伴随症状。

（2）观察病情变化，尤其随时观察呼吸、面色、脉搏、血压、心音、心率、瞳孔大小、对光反射等重要的生命体征，发现异常及时通报医生，以便采取紧急抢救措施。

（3）观察体温变化，如有高热，及时做好物理降温及药物降温；如体温正常，应注意保暖。

3. 药物观察内容

（1）观察止惊药物的疗效。

（2）使用地西泮、苯巴比妥钠等止惊药物时，注意观察患儿呼吸及血压的变化。

4. 预见性观察

若惊厥持续时间长、频繁发作，应警惕有无脑水肿、颅内压增高的表现，如收缩压升高、脉率减慢、呼吸节律慢而不规则，则提示颅内压增高。如未及时处理，可进一步发生脑疝，表现为瞳孔不等大、对光反射消失、昏迷加重、呼吸节律不整甚至骤停。

六、康复与健康指导

（1）做好患儿的病情观察准备好急救物品，教会家属正确的退热方法，提高家长的急救知识和技能。

（2）加强患儿营养与体育锻炼，做好基础护理等。

（3）向家长详细交代患儿的病情、惊厥的病因和诱因，指导家长掌握预防惊厥的措施。

第八章　专科检查及治疗护理常规

第一节　普通外科检查及治疗护理常规

一、经皮肝穿刺胆道造影术（PTCD）护理常规

（一）护理评估

（1）评估患者有无胆道感染的症状，如有此症状则需待控制后方可行 PTCD。

（2）了解患者出凝血时间、凝血酶原时间、血常规等结果，有无凝血机制异常。

（3）评估患者术前准备：禁食、禁饮 6 h；完成碘过敏、普鲁卡因过敏试验；遵医嘱术前给药。

（4）检查术前用物是否备齐，包括无菌 PTCD 针头、导管及PTCD 穿刺针、导丝各2根、30％泛影葡胺 2 支、生理盐水、急救药物等。

（二）护理措施

（1）术前向患者及家属讲解 PTCD 的目的和注意事项，给予心理护理，取得患者的配合。

（2）帮助患者和配合医师完成 PTCD，对穿刺部位用腹带加压包扎。

（3）术后绝对卧床休息，禁食、禁水 6 h。如无不良反应，可进食流质，次日恢复正常饮食。

（4）密切观察生命体征的变化，有无发热、腹痛、穿刺部位出血，注意是否有胆汁外漏、腹腔出血、败血症等并发症发生。

（5）术后置 PTCD 引流者，将引流管接袋，妥善固定，保持通畅，防止滑脱。定期更换引流袋，防止逆行感染，注意观察引流液的性状。

（三）健康指导

（1）交代患者术后卧床休息、禁食及禁水，以免造成穿刺部位出血。

（2）叮嘱患者术后一旦感觉腹部疼痛、发现穿刺部位出血或渗液，及时报告医护人员。

二、纤维内镜逆行胰胆管造影术（ERCP）护理常规

（一）护理评估

（1）评估患者有无黄疸、腹痛等症状，如有此症状则需待控制后方可行 ERCP。

（2）了解患者血淀粉酶检查结果。

（3）评估患者术前准备：禁食、禁饮至少 6 h；完成碘及普鲁卡因过敏试验；遵医嘱术前给药。

（4）检查术前用物是否备齐，包括纤维十二指肠镜、喉头喷雾器、76%泛影葡胺、生理盐水、急救药物等。

（二）护理措施

（1）术前向患者及家属讲解 ERCP 的目的和注意事项，给予心理护理，取得患者的配合。

（2）帮助患者和配合医师完成 ERCP。

（3）术后绝对卧床休息，禁食、禁水 6 h。如无腹痛、上腹压痛等不适，可进食流质，次日恢复正常饮食。

（4）术后遵医嘱静脉输液，给予抗生素、解痉剂等。术后 2 h、6 h 分别采取静脉血标本测定血淀粉酶，了解血、尿淀粉酶的变化。

（5）密切观察生命体征、腹部情况，警惕肠穿孔、胰腺炎、化脓性胆管炎、心血管等并发症。

（三）健康指导

（1）交代患者按要求卧床休息和禁食、禁饮。

（2）叮嘱患者术后如果有腹部疼痛、头痛等，及时报告医护人员。

三、"T"形管引流护理常规

（一）护理评估

（1）评估 T 管是否引流通畅，观察患者有无黄疸、引流液性状有无异常。

（2）询问患者有无发热、腹痛等。

（3）了解患者对 T 管引流的目的及护理措施掌握的程度。

（二）护理措施

（1）妥善固定 T 管，保持引流通畅，避免扭曲、折叠、受压、堵塞。一般将 T 管用胶布固定于腹壁皮肤，切不可固定于病床，以免因翻身和活动时牵拉而造成 T 管滑脱，造成胆汁性腹膜炎。

（2）保持 T 管周围皮肤的清洁。腹壁引流管出口处每日用 75％乙醇消毒；胆汁渗漏时，及时更换敷料，局部涂氧化锌软膏，减少胆盐对皮肤的刺激。每日更换引流袋，保持引流袋的位置低于引流口，防止逆行感染。

（3）仔细观察和记录引流液的性状。正常胆汁色泽为深绿色或棕色，稠厚、色清、无渣，成人每日800～1200 mL。术后胆汁的量一般由多变少。如果胆汁引流量突然减少，应注意是否管道扭曲、受压或堵塞，是否有血块、泥沙样结石或蛔虫堵塞；胆汁稀薄，可疑有肝功能不全；胆汁混浊提示有感染的可能；胆汁为鲜红色呈血性液，需警惕吻合口出血或胆道出血，及时报告和处理。

（4）评估患者具备拔管的指征：①一般 T 管留置时间 2 周左

右。②胆汁引流量减少、颜色清亮、体温正常、黄疸消退、全身情况改善、食欲增加、大便色泽加深。③胆汁培养阴性。④夹管1～2 d后，无腹痛、发热、黄疸症状。⑤T管造影显示肝管、胆总管、十二指肠通畅，无残余结石。造影后继续引流胆汁1～2 d，减少造影后的反应和感染。

（5）注意拔管后的病情观察。了解患者的食欲、大便色泽，有无腹痛、发热、黄疸。如有少量局部渗漏，无须特殊治疗，每日或隔日更换敷料，3～5 d可自愈。

（三）健康指导

（1）指导出院患者携带T形管的注意事项，包括衣着宜宽松、柔软，以防引流管受压；沐浴采用淋浴，用塑料膜覆盖引流管出口处，避免造成引流管及腹壁引流出口处潮湿，增加感染的概率。

（2）若发现引流管异常或身体不适等，及时就诊。

四、肝动脉插管化疗术护理常规

按外科术前一般护理常规。

（一）护理评估

（1）评估患者生命体征、意识状态，有无腹痛、腹水，了解肝功能检查结果，判断患者接受肝动脉插管化疗术的耐受力。

（2）评估患者对肝动脉插管化疗术的认识，有无紧张、焦虑等不良情绪。

（3）检查化疗药物、生理盐水、注射器、输液器、输液泵等是否完备。

（二）护理措施

（1）肝动脉插管化疗术前，向患者及家属说明其目的和注意事项，取得理解和书面同意。

（2）按外科术前一般护理常规，遵医嘱给予镇静药。

（3）帮助患者及配合医师完成肝动脉插管。

（4）肝动脉插管化疗术后按外科护理常规。

（5）术后严格卧床休息 12 h，禁食 4～6 h。胃肠道反应明显者，遵医嘱给予止吐药。

（6）密切监测生命体征的变化，观察面色、穿刺侧末梢循环、皮肤颜色、足背动脉搏动等。穿刺处用沙袋压迫至少 6 h 或用绷带包扎 4～6 h。

（7）观察腹部情况，如腹痛的性质、部位，有无全腹痛、肌紧张。一旦发现，及时报告医师并对症处理。

（8）常规术后给予氧气吸入 24～48 h，以增加肝细胞氧的供给。

（9）及时评价肝功能变化，观察有无肝性脑病先兆。

（10）对于有腹水者，测量腹围 1 次/d，记录 24 h 尿量，预防肝肾综合征的发生。

（11）留置导管行连续肝动脉灌注的患者，给予导管护理。严格执行无菌技术操作原则，保持导管通畅，防止导管滑脱，并在每次注药后注入 10 mL 肝素溶液封管，以防堵塞。

（三）健康指导

（1）叮嘱患者每次灌注化疗后宜卧床休息 12 h，禁食 4～6 h。

（2）对留置导管化疗的患者，指导保持留置化疗泵清洁和干燥。

（3）嘱咐患者化疗后，如果有腹痛、腹泻或便血等不适，及时报告医护人员。

五、腹腔镜手术护理常规

按外科术前一般护理常规。

（一）护理评估

（1）评估患者腹部的症状和体征，了解腹部疾病。询问既往健康史，有无腹部手术史、严重肝硬化、门静脉高压等，评估是否适宜腹腔镜手术。

（2）了解患者出凝血时间、凝血酶原时间、血常规等结果。

凝血机制障碍者不宜手术。

（3）了解患者对腹腔镜手术的认识，有无紧张、恐惧等不良情绪。

（4）评估患者是否做好术前准备：包括禁食 12 h、手术当日早晨置胃管、遵医嘱用药等。

（二）护理措施

（1）手术前向患者及家属讲解手术目的、主要步骤及配合要点，安抚患者，取得配合。

（2）指导患者做好充分的术前准备，护送患者行腹腔镜手术。

（3）术后按外科一般术后护理常规及全身麻醉后护理常规。

（4）术后待患者清醒后抽空胃液、拔除胃管，24 h 后恢复饮食。鼓励患者术后 6 h 可下床活动。

（5）术后遵医嘱静脉输液，给予抗生素等。

（6）观察病情变化，注意有无腹痛、伤口出血、皮下气肿等并发症。

（7）术后 2～3 d 更换创可贴，伤口无异常可出院。

（三）健康指导

（1）向患者说明因手术需要建立气腹，术后腹胀属正常现象，早期下床活动有利于尽早消除腹胀。

（2）叮嘱患者术后应保持伤口清洁、干燥，避免弄湿和污染，防止伤口感染。

六、肠造瘘口护理常规

（一）护理评估

1. 术前评估

（1）疾病诊断、手术方式、目前病情。

（2）拟造瘘部位皮肤是否完整、有无瘢痕等。

（3）对造瘘的认识和心理接受程度。

2. 术后评估

（1）造瘘口的类型及颜色，外观是否湿润、水肿。

（2）观察造瘘口周围皮肤有无红斑、糜烂、皮疹、水泡、感染。

（3）评估造瘘口有无并发症，如造口平坦、回缩、突出或脱垂等现象。

（4）评估患者自我护理肠造瘘口的能力。

（二）护理措施

1. 造口术前护理措施

（1）肠造瘘前向患者说明肠造瘘的目的、必要性及造口后的护理措施，给予患者心理支持，取得患者合作。

（2）指导患者做好术前肠道准备：如术前 3 d 口服肠道抗生素、泻药（肠梗阻患者禁服）、术前清洁洗肠等。

2. 造口术后护理措施

（1）术后患者取患侧卧位，以免粪便污染切口。术后 6 h 可取半坐卧位，鼓励早期下床活动，适时进食。

（2）造瘘口未开放前，及时更换敷料，并用凡士林纱布覆盖。

（3）注意观察造口颜色，有无渗湿、水肿。如发现造瘘口变蓝或变黑，立即报告医师。

（4）选择合适的造口袋。早期宜选用透明造口袋，以便观察出血、缺血、水肿等；后期宜选用橡胶肛门袋。

（5）正确使用造口袋和护理造口周围皮肤。①造口袋排泄物达 1/3 或 1/2 时及时倾倒，有泄露时及时更换造口袋。②更换造口袋前，用生理盐水或清水清洗造瘘口周围皮肤，自然晾干或用软纱布擦干，必要时涂抹鱼肝油氧化锌油膏。③皮肤有溃烂时，涂抹氧化锌糊剂或造口溃疡粉。

（6）观察造口有无并发症，如水肿、出血、坏死、回缩、脱垂、皮炎、造口周围脓肿、切口旁疝等，一旦发现，及时报告和处理。

（7）保持造瘘口通畅，定期用食指扩张造瘘口。

（8）出院前教会患者护理造瘘口。向患者讲解如何观察造口的颜色和外观，评估有无并发症，示范如何正确使用、更换造口袋等自我护理方法。

（三）健康指导

（1）向患者介绍造口产品的特点，指导选择合适的造口袋。

（2）指导患者合理饮食，包括少量多餐，均衡膳食；避免产气、难消化、易产生异味、容易导致腹泻或阻塞造口的食物；增加水分的摄入。

（3）指导如何保护造瘘口，包括避免衣服和皮带过紧压迫造口；避免长期慢性咳嗽、提举重物；避免近距离接触性运动；游泳或沐浴时用防水胶布保护造口；避免弄湿、摩擦、碰撞造口部位。

（4）鼓励患者参加社交活动，做一些力所能及的家务。外出时准备足够造口用品。

（5）交代患者定期门诊复查，注意观察造口情况。如果发现造口及周围皮肤任何不适或异常，立即赴医院就诊。

七、肠内营养护理常规

（一）护理评估

（1）评估患者的病情，包括既往病史、手术创伤史、有无严重感染和消耗性疾病等。

（2）了解患者的饮食习惯，近期饮食摄入情况。

（3）评估患者胃肠道功能，有无消化道梗阻、出血、严重腹泻或不能经胃肠道摄食的疾患。

（4）了解患者及家属对营养支持的态度和看法，了解患者对营养支持的经济承受能力。

（二）护理措施

（1）给予肠内营养之前，向患者及家属说明肠内营养的目的、操作步骤和注意事项，给予心理支持，取得理解和配合。

（2）根据患者的具体情况，合理配制肠内营养液。①一般患者宜给予高蛋白、高热量、含丰富维生素、无刺激的流质饮食。腹泻患者宜选择低脂制剂加收敛药物。便秘患者宜选择含丰富纤维素的食物，并保证摄入足够的水分。②按要求配制营养液。选定制剂后，仔细阅读产品说明书、有效期。配置液宜现配现用，常温下放置不宜超过 24 h。

（3）规范实施肠内营养操作。①选择合适的体位。对于年老体弱、卧床、意识障碍、胃排空迟缓、经鼻胃管或胃造瘘管输注营养液者取半坐卧位，以防反流和误吸。对于经鼻肠管或空肠造瘘管滴注者可取随意卧位。②调节营养液的温度以接近体温为宜，一般在 37～40 ℃。③使用营养液前充分摇匀，正确连接管道。④控制输注量和速度，应从低浓度、慢速度、小剂量开始。浓度从 8％～12％开始，一般不超过 25％；速度以 20～40 mL/h 至维持滴速为 100～120 mL/h，有条件者用输液泵控制为佳；控制总量为 250～500 mL/d，在 5～7 d 内逐渐达到全量。⑤对于经鼻饲或胃造瘘管给予营养液者，注意估计胃内残留量。在每次输注肠内营养液前及期间，抽吸胃液并估计胃内残余量每 4 h 1 次。若残余量＞100～150 mL，应延迟或暂停输注，必要时加胃动力药。⑥在输注过程中，观察病情变化。若患者突然出现呼吸急促、呛咳，咳出物类似营养液时，考虑有喂养管移位致误吸的可能，应立即停止输注，鼓励并刺激患者咳嗽，并及时报告医师。

（4）保持喂养管通畅。①妥善固定喂养管，避免扭曲、折叠和受压。②每日更换输液管。③药丸经碾碎、溶解后直接注入喂养管，以免药丸在营养液中不能溶解而黏附于管壁或堵塞管腔。④输注营养液前后及特殊用药前后，均应用 20～30 mL 温开水或生理盐水冲洗喂养管。⑤对于持续输注时，需用生理盐水 30～40 mL 冲洗喂养管，每 4 h 1 次。

（5）注意评估疗效和预防并发症。注意监测血糖、尿量变化。观察有无发热、咳嗽等。定期查血常规、血生化、尿素氮等。

（6）对于造瘘口患者，按造瘘口护理常规。

（三）健康指导

（1）交代患者在输注过程中出现任何不适，及时报告医护人员。

（2）对于居家给予肠内营养的患者，指导家属进行肠内营养护理。

八、完全胃肠外营养（TPN）护理常规

（一）护理评估

（1）评估患者的病情，包括既往病史、手术创伤史、有无严重感染和消耗性疾病等。

（2）评估患者体温、体重、出入水量等情况。

（3）了解患者及家属对 TPN 的认识和实施 TPN 的经济承受能力。

（二）护理措施

（1）给予 TPN 之前，向患者及家属说明其目的、操作步骤和注意事项，给予心理支持，取得理解和配合。

（2）嘱患者卧床休息，以免因身体虚弱发生意外。

（3）根据患者的具体情况，严格执行无菌技术操作原则和科学配制营养液。营养液宜现配现用，如用 PVC 输液袋盛装营养液，在 4 ℃条件下，营养液储存时间不宜超过 48 h。水溶性维生素宜在输注时加入营养液。营养液内不宜添加其他治疗用药。

（4）建立有效的静脉输液通道，宜选择大静脉。对于 TPN 时间超过一周者，因输液量大、浓度高以及时间长，宜采用 PICC，以保护血管和保障营养的供给。

（5）严格无菌技术操作，正确连接管道，给予营养液输注。有条件者，采用输液泵控制输注量和速度，严防空气输入。如 20% 的脂肪乳 250 mL 控制在 4~5 h 输完。

（6）输注过程中，密切观察病情变化。如发现患者尿量突然增多、神志改变，应怀疑有非酮症高渗性糖尿病昏迷；若患者心

率加快、面色苍白、四肢湿冷，应怀疑低血糖性反应。上述情况均应立即报告，遵医嘱检测血糖等处理。如轻度发热，一般无须特殊处理会自行消退，但部分患者可能发生高热，给予物理降温或遵医嘱药物降温。

（7）对于行 PICC 的患者，按 PICC 护理常规。

（三）健康指导

（1）指导患者保护导管局部清洁、干燥，避免穿刺侧的剧烈活动，禁止提重物，避免弄湿和污染。

（2）交代患者若发现任何的不适及时报告医护人员。

（3）若病情允许，鼓励患者尽可能经口进食，恢复肠内营养，维护肠道结构与功能，避免肠源性感染。

第二节　颅脑外科检查及治疗护理常规

一、颅脑外科介入治疗护理常规

（一）护理评估

（1）了解患者对介入治疗的认识和心理反应。

（2）评估患者是否做好介入治疗前准备：①碘过敏试验。②造影术前禁食 4 h，栓塞术前禁食 8 h。③备皮：双侧腹股沟、会阴部、大腿上 1/3。④备皮后沐浴。⑤术前半小时排空大小便。⑥去除头部饰物。⑦遵医嘱治疗前用药。

（二）护理措施

（1）治疗前向患者解释介入治疗的目的和注意事项，消除患者紧张心理，以取得患者配合。

（2）术后密切观察患者生命体征，注意血压、脉搏等变化。如采用全身麻醉，按全麻术后护理常规。

（3）术后嘱患者平卧 12～24 h，穿刺侧肢体制动 4 h，沙袋压迫 4 h。

（4）观察穿刺部位有无渗血、局部血肿及患侧足背动脉搏动情况。

（5）遵医嘱用药，保持大小便通畅。对应用抗凝治疗者，注意伤口出血。

（三）健康指导

（1）指导患者在造影中，如出现恶心、呕吐、皮肤瘙痒、咽喉不适、呼吸困难等及时告诉医护人员或举手示意。

（2）交代患者在造影时勿扭动头部，以保持造影图像清晰。

（3）术后保持规定体位，以免出血。

二、脑血管造影护理常规

（一）护理评估

（1）了解患者对脑血管造影的认识和心理反应。

（2）评估患者是否做好造影前准备：①碘过敏试验。②禁食 4～6 h。③备皮：双侧腹股沟、会阴部、大腿上 1/3。④备皮后沐浴。⑤术前半小时排空大小便。⑥去除头部饰物。⑦遵医嘱术前用药。

（3）妊娠 3 个月以内的孕妇禁做此项检查。

（二）护理措施

（1）脑血管造影前向患者及家属说明目的和注意事项，消除患者紧张心理，以取得患者配合。

（2）造影完毕，拔除导管，压迫穿刺点 10～15 min，并予沙袋加压包扎 6 h。

（3）造影后嘱患者平卧 12～24 h，穿刺侧肢体制动 4 h，沙袋压迫 4 h。

（4）观察穿刺部位有无渗血、局部血肿及足背动脉搏动和远端皮肤颜色、温度等。

（5）鼓励多饮水，以促进造影剂排泄。

（三）健康指导

（1）指导患者在造影中如出现恶心、呕吐、皮肤瘙痒、咽喉不适、呼吸困难等及时告诉医护人员或举手示意。

（2）交代患者造影后保持规定体位，以免出血。

（3）叮嘱患者多饮水。

三、脑室引流护理常规

（一）护理评估

（1）了解患者和家属对脑室引流的认识和心理准备。

（2）评估患者是否做好脑室引流前备皮准备。

（二）护理措施

（1）脑室引流前向患者和家属说明引流目的、配合要点及注意事项，保持情绪稳定，配合治疗。

（2）妥善固定脑室引流装置，引流瓶或袋液体排出口应放置高于患者侧脑室角10～15 cm水平。评估有无头昏、呕吐、虚脱等可能因引流袋位置过低，致脑脊液大量流出所致的颅内压低综合征。患者如需要搬动或变换体位，应事先夹闭引流管，事后调整引流瓶或袋高度适宜后开放引流。

（3）保持脑室引流管通畅，观察引流管内有无波动，避免引流管弯曲折叠，防止受压、阻塞、脱落和磨损。

（4）观察脑脊液引流液性状，每日记录引流量和颜色，发现异常及时通知医师。

（5）保持引流管周围敷料清洁、干燥，如有外渗或切口处皮下肿胀，及时通知医师。脑室引流一般维持2～4 d，引流瓶或引流袋更换1次/d；引流管与引流瓶或引流袋之间的接管每天更换无菌纱布，严格无菌操作。

（6）仔细评估生命体征、意识、瞳孔、头痛、肢体活动等情况，观察有无颅内血肿，掌握病情动态变化。

（7）拔管前先夹管观察一日，如无颅内压增高，次日可考虑拔管。如有颅内压增高症状，则行间断夹管，待患者适应颅内压变动后，再考虑拔管。

（三）健康指导

（1）嘱咐患者及家属切勿擅自调节引流高度。

（2）保持引流管周围敷料清洁、干燥。

四、腰椎穿刺术护理常规

（一）护理评估

（1）了解患者对腰椎穿刺术的认识和心理准备。

（2）评估腰椎穿刺环境是否符合要求，查看所需用物是否完备。

（二）护理措施

（1）穿刺前向患者及家属说明其目的和注意事项，消除心理紧张，取得配合。

（2）帮助患者取合适的体位。穿刺时患者侧卧于床上，头向胸部弯曲，双手抱膝贴近腹部，使脊柱尽量后弓，便于穿刺进针。

（3）应用无菌技术配合穿刺操作者。密切观察生命体征、神志、瞳孔、面色等变化，并协助采集脑脊液标本送检。

（4）术后协助患者去枕平卧 4～6 h，防止颅内压降低所致头痛。

（5）观察穿刺点有无血肿、渗液，保持穿刺处清洁和干燥。

（三）健康指导

（1）叮嘱患者穿刺后按要求去枕平卧。

（2）交代患者保持穿刺处清洁和干燥。

五、CT 扫描护理常规

（一）护理评估

（1）了解患者对 CT 扫描的认识和心理准备。

（2）评估患者是否做好 CT 扫描前准备：①需增强扫描者，做好碘过敏试验。②检查前半小时排空大小便。③检查前如有医嘱，遵医嘱用药。

（二）护理措施

（1）检查前向患者及家属解释其目的及注意事项，消除心理紧张，取得患者的配合。

（2）护送患者检查途中防止过度震动，保持患者头部平稳，防加重病情。

（3）CT扫描完后，注意观察穿刺部位有无渗血、肿胀，以便及时处理。

（三）健康指导

（1）指导患者在造影中如出现恶心、呕吐、皮肤瘙痒、咽喉不适、呼吸困难等及时告诉医护人员或举手示意。

（2）嘱咐患者在造影时勿动头部，以保持造影图像清晰。

六、脑室穿刺术护理常规

（一）护理评估

（1）了解患者对脑室穿刺术的认识和心理准备。

（2）评估穿刺环境是否符合要求，查看所需用物是否完备。

（二）护理措施

（1）穿刺前向患者及家属说明目的和注意事项，消除心理紧张，取得配合。

（2）帮助患者取合适的体位。额入法患者取仰卧位；枕入法患者取侧卧位；前囟穿刺患儿取仰卧位。

（3）应用无菌技术配合穿刺操作者。密切观察生命体征、神志、瞳孔、面色等变化，并协助采集脑脊液标本送检。

（4）术后患者取头高足低位，且宜保持穿刺部位于高处。

（5）术后观察生命体征变化，注意穿刺部位有无渗血、渗液，保持穿刺处清洁和干燥，发现异常即刻通知医师。

（三）健康指导

（1）叮嘱患者穿刺后取头高足低位。

（2）嘱咐患者保持穿刺处清洁和干燥。

七、脊髓造影护理常规

（一）护理评估

（1）了解患者对脊髓造影的认识和心理反应。

（2）评估患者是否做好造影前准备：①完成普鲁卡因、碘过敏试验。②禁食4～6 h。③备皮：双侧腹股沟、会阴部、大腿上1/3。④备皮后沐浴。⑤术前半小时排空大小便。⑥遵医嘱术前用药。

（二）护理措施

（1）造影前向患者及家属说明造影目的和注意事项，消除紧张心理和取得合作。

（2）造影完毕拔出导管时，先让动脉穿刺点稍出血，以清除导管头端可能发生的凝血块，然后压迫动脉穿刺点10～15 min，再加压包扎穿刺部位，卧床至少12 h。

（3）严密观察穿刺部位是否有渗血、血肿，观察穿刺肢体远端的血液循环情况。

（4）注意观察有无碘变态反应、偏瘫、癫痫发作、气胸等并发症发生。

（三）健康指导

（1）叮嘱患者造影术后卧床休息。

（2）嘱咐患者保持穿刺处清洁和干燥。

第三节　泌尿外科检查及治疗护理常规

一、静脉肾盂造影（IVP）护理常规

（一）护理评估

（1）评估患者是否适宜静脉肾盂造影，如有高热、急性传染

病、重度肾积水、尿闭、肾肿瘤、多发性骨髓瘤等不宜行 IVP。

（2）评估患者是否做好造影术前准备：禁食、禁饮 3～6 小时；肠道准备；碘过敏试验。

（3）了解患者对 IVP 的认识，有无紧张、害怕情绪。

（4）检查 IVP 的用物是否齐全，包括 1 mL 和 20 mL 注射器、造影剂、抗过敏药、中枢神经兴奋剂等。

（二）护理措施

（1）造影术前向患者及家属说明造影的目的、步骤和注意事项，做好患者的心理护理，消除患者的紧张和恐惧。

（2）协助患者做好术前准备，顺利完成造影术。

（3）术后观察有无皮疹、荨麻疹等迟发碘变态反应。

（4）术后鼓励患者多饮水，促进造影剂排泄。

（三）健康指导

指导患者术后如有皮疹、皮肤瘙痒等不适，应立即报告医护人员。

二、逆行肾盂造影护理常规

（一）护理评估

（1）评估患者是否适宜逆行肾盂造影，如有高热、急性传染病、尿频、尿急、尿痛等下尿路感染时不宜行逆行肾盂造影。

（2）评估患者是否做好造影准备：禁食 3～6 h，可饮水；肠道准备；碘过敏试验。

（3）了解患者对逆行肾盂造影的认识，有无恐惧、紧张心理。

（4）检查逆行肾盂造影的用物是否齐全，包括 12.5％碘化钠溶液、抗过敏药、中枢神经兴奋剂等。

（二）护理措施

（1）造影术前向患者及家属说明造影的目的、步骤和注意事项，做好患者的心理护理，消除患者的紧张和恐惧。

（2）协助患者做好术前准备，顺利完成造影术。

（3）术后观察有无皮疹、荨麻疹等迟发碘变态反应。

（三）健康指导

向患者说明检查后排尿会有轻度不适，无须特殊处理。如有尿频、尿急、尿痛等其他不适，及时报告和处理。

三、膀胱镜检查及输尿管插管术护理常规

（一）护理评估

（1）评估患者的临床症状和体征，是否适宜膀胱镜检查，如疑有膀胱、肾、输尿管疾病需作进一步检查者；膀胱肿瘤活检者；分侧检查两肾的尿液或功能者；尿少、尿闭症，需进一步检查病因和治疗者；异物取出、肿瘤电灼、输尿管口切开与扩张、肾盂冲洗者等均适应行该检查。

（2）评估患者是否做好术准备：禁食 3～6 h，可饮水；肠道准备；会阴部备皮；遵医嘱应用抗生素、镇静等药物。

（3）了解患者对检查的认识，有无紧张、害怕情绪。

（二）护理措施

（1）检查前向患者及家属说明检查或治疗的目的、步骤和注意事项，做好患者的心理护理，消除患者的紧张和恐惧。

（2）协助患者做好术前准备，顺利完成检查。

（3）检查后及时评估患者有无腹痛、腹胀等；观察排尿情况，有无尿痛、血尿等，发现异常及时处理。

（4）注意休息，鼓励多饮水。

（5）遵医嘱给予抗生素等药。

（三）健康指导

（1）嘱咐患者检查后注意休息，多饮水。

（2）向患者说明检查后可出现轻微血尿，一般 1～2 d 即可消失。如有持续肉眼血尿或不能排尿、腹痛、便血等情况，应及时报告医护人员或就诊。

第四节　骨外科检查及治疗护理常规

一、关节镜检查护理常规

按骨科疾病一般护理常规。

（一）护理评估

（1）检查前评估患者病变部位、症状和体征。

（2）评估患者检查前准备是否充分：洗澡；检查部位备皮，皮肤无破溃；完成药物过敏试验；做好禁食禁饮准备；遵医嘱术前用药。

（3）了解患者对关节镜检查的认知程度，有无恐惧、紧张心理。

（二）护理措施

（1）检查前向患者说明关节镜检查的目的、过程及注意事项，消除患者恐惧、紧张心理，取得配合。

（2）检查日晨手术区域碘伏消毒，并用消毒巾包裹好将患者送关节镜检查室。

（3）检查后去枕平卧 6 h，密切观察并记录体温、脉搏、呼吸、血压。

（4）检查后行关节镜检部位用棉垫加压包扎，抬高患肢约 20 cm，以减轻肿胀。

（5）手术后伤口处立即予以冰袋降温，以减少出血、肿胀及疼痛。一般行降温24 h。

（6）密切观察伤口渗血、末梢血液循环及患肢肿胀程度。评估伤口局部有无红、肿、热、痛等感染征象。

（7）加强术后肢体功能锻炼，避免负重。术后第一天即开始股四头肌锻炼，4 次/d，每次 30 min，起始角度为0°，终止角度根据患者疼痛耐受情况由小逐渐增大。平卧位练习直腿抬高，俯卧位及站立位练习矛绳肌收缩，以锻炼肌力和下肢稳定度。

（三）健康指导

（1）检查前，指导患者进行股四头肌收缩训练，指导交叉韧带重建术患者正确佩戴膝关节活动控制支架。

（2）叮嘱患者检查后，注意关节保暖，夜间抬高患肢；按要求进行患肢的功能锻炼，直至关节的疼痛消失、活动正常为止；定期随访。

二、石膏固定护理常规

按骨科疾病一般护理常规。

（一）护理评估

1. 石膏固定前评估

（1）患处血液循环，包括肿胀、皮肤温度、感觉、动脉搏动等情况。

（2）有无活动及功能障碍。

（3）患者对固定的认识和心理反应。

（4）石膏固定所用物。

2. 石膏固定期间评估：

（1）石膏松紧度是否适宜。

（2）患处血液循环，包括肿胀、皮肤温度、感觉、脉搏搏动等情况。

（3）有无疼痛及活动功能障碍。

（4）有无骨筋膜室综合征。

（5）有无压迫性溃疡、化脓性皮炎。

（6）有无并发症，如坠积性肺炎、关节僵硬、肌肉萎缩、石膏综合征等。

（二）护理措施

1. 石膏固定前护理措施

（1）向患者及家属说明石膏固定的目的和意义，并说明操作过程及注意事项。

（2）清洁局部皮肤，如有伤口更换敷料。

2. 石膏固定期间护理措施

（1）打石膏时的护理：松紧适宜，患肢如有苍白、厥冷、发绀、疼痛、感觉减退或麻木，行石膏背心者发生腹痛、呕吐等，应及时将石膏松解或拆除。

（2）石膏干燥过程中护理：①移动未干的石膏部位时，用手掌平托石膏固定的肢体，不可用手抓捏。②尽量不要搬动患者，如要变换体位，应予以适当扶持。③切勿牵拉、压迫和活动石膏，也不可在石膏上放置重物，以免引起石膏移位、变形、折断和石膏凹陷处压迫血管、神经及软组织，导致肢体因缺血性坏死而形成溃疡。④不宜覆盖过严，以免阻碍水分蒸发。温度过低或湿度过大时，可间歇性地用灯烤或电吹风吹风加速石膏干燥，但须待患者全麻清醒后才能使用，防止烫伤或触电。

（3）石膏干后护理：①保持石膏干燥和完整。避免石膏受潮和弄湿，防止石膏碎裂。搬动时应平托，切勿加压，翻身或改变体位时应加以保护。②预防石膏损伤皮肤。石膏干燥后，及时修理边缘，保持整齐、光滑和舒适，避免卡压和摩擦肢体。③密切观察伤口有无渗血、渗液和异味。伤口少量出血时，可用记号笔标记每次观察到出血渗入石膏的印迹，以便动态评估出血程度；大量出血时，切不可忽视，出血往往聚积于石膏的最低处。闻及腐臭味时，及时通知医师。④预防或减轻石膏固定的肢体肿胀。将患肢抬高，上肢可用枕垫垫起，保持患肢高于心脏水平 15～20 cm；抬高下肢可用枕垫或悬吊法。⑤注意评估肢端皮肤颜色、温度、肿胀、感觉及运动情况。一旦发现血液循环障碍，立即报告医师，并协助处理。⑥预防压疮。保持床单干燥，每日用手指蘸乙醇伸入石膏边缘按压 1 次。⑦预防关节僵直和肌肉萎缩。在石膏固定当日，指导患者进行石膏内肌肉舒缩运动；逐渐进行石膏外的关节、肌肉运动，以及下床站立和行走。

3. 拆除或更换石膏护理

（1）拆除或更换石膏后，可用温热湿毛巾湿敷于石膏固定部位皮肤，轻轻擦拭，去除皮肤表面坏死的上皮组织，切勿强行撕剥。

（2）拆除石膏后的肢体可辅以中医药治疗，如中药湿敷、浸泡、熏蒸或按压、推拿等，促进肢体血液循环和功能恢复。

（三）健康指导

（1）指导患者进食高蛋白、高热量、富含钙及易消化的食物，鼓励多饮水、多食蔬菜和水果。

（2）指导患者石膏固定的肢体功能锻炼方法。

三、小夹板固定护理常规

按骨科疾病一般护理常规。

（一）护理评估

1. 小夹板固定前评估

（1）患处血液循环，包括肿胀、皮肤温度、感觉、动脉搏动等情况。

（2）有无活动及功能障碍。

（3）患者对固定的认识和心理反应。

（4）固定所需用物。

2. 小夹板固定期间评估

（1）固定松紧度是否适宜。

（2）患处血液循环，包括肿胀、皮肤温度、感觉、脉搏搏动等情况。

（3）有无疼痛及活动障碍。

（二）护理措施

（1）小夹板固定前向患者说明固定的目的和注意事项，以取得患者的主动配合。

（2）协助医师固定。

（3）维持有效固定。搬动患者时，应平移或平托固定部位，严防骨折断端移位。

（4）及时评估和调整固定的松紧度，以保持 1 cm 移动度为宜。

（5）预防固定部位皮肤受压和受损。保持小夹板的清洁和皮肤卫生，检查压垫的放置位置是否合适，避免夹板压迫形成压疮。

（6）预防或减轻患肢肿胀。抬高患肢，以利于肢体消肿。

（7）密切观察患肢末梢血液循环、感觉及运动功能。

（8）指导并协助患者进行功能锻炼。

（三）健康指导

（1）指导患者进食高蛋白、高热量、富含钙及易消化的食物，鼓励多饮水、多食蔬菜和水果。

（2）指导患者小夹板固定的肢体功能锻炼。

四、皮牵引护理常规

按骨科疾病一般护理常规。

（一）护理评估

（1）皮牵引前评估：①患处血液循环，包括肿胀、皮肤温度、感觉、动脉搏动等情况。②有无活动及功能障碍。③患者对皮牵引的认识和心理反应。④牵引基本用物完备（多功能牵引架、垫高床支垫、牵引绳、牵引砝码，大小合适的皮牵引套或胶布、小棉垫、绷带）。

（2）皮牵引期间评估：①皮牵引强度是否适宜。②皮牵引部位皮肤有无感染。③牵引肢体功能体位。④患肢有无疼痛。

（二）护理措施

（1）皮牵引前清洁患肢，向患者或家属解释皮牵引的目的和注意事项，消除患者顾虑，取得患者配合。

（2）遵医嘱规范实施皮牵引。①将皮牵引套按要求固定于患者，在易受压部位置棉垫加以保护，用牵引绳连接砝码于皮牵引套。②牵引重量一般不超过 5 kg，过重易损伤皮肤或引起水疱，影响继续牵引治疗。

（3）维持有效牵引。①每班检查牵引装置是否恒定，若有松脱随时调整。②维持牵引体位，不随意增减牵引重量。③每班测量伤肢长度，及时调整牵引重量和体位，防止过度牵引。

（4）仔细观察牵引力直接与皮肤着力点处皮肤有无感染及患肢末梢血液循环、活动、感觉等情况，冬季注意牵引肢体保暖。若发现局部感染、疼痛、麻木等异常，及时报告和协助处理。

（5）保持牵引皮肤完整性。保持患肢清洁，定时按压骨突部位。

（6）保持患肢功能位并指导患者进行功能锻炼，防止并发症。

（三）健康指导

（1）指导患者进食高蛋白、高热量、富含钙及易消化的食物，鼓励多饮水、多食蔬菜和水果。

（2）指导患者患肢功能锻炼。

五、骨牵引护理常规

按骨科疾病一般护理常规。

（一）护理评估

（1）骨牵引前评估：①患肢活动及血液循环情况，包括有无肿胀、皮肤温度、感觉、动脉搏动、活动障碍等情况。②询问药物过敏史，查看患肢是否清洁。③了解患者对骨牵引的认识和心理反应，有无恐惧、害怕。④评估牵引装置及相关用物是否完备，包括牵引床、骨牵引器包（内含骨圆针）、局部麻醉药、皮肤消毒液、无菌小瓶、无菌手套和注射器等。

（2）骨牵引期间评估：①固定松紧度是否适度。②患处血液循环，包括肿胀、皮肤温度、感觉、动脉搏动等情况。③有无疼痛及活动功能障碍。

（二）护理措施

（1）骨牵引前清洁患肢皮肤，向患者及家属解释骨牵引的目的、方法和注意事项，消除患者心理顾虑，以取得配合。

（2）帮助患者取合适的体位，配合医师进行骨牵引。

（3）维持骨牵引的效能：①每班检查患者体位及牵引装置是否合适，不得随意改变体位。②保持牵引锤悬空、滑车灵活，牵引绳与患肢长轴平行。③牵引绳不能受压，不得承受任何物品。④牵引重量依患者的体重及牵引部位而定，不可随意增减，否则造成牵引失败。⑤牵引时间一般为6～8周，不得擅自终止。

（4）预防骨牵引针眼感染。针眼处应用无菌纱布或碘仿纱条缠绕，保持周围皮肤清洁，用75％乙醇滴针眼2次/d。一旦发现针眼处敷料被血迹等污染，应及时更换。

（5）严密观察牵引肢体血液循环和活动情况。观察包括肢端皮肤颜色、皮肤温度、桡动脉或足背动脉搏动、毛细血管充盈情况、指（趾）活动。询问患者有无患肢疼痛、麻木、感觉障碍等。一旦发现异常，应及时报告医师。

（6）预防并发症：①指导患者深呼吸、用力咳嗽、定时拍背，用拉手练习起坐等，改善呼吸功能，预防坠积性肺炎。②保持床单位平整、清洁和干燥，定时按压骨突部位，避免拖、拉、久压局部，预防压疮。③鼓励多饮水，多食含丰富粗纤维食物，按压腹部，防止便秘。④注意牵引肢体保暖，协助功能锻炼。早期主要进行肌肉的等长收缩，2周后练习关节活动，逐渐增加活动度和范围，以活动后不感疼痛和疲劳为宜，防止肌肉萎缩。必要时应用足底托板或穿丁字鞋或用沙袋垫起足底，保持踝关节于功能位，指导患者主动伸屈踝关节或行被动足背伸活动，防足下垂和关节僵硬。⑤牵引期间，宜进软食，且进食时应缓慢，以防窒息。

（7）协助生活护理和给予心理支持。保持个人卫生，如帮助患者洗头、擦浴。病情许可，教会患者床上使用便盆大小便。指导患者保持良好心境。

（三）健康指导

（1）嘱咐患者牵引期间应维持牵引体位，切勿自行增减牵引重量。

（2）指导患者功能锻炼。

（3）告知患者若出现牵引肢体局部疼痛、麻木等，应及时向医护人员反映。

第九章　常用的急救技术

危重患者的急救技术是急救成功的关键，它直接影响到患者的生命安全和生命质量。护理人员必须熟练掌握常用的急救技术，保证急救工作及时、准确、有效地进行。

一、吸氧法

氧气疗法是指通过给氧，增加吸入空气中氧的浓度，提高肺泡内的氧浓度，进而提高动脉血氧分压（PaO_2）和动脉血氧饱和度（SaO_2），增加动脉血氧含量（CaO_2），纠正各种原因造成的缺氧状态，促进组织的新陈代谢，维持机体生命活动的一种治疗方法。其是临床常用的急救技术之一。

（一）缺氧的分类

根据发病原因不同，缺氧可分为四种类型。不同类型的缺氧具有不同的血氧变化特征，氧疗的效果也不尽相同。

1. 低张性缺氧

低张性缺氧是指由于吸入气体中氧分压过低、肺泡通气不足、气体弥散障碍、静脉血分流入动脉而引起的缺氧。主要特点是CaO_2降低，SaO_2降低，组织供氧不足。常见于慢性阻塞性肺部疾病、呼吸中枢抑制、先天性心脏病等。

2. 血液性缺氧

血液性缺氧是指由于血红蛋白数量减少或性质改变使血红蛋白携氧能力降低而引起的缺氧。主要特点是CaO_2降低，PaO_2一般正常。常见于严重贫血、一氧化碳中毒、高铁血红蛋白症、输入大量库存血等。

3. 循环性缺氧

循环性缺氧是指由于动脉血灌注不足、静脉血回流障碍引起的缺氧。主要特点是 PaO_2、SaO_2、CaO_2 均正常，而动-静脉氧压差增加。常见于休克、心力衰竭、大动脉栓塞等。

4. 组织性缺氧

组织性缺氧是指由于组织细胞生物氧化过程障碍，利用氧能力降低而引起的缺氧。主要特点是 PaO_2、SaO_2、CaO_2 均正常，而静脉血氧含量和氧分压较高，动-静脉氧压差小于正常。常见于氰化物中毒、组织损伤、大量放射线照射等。

以上四种类型的缺氧中，氧疗对低张性缺氧的疗效最好，吸氧能提高 PaO_2、SaO_2、CaO_2，使组织供氧增加。氧疗对心功能不全、严重贫血、一氧化碳中毒、休克等患者也有一定的疗效。

（二）缺氧的症状和程度判断及给氧的标准

1. 判断缺氧程度

对缺氧程度的判断，除患者的临床表现外，主要根据血气分析检查结果来判断（表 9-1）。

表 9-1　缺氧的症状和程度判断

程度	发绀	神志	血气分析			
			氧分压（PaO_2）		二氧化碳分压（$PaCO_2$）	
			kPa	mmHg	kPa	mmHg
轻度	轻	清楚	6.6～9.3	50～70	＞6.6	＞50
中度	明显	正常或烦躁不安	4.6～6.6	35～50	＞9.3	＞70
重度	显著	昏迷或半昏迷	4.6 以下	35 以下	＞12.0	＞90

注：动脉血气分析正常值：PaO_2 80～100 mmHg，$PaCO_2$ 35～45 mmHg，SaO_2 95%。

2. 给氧指征

（1）轻度缺氧：一般不需要给氧，如果患者有呼吸困难可给予低流量的氧气（1～2 L/分）。

（2）中度缺氧：须给氧。当患者 $PaO_2<50$ mmHg（6.67 kPa），均应给氧。对于慢性阻塞性肺疾病并发冠心病患者，其 $PaO_2<60$ mmHg（7.99 kPa）时即需要给氧。

（3）重度缺氧：是给氧的绝对适应证。

（三）氧气疗法的种类及适用范围

动脉血二氧化碳分压（$PaCO_2$）是评价通气状态的指标，是决定以何种方式给氧的重要依据。

1. 低浓度氧疗

低浓度氧疗又称控制性氧疗，吸氧浓度低于 40%，用于低氧血症伴二氧化碳潴留的患者。例如，慢性阻塞性肺部疾病和慢性呼吸衰竭的患者，呼吸中枢对二氧化碳增高的反应很弱，呼吸的维持主要依靠缺氧刺激外周化学感受器；如果给予高浓度的氧气吸入，低氧血症迅速解除，同时也解除了缺氧兴奋呼吸中枢的作用，因此可导致呼吸进一步抑制，加重二氧化碳的潴留，甚至发生二氧化碳麻醉。

2. 中等浓度氧疗

中等浓度氧疗吸氧浓度为 40%～60%，主要用于有明显通气/灌注比例失调或显著弥散障碍的患者，特别是血红蛋白浓度很低或心输出量不足者，如肺水肿、心肌梗死、休克等。

3. 高浓度氧疗

高浓度氧疗吸氧浓度在 60% 以上，应用于单纯缺氧而无二氧化碳潴留的患者，如心肺复苏后的生命支持阶段、成人型呼吸窘迫综合征等。

（四）供氧装置

供氧装置有氧气筒、氧气压力表和管道氧气装置（中心供氧装置）。

1. 氧气筒装置

氧气筒为柱形无缝钢筒，筒内可耐高压达 14.7 MPa，容纳氧气约 6000 L。

（1）总开关：在筒的顶部，可控制氧气的放出。使用时，将总开关向逆时针方向旋转 1/4 周，即可放出足够的氧气，不用时可按顺时针方向将总开关旋紧。

（2）氧气筒装置气门：在氧气筒颈部的侧面，有一气门与氧气表相连，是氧气自筒中输出的途径。

2. 氧气表装置

（1）组成：由以下几部分组成。①压力表：从表上的指针能测知筒内氧气的压力，以 MPa 或 kgf/cm^2（非法定计量单位，$1\ ksf/cm^2 \approx 0.1\ MPa$）表示。压力越大，则说明氧气储存量越多。②减压器：是一种弹簧自动减压装置，可将来自氧气气筒内的压力降至 $0.2 \sim 0.3\ MPa$，使流量平衡，保证安全，便于使用。③流量表：可以测知每分钟氧气的流出量，用 L/分表示，以浮标上端平面所指刻度读数为标准。④湿化瓶：用于湿润氧气，以免呼吸道黏膜被干燥的气体所刺激。瓶内装入 1/3～1/2 的冷开水，通气管浸入水中，出气管和鼻导管相连。湿化瓶应每日换水一次。⑤安全阀：由于氧气表的种类不同，安全阀有的在湿化瓶上端，有的在流量表下端。当氧气流量过大、压力过高时，安全阀的内部活塞即自行上推，使过多的氧气由四周小孔流出，以保证安全。

（2）装表法：①吹尘：将氧气筒置于架上，取下氧气筒帽，用手将总开关按逆时针方向打开，使少量氧气从气门处流出，随即迅速关好总开关，以达清洁该处的目的，避免灰尘吹入氧气表内。②接氧气表：是将氧气表的旋紧螺帽口与氧气筒气门处的螺丝接头衔接，将表稍向后倾，用手按顺时针方向初步旋紧，然后再用扳手旋紧，使氧气表直立于氧气筒旁。③接湿化瓶：连接通气管和湿化瓶。④接管与检查：连接出气橡胶管于氧气表上，检查流量调节阀关好后，打开氧气筒总开关，再打开流量调节阀，检查氧气流出是否通畅、有无漏气以及全套装置是否适用。最后关上流量调节阀，推至病房待用。

（3）卸表法：①放余气：旋紧氧气筒总开关，打开氧气流量调节阀，放出余气，再关好流量调节阀，卸下湿化瓶和通气管。

②卸氧气表：一手持表，一手用扳手将氧气表上的螺帽旋松，然后再用手旋开，将表卸下。

3. 管道氧气装置

管道氧气装置即中心供氧装置。氧气通过中心供氧站提供，中心供氧站通过管道将氧气输送至各病区床单位、门诊、急诊科。中心供氧站通过总开关进行管理，各用氧单位有分开关，并配有氧气表，患者需要时，打开床头流量表开关，调整好氧流量即可使用。

（五）氧气成分、浓度及关于用氧的计算

1. 氧气成分

根据条件和患者的需要，一般常用99％氧气，也可用5％二氧化碳和纯氧混合的气体。

2. 氧气吸入浓度

氧气在空气中占20.93％，二氧化碳为0.03％，其余79.04％为氮气、氢气和微量的惰性气体。掌握吸氧浓度对纠正缺氧起着重要的作用，低于25％的氧浓度则和空气中氧含量相似，无治疗价值；高于70％的浓度，持续时间超过1～2 d，则可能发生氧中毒，表现为恶心、烦躁不安、面色苍白、进行性呼吸困难。故掌握吸氧浓度至关重要。

3. 氧浓度和氧流量的换算方法

换算公式如下。

吸氧浓度（％）＝21＋4×氧流量（L/分）

4. 氧气筒内的氧气量的计算

计算公式如下。

氧气筒内的氧气量（L）＝氧气筒容积（L）×压力表指示的压力（kgf/cm²）÷1 kgf/cm²

5. 氧气筒内氧气的可供应时间的计算

计算公式（公式中5是指氧气筒内应保留压力值）如下。

氧气筒内的氧气可供应的时间（h）＝（压力表压力－5）（kgf/cm²）×氧气筒容积（L）÷1 kgf/cm²÷氧流量（L/分）÷

60 min

（六）鼻导管给氧法

鼻导管给氧法有单侧鼻导管给氧法和双侧鼻导管给氧法两种。①单侧鼻导管给氧法：是将一细鼻导管插入一侧鼻孔，经鼻腔到达鼻咽部，末端连接氧气的供氧方法。此法节省氧气，但可刺激鼻腔黏膜，长时间应用，患者感觉不适。因此目前不常用。②双侧鼻导管给氧法：是将特制双侧鼻导管插入双鼻孔内，末端连接氧气的供氧方法。插入深约 1 cm，导管环稳妥固定即可。此法操作简单，对患者刺激性小，适用于长期用氧的患者。其是目前临床上常用的给氧方法之一。

1. 目的

（1）改善各种原因导致的缺氧状况。

（2）提高 PaO_2 和 SaO_2。

（3）促进组织代谢，维持机体生命活动。

2. 评估

（1）患者：了解患者病情，缺氧原因、缺氧程度及缺氧类型，患者呼吸道是否通畅、鼻腔黏膜情况、有无鼻中隔偏曲等。

（2）操作者双手不可接触油剂。

（3）用物氧气筒是否悬挂有"有氧"及"四防"标志。

（4）环境病房有无烟火及易燃品。

3. 计划

（1）用物准备：①治疗盘内备：治疗碗（内放鼻导管、纱布数块）、小药杯（内盛冷开水）、通气管、棉签、乙醇、弯盘、胶布、玻璃接管、湿化瓶（内装 1/3～1/2 湿化液）、安全别针、扳手。②治疗盘外备：氧气筒及氧气压力表装置、吸氧记录单、笔。

（2）患者准备：体位舒适，情绪稳定，理解目的，愿意配合。

（3）环境准备：清洁，安静，光线充足，室温适宜，1 m 之内无热源，5 m 之内无明火，远离易燃易爆品。

4. 评价

（1）患者缺氧症状得到改善，无鼻黏膜损伤，无氧疗不良反应发生。

（2）氧气装置无漏气，护士操作规范，用氧安全。

（3）患者知晓用氧安全注意事项，能主动配合操作。

5. 健康教育

（1）指导患者及其家属认识氧疗的重要性和配合氧疗的方法。

（2）指导患者及探视者用氧时禁止吸烟，保证用氧安全。

（3）告知患者及其家属不要自行摘除鼻导管或者调节氧流量。

（4）告知患者如感到鼻咽部干燥不适或者胸闷憋气，应及时通知医务人员。

6. 其他注意事项

（1）注意用氧安全，切实做好"四防"，即防震、防火、防热、防油。氧气筒内压力很高，在搬运时避免倾倒撞击，防止爆炸；氧气助燃，氧气筒应放阴凉处，在筒的周围严禁烟火和易燃品，至少距明火 5 m，暖气 1 m；氧气表及螺旋口上勿涂油，也不可用带油的手拧螺旋，避免引起燃烧。

（2）氧气筒的氧气不可全部用尽，当压力表上指针降至 0.5 MPa（5 kgf/cm²）时，即不可再用，以防灰尘进入筒内，再次充气时发生爆炸的危险。

（3）对未用和已用完的氧气筒应分别注明"满"或"空"的字样，便于及时储备，以应急需。

（4）保护鼻黏膜防止交叉感染：①用鼻导管持续吸氧者，每日更换鼻导管两次以上，双侧鼻孔交替使用，以减少对鼻黏膜的刺激。②及时清洁鼻腔，防止导管阻塞。③湿化瓶一人一用一消毒，连续吸氧患者应每日更换湿化瓶、湿化液及一次性吸氧管。

（七）鼻塞给氧法

鼻塞给氧法是将鼻塞塞于一侧鼻孔内的给氧方法。鼻塞是用塑料或有机玻璃制成带有管腔的球状物，大小以恰能塞鼻孔为宜。此法可避免鼻导管对鼻黏膜的刺激，两侧鼻孔可交替使用，患者较为舒适，适用于慢性缺氧者长期氧疗时。

（八）面罩给氧法

将面罩置于患者口鼻部供氧，用松紧带固定，氧气自下端输入，呼出的气体从面罩侧孔排出的方法是面罩给氧法。由于口、鼻部都能吸入氧气，效果较好，同时此法对呼吸道黏膜刺激性小，简单易行，患者较为舒适。可用于病情较重，氧分压明显下降者。面罩给氧时必须要足够的氧流量，一般为 6～8 L/分。

（九）氧气袋给氧法

氧气袋为一长方形橡胶袋，袋的一角有橡胶管，上有调节器以调节流量。使用时将氧气袋充满氧气，连接湿化瓶、鼻导管，调节好流量，让患者头部枕于氧气袋上，借助重力使氧气流出。主要用于家庭氧疗、危重患者的急救或转运途中。

（十）头罩给氧法

头罩给氧法适用于新生儿、婴幼儿的给氧，将患儿头部置于头罩里，将氧气接于进气孔上，可以保证罩内一定的氧浓度。此法简便，无刺激，同时透明的头罩也易于观察病情变化。

（十一）氧疗监护

1. 缺氧症状改善

患者由烦躁不安变为安静、心率变慢、血压上升、呼吸平稳、皮肤红润温暖、发绀消失，说明缺氧症状改善。

2. 实验室检查

实验室检查可作为氧疗监护的客观指标。主要观察氧疗后 PaO_2、$PaCO_2$、SaO_2 等指标的变化。

3. 氧气装置

有无漏气，管道是否通畅。

4. 氧疗的不良反应及预防

当氧浓度高于 60%、持续时间超过 24 h，可能出现氧疗的不良反应。

常见的不良反应有以下几种。

（1）氧中毒：长时间高浓度氧气吸入的患者可导致肺实质的改变，如肺泡壁增厚、出血。氧中毒患者常表现为胸骨后不适、疼痛、灼热感，继而出现干咳、恶心呕吐、烦躁不安、进行性呼吸困难，继续增加吸氧浓度患者的 PaO_2 不能保持在理想水平。

预防措施：预防氧中毒的关键是避免长时间、高浓度吸氧；密切观察给氧的效果和不良反应；定时进行血气分析，根据分析结果调节氧流量。

（2）肺不张：呼吸空气时，肺内含有大量不被血液吸收的氮气，构成肺内气体的主要成分。当高浓度氧疗时，肺泡气中氮逐渐被氧所取代，一旦发生支气管阻塞时肺泡内的气体更易被血液吸收而发生肺泡萎缩，从而引起吸收性肺不张。患者表现为烦躁不安，呼吸、心率增快，血压上升，继而出现呼吸困难、发绀，甚至昏迷。

预防措施：控制吸氧浓度；鼓励患者深呼吸、有效咳嗽、经常翻身叩背以促进痰液排出，防止分泌物阻塞。

（3）呼吸道分泌物干燥：如持续吸入未经湿化且浓度较高的氧气，超过 48 h，支气管黏膜因干燥气体的直接刺激而产生损害，使分泌物黏稠、结痂、不易咳出。特别是气管插管或气管切开的患者，因失去了上呼吸道对气体的湿化作用则更易发生。

预防措施：氧气吸入前一定要先湿化，必要时配合做超声波雾化吸入。

（4）眼晶状体后纤维组织增生：仅见于新生儿，尤其是早产儿。当患儿长时间吸入高浓度氧时，可导致患儿视网膜血管收缩，从而发生视网膜纤维化，最后导致不可逆的失明。

预防措施：新生儿吸氧浓度应严格控制在 40% 以下，并控制吸氧的时间。

（5）呼吸抑制：常发生于低氧血症伴二氧化碳潴留的患者吸入高浓度的氧气之后。由于 $PaCO_2$ 长期升高，呼吸中枢失去了对二氧化碳的敏感性，呼吸的调节主要依靠缺氧对外周感受器的刺激来维持，如果吸入高浓度氧，虽然缺氧得到某种程度的改善，但却解除了缺氧对呼吸的刺激作用，使呼吸中枢抑制加重，甚至呼吸停止。

预防措施：低浓度低流量持续给氧，并检测 PaO_2 的变化，维持患者的 PaO_2 在 60 mmHg（7.99 kPa）左右。

二、吸痰法

吸痰法（aspiration of sputum）是指利用机械吸引的方法，经口、鼻腔、人工气道将呼吸道的分泌物吸出，以保持呼吸道通畅的一种治疗方法。临床上主要用于年老体弱、危重、昏迷、麻醉未清醒前、气管切开等不能有效咳嗽、排痰者。

（一）吸痰装置

临床上常用的吸痰装置有电动吸引器和中心负压吸引装置两种，它们利用负压吸引原理，连接导管吸出痰液。

1. 电动吸引器

（1）构造：主要由电动机、偏心轮、气体过滤器、压力表及安全瓶和储液瓶组成。安全瓶和储液瓶是两个容量为 1 000 mL 的容器，瓶塞上各有两个玻璃管，并通过橡胶管相互连接。

（2）原理：接通电源后，电动机带动偏心轮，从吸气孔吸出瓶内的空气，并由排气孔排出，这样不断地循环转动，使瓶内产生负压，将痰吸出。

2. 中心负压吸引装置

目前各大医院均设中心负压吸引装置，吸引管道连接到各病房床单位，使用十分方便。

（二）电动吸引器吸痰法

1. 目的

清除呼吸道分泌物，保持呼吸道通畅；预防肺不张、坠积性肺炎、窒息等并发症的发生。

2. 评估

（1）患者：评估患者鼻腔有无分泌物堵塞，有无鼻息肉、鼻中隔偏曲等情况；评估患者的意识及有无将呼吸道分泌物排出的能力，以判断是否具有吸痰的指征，是否需要同时备压舌板或开口器及舌钳。

（2）环境：病房是否安静，温、湿度是否适宜。

（3）用物：吸痰管型号是否合适，吸痰用物是否保持无菌状态；备好不同型号的无菌吸痰管或消毒吸痰管（成人 12～14 号，小儿 8～12 号）；将内盛消毒液的瓶子系于吸引器一侧（内放吸痰后的玻璃接管）；电动吸引器性能是否良好，各管道连接是否正确。

3. 计划

（1）患者准备：体位舒适，情绪稳定，理解目的，愿意配合。

（2）操作者准备：根据患者情况及痰液的黏稠度调节负压（成人 $39.9～53.3\ kPa$，儿童 $<39.9\ kPa$）。

（3）用物准备：①无菌治疗盘内备：无菌持物镊或血管钳、无菌纱布、无菌治疗碗，必要时备压舌板、开口器、舌钳。②治疗盘外备：盖罐 2 个（分别盛 0.9%氯化钠注射液和消毒吸痰管数根，也可用一次性无菌吸痰管）、弯盘、无菌手套。③吸痰装置：电动吸引器 1 台、多头电插板。

4. 评价

（1）患者呼吸道内分泌物及时清除，气道通畅，缺氧症状得到缓解。

（2）护士操作规范，操作中未发现呼吸道黏膜损伤。

5. 健康教育

（1）告诉清醒患者不要紧张并教会患者正确配合吸痰。

（2）告知患者适当饮水，以利痰液排出。

6. 其他注意事项

（1）电动吸引器连续使用不得超过 2 h。

（2）储液瓶内应放少量消毒液，使吸出液不致黏附于瓶底，便于清洗消毒；储液瓶内吸出液应及时倾倒，液面不应超过储液瓶的 2/3 满，以免痰液被吸入电动机而损坏机器。

（3）按照无菌技术操作原则，治疗盘内吸痰用物应每日更换1～2次，吸痰管每次更换，储液瓶及连接导管每日清洁消毒，避免交叉感染。

（4）小儿吸痰时，吸痰管要细，吸力要小。

（5）痰液黏稠者，可以配合翻身叩背、雾化吸入等方法，增强吸痰效果。

（6）经鼻气管内吸引时插入导管长度：成人20 cm、儿童14～20 cm、婴幼儿8～14 cm。

（7）颅底骨折患者严禁从鼻腔吸痰，以免引起颅内感染及脑脊液被吸出。

（三）中心负压吸引装置吸痰法

使用中心负压吸引装置吸痰时，只需将吸痰导管和负压吸引管道相连接，开动吸引开关即可抽吸痰液。因中心负压吸引装置无脚踏开关，手控开关打开后即为持续吸引，因此每次插管前均需反折吸痰管，以免负压吸附黏膜，引起损伤。

（四）注射器吸痰法

一般用50 mL或100 mL注射器连接吸痰管进行抽吸。适用于紧急状态下吸痰。

三、洗胃法

洗胃是将胃管插入患者胃内，反复注入和吸出一定量的溶液，以冲洗并排出胃内容物，减轻或避免吸收毒物的胃灌洗方法。

（一）目的

1. 解毒

清除胃内毒物或刺激物，减少毒物吸收，还可利用不同灌洗液进行中和解毒，用于急性食物或药物中毒。服毒后6 h内洗胃效果最有效。

2. 减轻胃黏膜水肿

幽门梗阻患者，饭后常有滞留现象，引起上腹胀闷、恶心呕吐等不适，通过洗胃可将胃内潴留食物洗出，减轻潴留物对胃黏膜的刺激，从而减轻胃黏膜水肿。

3. 为手术或检查做准备

如行胃部、食管下段、十二指肠等手术前，洗胃可减少术中并发症，便于手术操作。

（二）口服催吐法

口服催吐法适用于清醒又能合作的患者。

（1）用物：治疗盘内备量杯（按需要备 10 000～20 000 mL 洗胃溶液，温度为 25～38 ℃）、压舌板、橡胶围裙、盛水桶、水温计。

（2）操作方法：①患者取坐位或半坐卧位，戴好橡胶围裙，盛水桶置患者座位前。②嘱患者在短时间内自饮大量灌洗液，即可引起呕吐，不易吐出时，可用压舌板压其舌根部引起呕吐。如此反复进行，直至吐出的灌洗液澄清无味为止。③协助患者漱口、擦脸，必要时更换衣服，卧床休息。④记录灌洗液名称及量，呕吐物的量、颜色、气味，患者主诉，必要时送检标本。

（三）自动洗胃机洗胃法

自动洗胃机洗胃法是利用电磁泵作为动力源，通过自控电路的控制，使电磁阀自动转换动作，先向胃内注入冲洗药液，随后从胃内吸出内容物的洗胃过程。自动洗胃机台面上装有电子钟、调节药量的开关（顺时针为开，冲洗时压力在 39.2～58.8 kPa，流量约2.3 L/分）、停机、手吸、手冲、自动清洗键等，洗胃机侧面装有药管、胃管、污水管口等，机内备滤清器（防止食物残渣堵塞管道），背面装有电源插头。用自动洗胃机洗胃能迅速、彻底地清除胃内毒物。

1. 评估

（1）患者：①评估患者意识及有无配合的能力以方便操作及减轻患者的痛苦。②了解患者中毒情况、既往健康状况以便掌握洗胃禁忌证，增加洗胃的安全性。③患者口腔黏膜情况，有无活动义齿等。

（2）用物：自动洗胃机性能是否良好。

（3）环境：病房是否安静、整洁、宽敞。

2. 计划

（1）环境准备：环境安静、整洁、宽敞，避免人群围观，必要时备屏风以保护患者隐私。

（2）操作者准备：洗手，戴口罩，必要时戴手套。

（3）用物准备：①备洗胃溶液：根据毒物性质准备洗胃溶液，毒物性质不明时可选用温开水或等渗盐水洗胃；一般用量为10 000～20 000 mL，温度为25～38 ℃。②备洗胃用物：备无菌洗胃包（内有胃管、纱布、镊子或使用一次性胃管）、止血钳、液状石蜡、棉签、弯盘、治疗巾、橡胶围裙或橡胶单、胶布、检验标本容器或试管、量杯、水温计、压舌板、50 mL注射器、听诊器、手电筒，必要时备开口器、牙垫、舌钳于治疗碗中；水桶两只（分别盛放洗胃液、污水）。③备洗胃机：接通电源，连接各种管道，将三根橡胶管分别与机器的药水管（进液管）、胃管、污水管（出液管）连接，将已配好的洗胃液倒入洗胃液桶内，药管的一端放入洗胃液桶内；污水管的一端放入空水桶内。调节药量流速，备用。

（4）患者准备：有义齿者取下，体位舒适，清醒者愿意配合。

3. 实施

自动洗胃机洗胃步骤见表9-2。

表9-2　自动洗胃机洗胃法

流程	步骤详解	要点与注意事项
1. 备物核对	携用物至床旁，核对并再次解释	◇尊重患者，取得合作，昏迷者取得家属配合
2. 插胃管		

流程	步骤详解	要点与注意事项
(1) 卧位：	协助患者取合适的卧位：清醒或中毒较轻者可取坐位或半坐卧位；中毒较重者取几侧卧位，昏迷患者取去枕仰卧位，头偏向一侧	◇左侧卧位可减慢胃排空，延缓毒物进入十二指肠
(2) 保护衣被：	围橡胶单于胸前	
(3) 插胃管：	弯盘放于口角处，润滑胃管，由口腔插入，方法同鼻饲法	◇昏迷者使用张口器和牙垫协助打开口腔◇插管时动作要轻柔，切忌损伤食管黏膜或误入气管
(4) 验证固定：	确定胃管在胃内，用胶布固定	◇同鼻饲法
3. 连接胃管	洗胃机胃管的一端与已插好的患者的胃管相连	
4. 自动洗胃	(1) 按"手吸"按钮，吸出胃内容物。	◇以彻底有效清除胃内毒物
	(2) 按"自动"按钮，机器即开始对胃进行自动冲洗，直至洗出液澄清无味为止	◇冲洗时"冲"灯亮，吸引时"吸"灯亮◇提示胃内残留毒物已基本洗净
5. 观察	洗胃过程中，随时注意洗出液的性质、颜色、气味、量及患者的面色、脉搏、呼吸和血压的变化	◇如患者有腹痛、休克、洗出液呈血性，应立即停止洗胃，通知医生采取相应的急救措施

流程	步骤详解	要点与注意事项
6. 拔管	洗毕，反折胃管、拔出	◇防止管内液体误入气管
7. 整理记录	（1）协助患者漱口、必要时更换衣服，取舒适卧位，整理床单位	◇使患者清洁、舒适
	（2）清理用物，洗手	
	（3）记录灌洗液名称、量，洗出液的颜色、气味、性质、量，患者的反应	◇自动洗胃机三管（进液管、胃管、污水管）同时放入清水中，按"清洗"键清洗各管腔，洗毕将各管同时取出，待机器内水完全排尽后，按"停机"键关机

4. 评价

（1）患者痛苦减轻，毒物或胃内潴留物被有效清除，症状缓解。

（2）护士操作规范，操作中患者未发生并发症。

5. 健康教育

（1）告知患者及其家属洗胃后的注意事项。

（2）对自服毒物者应给予针对性的心理护理。

6. 其他注意事项

（1）急性中毒者，应先迅速采用口服催吐法，必要时进行洗胃，以减少毒物被吸收。

（2）当所服毒物性质不明时，应先抽吸胃内容物送检，以明确毒物性质，同时可选用温开水或 0.9% 氯化钠注射液洗胃，待毒物性质明确后，再采用拮抗剂洗胃。

（3）若服强酸或强碱等腐蚀性毒物，则禁忌洗胃，以免导致胃穿孔。可按医嘱给予药物或物理性对抗剂，如喝牛奶、豆浆、蛋清（用生鸡蛋清调水至 200 mL）、米汤等，以保护胃黏膜。

（4）食管、贲门狭窄或梗阻，主动脉弓瘤，最近曾有上消化道出血，食管静脉曲张，胃癌等患者均禁忌洗胃，昏迷患者洗胃宜谨慎。

（5）每次灌洗液量以 300～500 mL 为宜，如灌洗液量过多可引起急性胃扩张，胃内压增加，加速毒物吸收；也可引起液体反流致呛咳、误吸。并且要注意每次入量和出量应基本平衡，防止胃潴留。

（6）洗胃结束后应立即清洗洗胃机各管腔，以免被污物堵塞或腐蚀。

（四）电动吸引器洗胃法

电动吸引器洗胃法是利用负压吸引原理，吸出胃内容物和毒物的方法。用于急救急性中毒患者。

1. 操作方法

（1）接通电源，检查吸引器功能。

（2）将灌洗液倒入输液瓶，悬挂于输液架上，夹紧输液管。

（3）同自动洗胃机洗胃法插入、固定胃管。

（4）取"Y"形管（三通管），将其主干与输液管相连，两个分支分别连接胃管末端、吸引器的储液瓶引流管。

（5）开动吸引器，吸出胃内容物，留取第一次标本送检。

（6）将吸引器关闭，夹住引流管，开放输液管，使溶液流入胃内 300～500 mL。夹住输液管，开放引流管，开动吸引器，吸出灌入的液体。

（7）如此反复灌洗，直到吸出的液体澄清无味为止。

2. 注意事项

负压应保持在 100 mmHg（13.33 kPa）左右，以防损伤胃黏膜。其余同自动洗胃机洗胃。

（五）漏斗胃管洗胃法

漏斗胃管洗胃法是利用虹吸原理，将洗胃溶液灌入胃内后，再吸引出来的方法。适用于家庭和社区现场急救缺乏仪器的情况下。

1. 操作方法

（1）同自动洗胃机洗胃法插入、固定胃管。

（2）将胃管漏斗部分放置低于胃部，挤压橡胶球，吸出胃内容物。

（3）举漏斗高过头部 30～50 cm，将洗胃液缓慢倒出 300～500 mL 于漏斗内，当漏斗内尚余少量溶液时，迅速将漏斗降至低于胃的位置，倒置于盛水桶内，利用虹吸作用引出胃内灌洗液；流完后，再举漏斗注入溶液。

（4）反复灌洗，直至洗出液澄清为止。

2. 注意事项

若引流不畅，可将胃管中段的皮球挤压吸引，即先将皮球末端胃管反折，然后捏皮球，再放开胃管。其余同自动洗胃机洗胃。

（六）注洗器洗胃法

注洗器洗胃法适用于幽门梗阻、胃手术前准备及术后吻合口水肿、吻合口狭窄者。

1. 用物

治疗盘内放治疗碗、胃管、镊子、50 mL 注洗器、纱布、液状石蜡及棉签，另备橡皮单、治疗巾、弯盘、污水桶，灌洗液及量按需要准备。

2. 操作方法

插入洗胃管方法同前，证实胃管在胃内并固定后，用注洗器吸尽胃内容物，注入洗胃液约 200 mL 后抽出弃去，反复冲洗，直到洗净为止。

3. 注意事项

（1）为幽门梗阻患者洗胃，可在饭后 4～6 h 或空腹进行。应记录胃内潴留量，以了解梗阻情况，胃内潴留量＝洗出量－灌入量。

（2）胃手术后吻合口水肿宜用 3% 氯化钠洗胃，每日两次，有消除水肿的作用。